UTB

Eine Arbeitsgemeinschaft der Verlage

Böhlau Verlag · Wien · Köln · Weimar
Verlag Barbara Budrich · Opladen · Toronto
facultas.wuv · Wien
Wilhelm Fink · Paderborn
A. Francke Verlag · Tübingen
Haupt Verlag · Bern
Verlag Julius Klinkhardt · Bad Heilbrunn
Mohr Siebeck · Tübingen
Nomos Verlagsgesellschaft · Baden-Baden
Ernst Reinhardt Verlag · München · Basel
Ferdinand Schöningh · Paderborn
Eugen Ulmer Verlag · Stuttgart
UVK Verlagsgesellschaft · Konstanz, mit UVK / Lucius · München
Vandenhoeck & Ruprecht · Göttingen · Bristol
vdf Hochschulverlag AG an der ETH Zürich

PsychoMed compact – Band 7

Die Reihe wurde begründet von Prof. Dr. Hans Peter Rosemeier (†) und Prof. Dr. Nicole von Steinbüchel; sie wird herausgegeben von Prof. Dr. Elmar Brähler und Prof. Dr. Nicole von Steinbüchel.

Christiane Eichenberg · Stefan Kühne

Einführung Onlineberatung und -therapie

Grundlagen, Interventionen und Effekte der Internetnutzung

Mit 15 Abbildungen und 25 Tabellen

Ernst Reinhardt Verlag München Basel

Univ. Prof. Dr. phil. habil. *Christiane Eichenberg*, Psychologische Psychotherapeutin, lehrt und forscht in den Bereichen Klinische Psychologie, Psychotherapie und Medien an der Sigmund Freud PrivatUniversität Wien, Österreich.

Stefan Kühne, M. Sc., Wien, Dipl.-Erwachsenenbildner, ist u. a. Herausgeber des e-beratungsjournal.net; zahlreiche Lehraufträge zum Thema „Onlineberatung".

Bibliografische Information der Deutschen Nationalbibliothek

Die Deutsche Nationalbibliothek verzeichnet diese Publikation in der Deutschen Nationalbibliografie; detaillierte bibliografische Daten sind im Internet über <http://dnb.d-nb.de> abrufbar.

UTB-Band-Nr.: 4131
ISBN 978-3-8252-4131-5

Printed in Germany
Einbandgestaltung: Atelier Reichert, Stuttgart
Covermotiv: © cirquedesprit / Fotolia.com
Satz: Da-TeX Gerd Blumenstein, Leipzig

Ernst Reinhardt Verlag, Kemnatenstr. 46, D-80639 München
Net: www.reinhardt-verlag.de E-Mail: info@reinhardt-verlag.de

Für meine Kinder (CE)

Inhalt

Hinweise zur Benutzung dieses Lehrbuches

Zur schnelleren Orientierung werden in den Randspalten Piktogramme benutzt, die folgende Bedeutung haben:

Literaturempfehlung

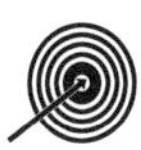

Begriffserklärung, Definition

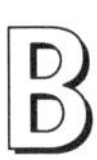

Beispiel

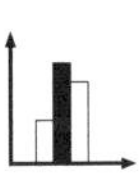

Forschungen, Studien

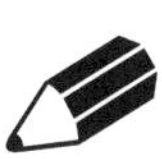

Fragen zur Wiederholung am Ende des Kapitels

Vorwort

Liebe Leserin, lieber Leser,

mit dieser Einführung liegt ein Grundlagenwerk vor, das sich zur Aufgabe gemacht hat, den derzeitigen Stand der Onlineberatung und Onlinetherapie darzustellen. Da es bislang in diesem relativ jungen Arbeits- und Forschungsfeld noch kein Lehrbuch gibt, sehen wir es als besondere Herausforderung an, mit diesem Band ein solches Buch vorzulegen. Gleichzeitig freut es uns, dieses Thema für Studierende und andere an E-Mental-Health Interessierte zum ersten Mal systematisch aufbereitet zu haben.

Unser Augenmerk liegt dabei auf der kurzen und prägnanten Einführung in das Themenfeld, welches vor allem für Studierende (Bachelor und Master) unterschiedlicher Fachrichtungen sowie für die Fort- und Weiterbildung verschiedener psychosozialer und psychotherapeutischer Berufsgruppen einen praxisnahen Einstieg ermöglichen soll.

Die Einführung in **Kapitel I** systematisiert das Themenfeld und untersucht die Bedeutungen der digitalen Medien für Beratung und Therapie. Damit wird die inhaltliche Grundlage für den Hauptteil des Bandes gelegt. In **Kapitel II** werden die drei zentralsten klinisch-psychologischen Online-Interventionen „Information", „Beratung" und „Therapie" dargestellt. Jede Interventionsform wird dabei sowohl theoretisch als auch empirisch fundiert aufbereitet und durch weiterführende Literatur, Wissensfragen und Fallbeispiele für den konkreten Einsatz in der Praxis ergänzt.

Der Einsatz klinisch-psychologischer Online-Interventionen ist für uns nicht denkbar, ohne die Effekte zu beschreiben, die sich durch die und in der Nutzung digitaler Medien ergeben können. In **Kapitel III** werden daher Fragen zu exzessiven, dysfunktionalen, selbstschädigenden und devianten Nutzungsweisen digitaler Medien behandelt.

Zum Abschluss bieten wir in **Kapitel IV** einen Ausblick zur Zukunft der Beratung und Therapie in und mit digitalen Medien mit einem Schwerpunkt in der Aus- und Weiterbildung für die Arbeit im Onlinesetting.

Wir verwenden in diesem Band die Begriffe „Onlineberatung“ und „Onlinetherapie“, da sie am häufigsten in der Literatur verwendet werden. Wir sind uns der Uneindeutigkeit der Begrifflichkeiten verglichen mit „E-Mental-Health“, „Cyber-Therapie“, „E-Beratung“ und anderen bewusst. Die Diskussion zur Definition dieser Begriffe ist jedoch derzeit noch nicht abgeschlossen. Für den Bereich der Onlineberatung sprechen wir im Folgenden von „Ratsuchenden“, wenn es um die Klienten und Kunden von Onlineberatung geht. Für den Bereich der Onlinetherapie sprechen wir von „Patienten“.

Eine Einführung in die Onlineberatung und Onlinetherapie kann nur eine Momentaufnahme sein, da es sich hierbei um ein dynamisches Arbeitsfeld handelt, das einerseits noch eine theoretische Unterbestimmung aufweist und das sich andererseits durch den rasanten technischen Wandel in kurzen Zeitintervallen deutlich und auch grundlegend verändert. Eine Prognose, in welche Bereiche und mit welchen technischen Tools sich Beratung und Therapie in Zukunft weiterentwickeln werden, bleibt daher schwierig.

Unser Dank gilt den Kolleginnen und Kollegen, die uns bei der Entstehung dieses Lehrbuchs unterstützt haben: Gerhard Hintenberger, Jan Aden, Felicitas Auersperg, Georg Blokus, Anne Quambusch, Sarah Marx und Carolin Wolters. Darüber hinaus gilt unser Dank Ulrike Landersdorfer, die als Lektorin den gesamten Prozess der Entstehung dieses Buchs geduldig, kritisch und zuverlässig begleitet hat.

Ein Hinweis zum Schluss: Wir verwenden in diesem Band das generische Maskulinum, welches für beide Geschlechter steht. Wir möchten damit einen einfachen Lesefluss gewährleisten und uns vor orthografisch unkorrekten Schreibweisen (wie etwa dem Binnen-I) schützen. Es ist uns bewusst, dass gerade im psychologischen und psychotherapeutischen Bereich und auch im Bereich der Sozialen Arbeit Kolleginnen die Mehrheit stellen.

Wien, März 2014 — Christiane Eichenberg, Stefan Kühne

I Einführung und Systematisierung des Themenfeldes

Warum sind Medien ein bedeutsamer Gegenstand für die psychosoziale Beratung, Klinische Psychologie und Psychotherapie? Welche Chancen, aber auch Begrenzungen bieten verschiedene internetbasierte Interventionsformen? Wie verbreitet ist ihr Einsatz, und wie stark ist die Nachfrage Betroffener von psychischen Problemen?

1 Bedeutung digitaler Medien für Beratung, Therapie und andere klinisch-psychologische Interventionsfelder

Mediennutzung

Der Einsatz von Medien ist im privaten wie beruflichen Alltag fest verankert. Anhand der Systematisierung von Medien nach dem Kriterium des Übertragungskanals (Frindte, 2001, S. 20, vgl. Abschnitt 1.3) lässt sich zeigen, dass Sekundär- (z. B. Buch), Tertiär- (z. B. Telefon, Video) sowie Quartärmedien (z. B. Computer, Internet, Mobiltelefon) in die täglichen Lebensabläufe von weiten Teilen der Gesellschaft integriert sind. Dabei werden modernere Medien wie das Internet oder das Handy ebenso selbstverständlich genutzt wie traditionellere Medien, wie z. B. das Lesen von Büchern und Zeitungen oder das Anschauen von Videos (siehe **Tab. I.1 und I.2**). Dabei ist der Trend zu erkennen, dass stationäre Kommunikationsgeräte (Festnetztelefone, Stand-PC) rückläufig sind (z. B. waren 94 % der deutschen Haushalte in 2006 mit einem Festnetzanschluss ausgestattet, in 2008 waren es nur mehr 90 %, siehe Statistisches Bundesamt 2011).

Tab. I.1: Ausstattungsgrad von je 100 privaten Haushalten in Deutschland mit ausgewählter Informations- und Kommunikationstechnik (Quelle: Statistisches Bundesamt, 2008, 2011)

Ausstattung der Haushalte	2011
Computer	81
Internet/Online-Dienst	77
Festnetztelefon	90 (2008)
Mobiltelefon	86 (2008)

Tab. I.2: Prozentuale Häufigkeit der Nutzung verschiedener Medien von Deutschen zwischen 14 und 64 Jahren (Quelle: Statista, 2008, 2011)

Häufigkeit	nie/ so gut wie nie	seltener	1–3x/ Monat	1x/ Woche	2–3x/ Woche	täglich/ fast täglich
Zeitung lesen	4	8	5	9	19	55
Buch lesen	16	25	18	13	16	12
Video/DVD schauen	15	28	25	17	12	2
Häufigkeit	**nie**	**seltener**	**ein paar Mal/ Monat**	**mehr-mals/ Woche**	**täglich**	
Internet	20	3	8	30	38	

Insbesondere hinsichtlich der Etablierung von Quartärmedien lassen sich rasante Entwicklungen verzeichnen. Kaum war Anfang der 1990er Jahre die Internet-Ära eingeläutet, brach mit der mobilen Revolution (Reischl & Sundt, 1999) auch schon das Handy-Zeitalter an. So wurden beispielsweise das E-Business um das M-Business (vgl. z. B. Diederich, Lerner, Lindemann & Vehlen, 2001), das E-Learning um das M-Learning (vgl. z. B. Döring & Kleeberg, 2006) und das Online-Dating um das Mobile-Dating ergänzt (vgl. z. B. Eichenberg, 2010b).

Gesundheitsfragen im Netz

Daher verwundert es nicht, dass durch die breite Nutzung von Internet- und Mobilkommunikation sich nicht nur z. B. Wirtschaft, Bildung und soziale Beziehungen verändern, sondern auch Einflüsse auf das Gesundheitswesen erkennbar werden. Beispielsweise gingen 2006 80 % der US-amerikanischen Internetnutzer online, um sich über Gesundheitsfragen zu informieren, wobei der prozentuale Anteil seit 2002 stabil geblieben ist. Hauptsächlich wurde nach Informationen zu spezifischen Krankheiten (64 %) gesucht, 22 % recherchierten WWW-Seiten zu psychischen Störungen (Fox, 2006). Auch in Deutschland nutzen knapp zwei Drittel der Internetnutzer das Internet als Ratgeber bei Gesundheitsfragen (Eichenberg & Brähler, 2013). Dabei werden gerade bei psychosozialen Problemen häufig nicht nur Informationsangebote, sondern ebenso direkte Unterstützung durch professionelle Helfer gesucht. Die Telefonseelsorge (www.telefonseelsorge.de) verzeichnet seit Jahren eine stabile Nachfrage ihrer Beratungsdienste via

E-Mail und Chat. Angebote wie die der Bundeskonferenz für Erziehungsberatung mit einer Online-Beratung für Erwachsene sowie Jugendliche (www.bke-elternberatung.de, www.bke-jugendberatung.de) registrieren mehr als 10.000 Nutzerinnen und Nutzer pro Monat (Eichenberg, 2010a).

E-Mental-Health

Während der Begriff *E-Health* (oder auch Telemedizin, Cybermedizin, Online Health, Health 2.0) als Sammelbegriff für unterschiedlichste Aspekte der Schnittstelle von Internet und Medizin verwendet wird (z. B. Informationen für Patienten oder Ärzte auf Gesundheitsportalen, Integration und Aggregation von Patientendaten mit dem Ziel einer persönlichen elektronischen Fall- bzw. Gesundheitsakte oder Interaktionen mit unmittelbarerer Rückkopplung wie z. B. Home-Monitoring bei herzinfarktgefährdeten Patienten; vgl. auch Eysenbach, 2001), fokussiert E-Mental-Health (wie äquivalent dazu auch M-Mental-Health) speziell die Zusammenhänge von digitalen Medien und psychischer Gesundheit. Einerseits finden viele Prozesse der psychosozialen Versorgung vermehrt auch unter Nutzung moderner Informations- und Kommunikationstechnologien statt, andererseits wirkt die Nutzung nicht nur auf das Gesundheitsverhalten ihrer Nutzerinnen und Nutzer, sondern ebenso auf das menschliche Erleben und Verhalten mit potenziell problematischen Effekten zurück. Sind diese extrem, so sind sie Gegenstand der Klinischen Psychologie und Psychotherapie.

Somit sollen im Rahmen des vorliegenden Buchs die Schnittstellen von Beratung, Klinischer Psychologie und Psychotherapie und vorwiegend digitaler Medien wie Internet und Mobiltelefon dargestellt werden. Dabei steht eine individuumzentrierte Perspektive im Fokus: Welche Möglichkeiten, aber auch welche Grenzen zeigen sich in der Beratung und therapeutischen Nutzung von Medien für Betroffene von psychischen Problemen und Störungen? Welche klinisch relevanten Auswirkungen kann die Nutzung bestimmter Medientypen auf den Einzelnen haben?

Medienpessimismus und Medienoptimismus

Implikationen des Internets

Die psychologischen und gesellschaftlichen Implikationen der Etablierung und damit Veralltäglichung von Internet und Handy sind vielfältig und werden sehr kontrovers diskutiert. Kultur- und medienpessimistische Stimmen warnen beispielsweise vor Umweltzerstörung, Informationsüberflutung, Erreichbarkeitszwang, Sprachverfall und Verschärfung sozialer Ungleichheit im Zusammenhang mit Internet- und Handynutzung. Optimistische Stimmen dagegen würdigen z. B.

gesteigerte Flexibilität, Individualität, gesellschaftliche Partizipation und soziale Integration im Zuge des Mediengebrauchs (vgl. Döring, 2003). Insofern verwundert nicht, dass die Bewertungen auch in Bezug auf gesundheitliche Auswirkungen im Allgemeinen und die psychische Gesundheit im Speziellen auseinandergehen. Während die einen bei der Nutzung von Internet und Handy alarmierend auf gesundheitsgefährdende Aspekte hinweisen, die sich in direkter (z. B. Handystrahlung, Haltungs- und Sehschäden durch häufiges Sitzen vor dem Monitor) und indirekter Weise (z. B. Einfluss von gesundheitsrelevanten Fehl- und Falschinformationen im Internet auf persönliche Gesundheitsentscheidungen, illegaler Handel und Kauf von verschreibungspflichtigen Medikamenten) äußern können, betonen andere wiederum die Chancen (z. B. niederschwelliger und diskreter Abruf von Patienteninformationen, Möglichkeit zur Vernetzung von Patienten mit seltenen Erkrankungen).

Ähnlich polarisierend werden die Auswirkungen auf die psychische Gesundheit und damit klinisch-psychologisch relevante Aspekte diskutiert. Dabei ist die Kontroverse um die Chancen, aber vor allem auch um die Risiken in der Entstehungs- und Etablierungsphase eines Mediums quasi immanent. Bisher wurde jede neue Technologie, die Einzug in den Alltag von breiten Teilen der Gesellschaft gehalten hat, hinsichtlich ihrer Effekte bewertet – häufig zunächst emotional gefärbt, anschließend auf der Grundlage empirischer Evidenzen (vgl. z. B. die Medienwirkungsforschung in Bezug auf insbesondere gewalttätige Fernsehinhalte, siehe z. B. Paik & Comstock, 1994) oder bzgl. Videos mit pornografischen Inhalten (Oddone-Paolucci, Genuis & Violato, 2000).

Kontroversen

Für das Internet wurden so beispielsweise destruktive psychische Effekte postuliert: Es mache süchtig, sozial einsam, generiere und verstärke sexuelle Perversionen und labilisiere insbesondere Jugendliche, die sich in Pro-Anorexie- oder Saufforen gegenseitig krank machen würden. Zudem öffne das Netz unseriösen „Psychohelfern" Tür und Tor für die Propaganda nicht-wirksamer „Therapiemethoden". Beschwichtigende Stimmen hingegen betonen den Nutzen des Internets für soziale Integration, konstruktive Selbsthilfe und Empowerment marginalisierter und von psychischen Problemen und Störungen betroffener Personengruppen sowie für niederschwellige psychosoziale Beratungsangebote.

Insgesamt sind beide Positionen pauschalisierend: Sie verstellen den Blick darauf, differenziert die salutogenen wie pathogenen Potenziale der Mediennutzung zu erfassen. Fruchtbarer ist es, empirisch fundiert zu verstehen, wie und mit welchen Auswirkungen z. B. Menschen mit psychischen Störungen oder in psychischen Krisen Medien nutzen und welche Möglichkeiten und Grenzen Medien als Interventionsmittel bieten.

Zur Strukturierung des Themenfeldes bietet sich an, zunächst zwischen den verschiedenen klinisch-psychologisch relevanten Gegenständen, Fragestellungen und Angeboten systematisch zu differenzieren und diese dann in einem Schnittstellenmodell mit verschiedenen Medientypen in ihrer Relevanz für die therapeutische Arbeit in Beziehung zu setzen.

2 Gegenstandsbereiche der Klinischen Psychologie und Psychotherapie und ihr Angebotsspektrum im Internet

Die Klinische Psychologie als Anwendungsdisziplin der Psychologie umfasst ein breites Spektrum an Aufgaben und Zielen, wobei sie sich in einem fortdauernden Entwicklungsprozess befindet. Klinisch-psychologische Forschung und Praxis erfuhren dadurch zu unterschiedlichen historischen Zeitpunkten und in unterschiedlichen Regionen der Welt jeweils unterschiedliche Schwerpunktsetzungen. Diese Tatsache, auch gespeist durch die verschiedenen zugrunde liegenden Paradigmen der unterschiedlichen (psychodynamischen, lerntheoretischen, kognitiven etc.) Ansätze und Richtungen, erschwert eine eindeutige Definition ihres Gegenstandsbereichs.

Um für das vorliegende Buch eine Orientierung zu bieten, wird hierbei auf eine allgemeine und somit grundlagen- wie anwendungswissenschaftlich orientierte Definition von Bastine (1998) zurückgegriffen. Demnach gehören zum **Gegenstandsbereich der Klinischen Psychologie** psychische Störungen, psychische Aspekte körperlicher Krankheiten sowie psychische Krisen, die durch besondere Lebensumstände ausgelöst werden. Ihre praktischen Aufgaben liegen entsprechend in der Prävention, Diagnostik und Behandlung, wobei dies ambulant wie stationär erfolgen kann. Alle Tätigkeiten in der klinisch-psychologischen Praxis lassen sich in einen zeitlichen Dreischritt einteilen: Diagnostik (Welches Problem liegt vor und welche Maßnahmen sind geeignet?), Intervention (Durchführung von klinisch-psychologischen Maßnahmen) und Evaluation (Erfolgsbewertung von Maßnahmen).

Diagnostik Die klinisch-psychologische Diagnostik stellt das Bindeglied zwischen Psychopathologie und klinisch-psychologischer Intervention dar. Sie befasst sich mit der psychologischen Erfassung und Registrierung der zu behandelnden Störungen und Probleme und hat unterschiedliche Fragen zu beantworten. Dazu gehören u.a. die adäquate Beschreibung des Ist-Zustandes (Statusdiagnostik), die Analyse der Ursachen (Ätiologie) und der Entstehungsbedingungen (Pathogenese), die Indikationsstellung sowie die Evaluation der Behandlungsmaßnamen und die prognostische Einschätzung.

Intervention

Klinisch-psychologische Intervention lässt sich als systematische Beeinflussung von psychischen und psychosomatischen Störungen sowie von psychologischen Aspekten und von Bedingungen körperlicher Erkrankungen und von Behinderungen verstehen. Die Psychotherapie als Sammelbegriff für sämtliche psychologischen Methoden zur Veränderung von psychischen, psychosomatischen und mit körperlichen Krankheiten verbundenen Problemen hat dabei eine herausragende Bedeutung. Nach dem aktuellen Stand der Psychotherapieforschung hat sich hierbei die Qualität der therapeutischen Beziehung zwischen Therapeut und Patient als zentraler Wirkfaktor erwiesen (zur Übersicht siehe z.B. Fischer, 2007; Grawe, Donati & Bernauer, 1994; Lang, 2003). Die Psychotherapie ist allerdings neben Beratung, Krisenintervention, Rehabilitation, sozialen Unterstützungssystemen (Selbsthilfe) und Prävention etc. nur eine Methode einer Vielzahl psychologischer Interventionsmöglichkeiten (vgl. Bastine, 1998). Bei Präventionsmaßnahmen wird gewöhnlich zwischen primärer (z. B. Vorbeugung und Verhinderung), sekundärer (z. B. Früherkennung und Schadensbegrenzung) und tertiärer Prävention (z. B. Behandlung und Rückfallprophylaxe nach einer überstandenen Erkrankung) unterschieden.

Alle Tätigkeiten der klinisch-psychologischen und psychotherapeutischen Forschung und Praxis sind in das psychosoziale Gesundheitswesen eingebettet und stehen somit in engem Zusammenhang mit den rechtlichen, institutionellen, organisatorischen und sozialen Rahmenbedingungen, die die Definition, Klassifikation und Identifikation klinisch-psychologischer Phänomene beeinflussen.

Evaluation

Dies wird besonders bei der Evaluation klinisch-psychologischer Interventionen relevant, da in Deutschland ein Therapieverfahren nur kassenärztlich anerkannt und entsprechend als Richtlinienverfahren zugelassen wird, wenn seine Wirksamkeit nachgewiesen ist und es den geltenden wissenschaftlichen und ethischen Kriterien genügt. Diese Anforderungen implizieren sowohl die Planung und Dokumentation des therapeutischen Prozesses als auch die Bewertung von Erfolg bzw. Misserfolg einer Intervention.

Subtypen von E-Mental-Health-Angeboten

Insgesamt werden *E-Mental-Health-Angebote* im gesamten Spektrum der klinisch-psychologischen Interventionen realisiert. E-Mental-Health-Angebote lassen sich dabei grob in vier Subtypen unterscheiden (vgl. Barak, 2009; Eichenberg & Malberg, 2013):

1. internetbasierte Interventionsprogramme (mit oder ohne zusätzlichem therapeutischen Kontakt, z.B. zum Hausarzt oder Online-Therapeut)

2. internetgestützte therapeutische Software (z. B. Serious Games oder auch dialogische Expertensysteme)
3. Onlineberatung/-therapie (singulär oder als ergänzendes Setting im Rahmen einer traditionell geführten „Sprechzimmertherapie" bzw. „Offline-Beratung")
4. Selbsthilfe (Selbsthilfeforen, Blogs, Videos, Selbstdiagnostika etc.)

Chancen und Restriktionen

All diese internetbasierten therapeutischen Angebote gehen mit spezifischen Chancen, aber auch Restriktionen einher, die in jeweils separaten Kapiteln (s. **Kap. II.2 & II.3**) behandelt werden.

Insgesamt sind alle vier Typen im Bereich verschiedenster klinisch-psychologischer Interventionsmethoden umgesetzt: So können beispielsweise internetbasierte Interventionsprogramme, aber auch internetgestützte therapeutische Software im Rahmen von Prävention, Selbsthilfe, jedoch auch Psychotherapie und Rehabilitation eingesetzt werden. Singuläre Onlineberatung kann präventive Ziele verfolgen, als Krisendienst eingesetzt werden oder sogar eine Psychotherapie im traditionellen Setting nicht nur initiieren, sondern auch phasenweise begleiten. Gleichzeitig kann der Rückgriff auf moderne Medien „Offline-Therapien" ergänzen (z. B. in Krisenzeiten oder bei Abwesenheit, siehe z. B. die Kasuistik von Kächele & Buchholz, 2013) oder ausleiten (siehe z. B. die poststationären Online-Nachsorgeprogramme, entwickelt von der Forschungsstelle Psychotherapie Heidelberg, www.psyres.de). Selbsthilfeaktivitäten können nicht nur alle anderen Typen von E-Mental-Health-Angeboten begleiten, sondern ebenso fester Bestandteil aller Interventionsmethoden (von Prävention bis Rehabilitation) und damit aller Gesundheits- und Krankheitsphasen sein.

3 Schnittstellen von Klinischer Psychologie/Psychotherapie und Medien

Mediatisierung der Psychotherapie

Im Zuge einer stetig zunehmenden und weitreichenden Psychologisierung der Medien (Radtke, 2005; Schorr, 1994) sowie Mediatisierung der Psychotherapie (Eichenberg & Molitor, 2011; Mück, Mück-Weymann & Mück, 2005) und folglich auch des Alltags stellt die systematische Erforschung der Schnittstellen von Klinischer Psychologie, Psychotherapie und Medienpsychologie anhand theoretischer Konzepte und entsprechender empirischer Befunde ein wichtiges Forschungsfeld dar. Insbesondere da der entsprechende Diskurs bislang stark polarisiert ist, verhindern Dramatisierung und Marginalisierung differenziert zu verstehen, welche Möglichkeiten und Grenzen Medien für verschiedene therapeutische Einsatzgebiete aufweisen und welche Auswirkungen die Nutzung von Medien auf das Individuum haben können. Die unterschiedlichen Nutzungsweisen werden oftmals pauschal pathologisiert oder kriminalisiert. Das vorliegende Buch nimmt dabei verschiedene Medientypen in den Blick, unter besonderer Berücksichtigung des Internets.

Um die potenziellen Chancen und Risiken der Mediennutzung und -wirkung für die Klinische Psychologie und Psychotherapie theoretisch und empirisch adäquat zu beleuchten, muss jedoch zuerst ein möglichst erschöpfendes, systematisches Modell der unterschiedlichen Schnittstellen von Klinischer Psychologie und Medien(-psychologie) mit Bezug auf die psychische Gesundheit vorangestellt werden.

3.1 Theoretische Modelle

Einen ersten Modellvorschlag (siehe **Abb. I.1**) zur Integration des Internets in die Klinische Psychologie haben Ott und Eichenberg (2002) vorgelegt. Sie identifizieren vier zentrale Schnittstellen für Professionelle wie für Betroffene und Interessierte (Laien): Erstens ist das Internet ein Informationsmedium mit Ressourcen zu psychischen Problemen und Störungen, zweitens kann es als Kommunikationsmedium klinisch-psychologische Intervention unterstützen, drittens hat die Internetnutzung (z. T. klinisch relevante) Effekte und Wechselwirkungen in Bezug auf das menschliche Verhalten und Erleben und viertens kann das Netz den Prozess der Forschung unterstützen.

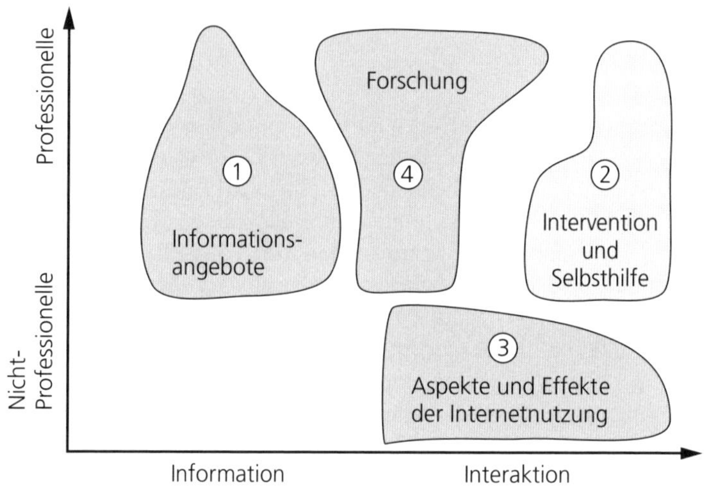

Abb. I.1: Relevante Schnittstellen der Klinischen Psychologie mit dem Medium Internet (aus Ott & Eichenberg, 2002)

Beziehungsänderung Eine Erweiterung dieses Modells schlagen Stetina und Kryspin-Exner (2009) vor, indem sie den Aspekt der Beziehungsänderung betonen. Demnach hat die Mediennutzung im klinischen Kontext Einflüsse und Effekte auf zweierlei Arten von Beziehung: die therapeutische Beziehung zwischen Professionellen und Betroffenen (vgl. Ball & Lillis, 2001; Sciamanna, Clark, Diaz & Newton, 2003) im Speziellen und zwischenmenschliche Beziehungen (siehe z. B. Eichenberg, 2010b) im Allgemeinen. Im Rahmen der therapeutischen Beziehung wird neben der Etablierung grundsätzlich neuer Kontaktformen durch medienvermittelte Kommunikation (z. B. E-Mail-Kontakt zwischen den regulären Sitzungen) auch das klassische Face-to-Face-Setting beeinflusst (z. B. auch indirekt durch die Möglichkeit des Patienten während einer laufenden Psychotherapie parallel noch eine Onlineberatung bei einer dritten Person in Anspruch zu nehmen).

Schnittstellen Dementsprechend können nach dem aktuellen Stand der Forschung folgende Schnittstellen zwischen Klinischer Psychologie, Psychotherapie und Medien differenziert werden: Information, Intervention, Beziehungsänderung, (unerwünschte) Nebeneffekte und Forschung.

Eine etwas allgemeinere Systematisierung der potenziellen Schnittstellen (siehe **Abb. I.2**), die in der Lage ist, unterschiedliche (sekundäre bis quartäre, vgl. **Tab. I.3**) Medientypen miteinzubeziehen, wird möglich, wenn differenziert wird nach den zentralen Gegenständen der Medienpsychologie (Mediennutzung und -wirkung), den in Abhängigkeit von Art und Anzahl der Sender und Adressaten unterschiedlichen Kommunikationsformen (Individual-, Gruppen-, Uni- und Massenkommunikation, vgl. **Tab. I.4**) und den daraus folgenden Nutzungsweisen (Information und Interaktion) sowie den im klinisch-psychologischen Kontext involvierten Personengruppen (Professionelle und Betroffene).

3.2 Systematisierung von Medien

Übertragungskanal

Eine gängige Systematisierung, die jegliche Kommunikation als mediiert auffasst, ist die nach dem Kriterium des Übertragungskanals (siehe **Tab. I.3**). Diese Heuristik hat in Bezug auf die Frage nach der Bedeutung von Medien für die Klinische Psychologie den Vorteil, dass sie im Stande ist, die Vielfalt von Kommunikationsmedien abzudecken und ebenso technisch wie nicht-technisch mediierte Formen miteinschließt. Da in therapeutischen Kontakten (Beratung, Therapie, aber auch z. B. in Selbsthilfegruppen) der Face-to-Face-Kontakt nicht nur tradiert ist, sondern das Standardsetting darstellt, liegen hierzu breite Effektivitätsnachweise wie auch Befunde zu Wirkweise und -faktoren vor. Folglich steht die klinisch-psychologische Interventionsforschung vor der Aufgabe, das Standardsetting mit (sekundär- bis quartär-) medienunterstützten Interaktionsformen zu kontrastieren, d. h. vergleichend die Gemeinsamkeiten, aber auch Besonderheiten empirisch fundiert herauszuarbeiten.

Tab. I.3: Systematisierung von Medien nach dem Kriterium des Übertragungskanals (nach Pross, 1972; zusammenfassend siehe Frindte, 2001)

Primärmedien	Medien des menschlichen Elementarkontakts (menschliche Sprache, nonverbale Ausdrucksmittel); Medien funktionieren ohne technische Hilfsmittel im Sinne natürlicher Übertragungsmedien, die auf kopräsente Situationen begrenzt sind (Face-to-Face-Kontakt)
Sekundärmedien	Technikeinsatz nötig zur Produktion, aber nicht zur Rezeption von Kommunikation oder Information (z. B. Buch, Zeitung)
Tertiärmedien	Technikeinsatz nötig zur Produktion wie Rezeption (z. B. Telefon, Video, Hörfunk, Fernsehen)
Quartärmedien	Technikeinsatz nötig zur Produktion, Übertragung (z. B. Digitalisierung) und Rezeption (z. B. Computer, Internet)

Tab. I.4: Unterschiedliche Kommunikationsformen in Abhängigkeit von Art und Anzahl der Sender und Adressaten

Kommunikationsform	**Beispiele**
Individualkommunikation (Individuum ⇔ Individuum)	E-Mail, One-to-One-Chat, SMS, Telefon
Gruppenkommunikation (Gruppenmitglieder ⇔ Gruppenmitglieder)	E-Mail-Verteiler (Mailingliste), Videokonferenzen
Unikommunikation (Individuum ⇒ disperses Publikum)	Persönliche Homepage, Webblog
Massenkommunikation (Organisation ⇒ disperses Publikum)	Buch, Zeitung, Hörfunk, Fernsehen, Film, Webseiten einer Organisation

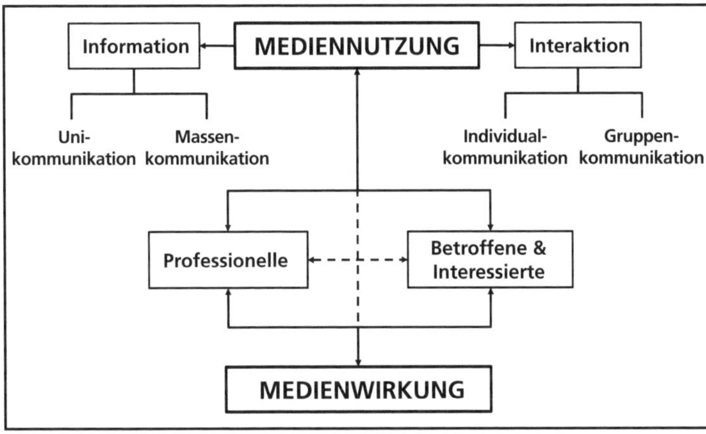

Abb. I.2: Allgemeines Modell der Schnittstellen von Klinischer Psychologie und Medien (s. Eichenberg, 2011)

3.3 Mediennutzung

Information oder Interaktion

Grundsätzlich können sowohl klinisch-psychologische Fachleute als auch Betroffene psychischer Störungen und interessierte Laien für therapeutische Zwecke verschiedene Medien nutzen. Dabei muss differenziert werden, ob die beiden Personengruppen einzeln, mit anderen Professionellen, Betroffenen, Angehörigen oder unbeteiligten Dritten oder in einem gemeinsamen Kontext (im Folgenden „therapeutischer Kontakt" genannt) Medien zur Information oder Interaktion nutzen.

3.3.1 Kommunikationsformen

Individualkommunikation

Als interaktive Nutzungsform kann Individualkommunikation mittels verschiedener Medientypen realisiert und für therapeutische Zwecke genutzt werden. Professionelle können per Telefon, via E-Mail oder im Einzelchat Supervisionssitzungen absolvieren. Betroffene können die häufig in Selbsthilfegruppen aufgebauten „Notnummern" nutzen, indem sie im Krisenfall jemanden aus der Gruppe telefonisch kontaktieren. Innerhalb therapeutischer Kontakte können per E-Mail oder Einzelchat Onlineberatungen durchgeführt werden, kann der Patient seinen Therapeuten per SMS erreichen, wenn er akute Unterstützung braucht oder aber einfach nur den nächsten Sitzungstermin verlegen will.

Gruppenkommunikation

Bei der Interaktion in Form der Gruppenkommunikation können Berater und Psychotherapeuten beispielsweise in Videokonferenzen konsiliarische Dienste durchführen und so ihre Expertise fachfremden Kollegen zur Verfügung stellen. Ebenso können sie via Mailinglisten den fachspezifischen Austausch führen. Betroffene können sich im Internet in Online-Foren zu Selbsthilfegruppen bei verschiedensten Störungs- und Problembereichen zusammenschließen. In moderierten Gruppenchats können psychosoziale Helfer therapeutische Unterstützung für mehrere am gleichen Problem Leidende anbieten.

Unikommunikation

Mithilfe der Unikommunikation als Mediennutzung zur Informationsbereitstellung durch Einzelpersonen für ein disperses Publikum können Therapeuten sich und ihre Arbeit auf einer persönlichen Praxis-Homepage darstellen und darin z. B. psychoedukative Informationsmaterialen integrieren. Betroffene können auf Homepages, Blogs oder Video-Portalen ihren Leidens- wie Genesungsweg darstellen. Therapeuten können gemeinsam mit ihren Patienten kollaborative Projekte, wie beispielsweise eine Online-Zeitschrift, realisieren (z. B. www.klapse.de, ehemalige Schülerzeitschrift der Schule für Kranke der Kinder- und Jugendpsychiatrie der Rheinischen Landes- und Hochschulklinik in Düsseldorf).

Massenkommunikation

Vor allem mittels sekundärer und tertiärer Medien wird zum Zwecke der Informationsvermittlung Wissen über psychische Probleme und Störungen im Rahmen der Massenkommunikation transportiert. Mithilfe von Verlagen publizieren Professionelle z. B. Selbsthilfebücher und -Manuale, mithilfe von Rundfunkanstalten geben sie Experteninterviews, treten in TV-Sendungen auf oder unterhalten sogar eigene Formate (siehe z. B. „Zwei bei Kallwass", www.sat1.de/ratgeber_magazine/kallwass/). Betroffene können in TV- und Radio-Talkshows über ihre Lebensprobleme berichten (siehe z. B. „Domian", www.einslive.de/sendungen/domian/) und es besteht sogar die Möglichkeit der medialen Darstellung therapeutischer Kontakte (siehe z. B. „Super Nanny", www.rtl.de/cms/sendungen/real-life/die-super-nanny.html). Anzumerken ist, dass häufig bei solchen Formaten journalistische Redakteure, Regisseure und Produzenten zwischengeschaltet sind und Therapeuten lediglich Hintergrundinformationen beisteuern (Levold, 2007). Eine besondere Stellung nimmt bei der Massenkommunikation das Internet als Hybridmedium ein. Darin lösen sich die klassischen Zuschreibungen von Medienproduzenten und -rezipienten vor allem in neuen Anwendungen des Web 2.0 auf.

3.4 Medienwirkung

Einflüsse und Aspekte

Die Mediennutzung durch Professionelle, Betroffene wie Interessierte und im Rahmen therapeutischer Kontakte impliziert bestimmte Möglichkeiten der Medienwirkung mit Relevanz für die Klinische Psychologie und Psychotherapie. Dabei muss einerseits zwischen *Einflüssen der medialen Präsenz klinischer Phänomene und von Therapeuten* einerseits und den *klinisch relevanten Aspekten der Mediennutzung* andererseits unterschieden werden. Dabei betreffen mögliche Einflüsse sowohl Professionelle wie Hilfesuchende als auch die therapeutische Beziehung.

mediale Darstellung

Die Nutzung der medialen Darstellung von psychischen Problemen und der Expertise von Psychotherapeuten beispielsweise in Fernsehinterviews hat Einfluss auf die Perzeption und Beurteilung der Klinischen Psychologie und ihrer Gegenstandsbereiche. So verändern z. B. Berichte über Gewaltverbrechen die Einstellungen gegenüber Tätern und Opfern (Eichenberg & Ebert, 2008). Ebenfalls ist z. B. davon auszugehen, dass die mediale Darstellung von Psychotherapie einerseits die Inanspruchnahme (und die Präferenz bestimmter therapeutischer Verfahren) beeinflusst und andererseits bestimmte Erwartungen an die Arbeit von Psychotherapeuten erzeugt.

Risiken und Chancen

Für die klinische Praxis ist jedoch vor allem noch eine andere Schnittstelle zentral. Die Nutzung von Medien in ihren unterschiedlichen Erscheinungsformen und Funktionen bietet Chancen, aber auch Risiken. Beispielsweise kann das Medium Internet für Pädophile eine niederschwellige Möglichkeit zur Kontaktsuche nach potenziellen Opfern darstellen. Gleichzeitig kann der Austausch unter Gleichgesinnten jedoch auch salutogene Potenziale mit sich bringen, da z. B. die Diskussion in entsprechenden Foren die Aufnahme einer Psychotherapie anregen und damit den Missbrauch von Kindern verhindern oder stoppen kann.

Klinisch relevante Aspekte der Internetnutzung betreffen auch das Problemfeld der „Internetsucht“, die als solche bislang noch nicht als eigenständige klinische Entität gilt.

Mediatisierung des Alltags

Die Schnittstellen von Klinischer Psychologie, Psychotherapie und Medien gewinnen durch die zunehmende Mediatisierung des Alltags an Bedeutung. Klinisch-psychologisch relevant werden Medien, wenn sie einerseits für die wissenschaftliche und praktische Arbeit genutzt werden können und andererseits als Informations- und Kommunikationstechnologien rückwirkende Einflüsse und Effekte auf das menschliche Verhalten und Erleben im Allgemeinen und das therapeutische

Setting, den therapeutischen Prozess und die therapeutische Beziehung im Besonderen haben. Psychotherapeuten werden zunehmend mit Problemen konfrontiert, die in Zusammenhang mit der Mediennutzung ihrer Patienten stehen. Dementsprechend besteht begründeter Bedarf nach theoretischer und empirischer Elaboration von Fragestellungen, die für Gegenwart und Zukunft der Klinischen Psychologie und Psychotherapie bedeutsam sind.

4 Standortbestimmung – Professionalisierung

Professionalisierung der Onlineberatung

Klinisch-psychologische Interventionen mit digitalen Medien – und hier v. a. dem Internet – haben die Pionierphase inzwischen hinter sich gelassen. So existieren beispielsweise seit Mitte der 1990er Jahre tausende von Online-Selbsthilfegruppen zu fast allen denkbaren Problemen und Störungen, selbst mit sehr geringen Prävalenzen (s. **Kap. II.1**). Ebenso wurden eine Reihe von klinisch-psychologischen Interventionsprogrammen zu einem breiten Spektrum von Störungsbildern positiv evaluiert, so dass derzeit die Diskussion um geeignete Implementierungsstrategien zur Integration in die Versorgung aktuell ist. Gleiches gilt für die psychosoziale Onlineberatung, deren Professionalisierung im Folgenden genauer skizziert wird. Anhand der Entwicklung dieses Arbeitsfeldes kann exemplarisch gezeigt werden, wie die Professionalisierung der Onlineberatung und –therapie voranschreitet.

Im Bereich der Onlineberatung haben engagierte einzelne Akteure seit Mitte der 1990er Jahre wichtige Pionierarbeit geleistet und Grundlagen für dieses Feld der Beratungsarbeit geschaffen (s. **Tab. I.5**). Mittlerweile hat sich der gesamte Bereich der psychosozialen Onlineberatung weiterentwickelt und damit zunehmend professionalisiert. Während manche Organisationen heute die ersten Schritte bei der Implementierung eines Onlineberatungsangebotes machen, können viele Organisationen schon auf institutionalisiertes Wissen zurückgreifen, mit dem sie ihr Angebot professionell umsetzen (vgl. www.dasberatungsnetz.de). Durch dieses institutionalisierte Wissen können Fehler und Fehlentscheidungen bei der Entwicklung eines neuen Angebotes vermieden werden.

4.1 Institutionalisierung der Onlineberatung

Phasenmodell

Mit dem Phasenmodell von Tolbert und Zucker (1996) aus der Organisationstheorie können drei Phasen der zunehmenden Institutionalisierung beschrieben werden:

- Habitualisation/Vorstufe der Institutionalisierung
- Objectification/Annähernde Institutionalisierung
- Sedimentation/Vollständige Institutionalisiertheit

Es beginnt zunächst mit einer grundlegenden Innovation, ohne die das Arbeitsfeld der Onlineberatung nicht möglich wäre: der Entwicklung und der Verfügbarkeit des Internets.

4.1.1 Auslöser: Innovation

Mit der Entwicklung des Internets und der zunehmenden Verfügbarkeit dieses Mediums in der Bevölkerung, wurde die technische Voraussetzung geschaffen, um online miteinander kommunizieren zu können. Es war eine Frage der Zeit, bis sich in diesen neuen Kommunikationskanälen Abbilder der verschiedenen Kommunikationsformen des „realen" Lebens manifestierten. Ende der 1990er Jahre hatten bei weitem noch nicht alle Bürger eine eigene E-Mail-Adresse. Heute wird man wenige Menschen finden, die überhaupt keine E-Mail-Adresse haben (oder keinen Internetanschluss), im Gegenteil, die meisten werden mehrere Adressen haben und diese werden zusätzlich durch weitere Kommunikationsorte ergänzt, wie durch die Mitgliedschaft bei einer oder mehreren der *Social Network Sites* (wie z. B. Facebook).

Innovationsimpuls

Durch diese technische Machbarkeit wurden somit auch Ratsuchende in die Lage versetzt, über einen neuen Kommunikationskanal mit Beratungsstellen in Kontakt zu treten, sofern diese eine Homepage bzw. eine E-Mail-Adresse hatten, über die sie erreichbar waren. Es ist schwer zu definieren, ob zuerst die Beratungsstellen diesen Kanal angeboten haben, oder ob sich zuerst Ratsuchende über diesen Kanal mit Beratungsanliegen an eine Stelle gewandt haben. Fest steht jedoch, dass erst die technische Entwicklung des Internets für beide Seiten diese Kommunikationsform ermöglicht hat und dass somit diese Entwicklung einen Innovationsimpuls zur Entwicklung und zum Ausbau der Onlineberatung geleistet hat.

Innerhalb dieser Innovation hat die deutsche Telefonseelsorge 1995 durch den Aufbau ihres Onlineberatungsangebotes per E-Mail- und Chatseelsorge einen Kristallisationspunkt geschaffen, der zentral für die Entwicklung der Onlineberatung im deutschsprachigen Raum war (siehe www.telefonseelsorge.de).

4.2 Habitualisation – Vorstufe der Institutionalisierung

Pionierphase

In dieser Vorstufe der Institutionalisierung entstehen erste zaghafte Gehversuche. Es gibt einzelne *early adopters,* die durch *learning by doing* Erfahrungen sammeln. Es gibt noch keine fachliche Öffentlichkeit, vielmehr imitiert man Ideen und Angebote, von denen man durch Zufall erfahren hat. Eine systematische Problemreflexion findet noch nicht statt, es gibt zudem keine wissenschaftlichen bzw. theoretischen Untersuchungen und Überlegungen. Die handelnden Personen sind einzelne Berater in den Organisationen, die ein Faible für die Neuen Medien haben und die neugierig sind, wie Beratungsangebote im Internet funktionieren können.

Für die Onlineberatung umfasst diese Phase den Zeitraum von ca. 1995 bis 2002 (s. **Tab. I.5**). Dieser Zeitraum wird auch als „1. Generation der Onlineberatung" beschrieben (Wenzel, 2008). In dieser Phase entstehen erste Schritte für die Entwicklung der Onlineberatung (eine Auswahl siehe **Tab. I.5**).

Tab. I.5: 1. Generation der Onlineberatung (1995–2002)

Jahr	**Entwicklungsschritte: Angebote (A), Literatur (L), Bildung (B)**
1995	A: telefonseelsorge.de/Mail- und Chatseelsorge
1996	A: sextra.de
1998	A: sexbox.at A: paarberatung.ch L: Janssen: Auf der virtuellen Couch.
1999	A: kids-hotline.de
2000	L: van Well: Psychologische Beratung im Internet.
2001	A: foren.wienXtra.at A: das-beratungsnetz.de
2002	B: F1 – Fachtagung (Wien)

In den deutschsprachigen Ländern entstehen erste Onlineberatungsangebote. Mangels Alternative findet die Onlineberatung dabei weitestgehend über unverschlüsselte E-Mail-Clients statt, teilweise auch im Chat bzw. in Foren. Es erscheinen erste Fachbücher zum Thema (wie z. B. Janssen, 1998), und auch erste wissenschaftliche Untersuchungen widmen sich der Onlineberatung (z. B. van Well, 2000). In den Beratungsstellen sind die Onlineberater zu diesem Zeitpunkt aber noch Pioniere. Es gibt in den ersten Jahren fast keine Aus- und Weiterbildungen, um sich für die Onlineberatung zu qualifizieren. Neben den professionellen Beratungsstellen sind zahlreiche Selbsthilfegruppen eine treibende Kraft für die Verbreitung der Beratungsangebote im Internet.

4.3 Objectification – Annähernde Institutionalisierung

Objektivierung

Die zweite Phase der Institutionalisierung ist durch eine Zunahme an systematischer Beobachtung und Reflexion des Arbeitsgebietes gekennzeichnet. Es gibt bereits Angebote, die als Best-Practice-Beispiele beschrieben werden und die wissenschaftliche Reflexion nimmt ebenfalls zu. Es gibt eine wachsende Fachöffentlichkeit und erste Qualifizierungs- und Weiterbildungsmaßnahmen. Die Akteure sind neben den Pionieren nun auch Neueinsteiger, die von den erfahrenen Kollegen lernen. Eine allgemein anerkannte und vergleichbare Qualität (z. B. in Form eines Gütesiegels) gibt es jedoch noch nicht.

Die zweite Phase beginnt etwa 2003 und wann sie endet, wird im Wesentlichen davon abhängen, wie sich die Onlineberatung in den kommenden Jahren entwickeln wird (s. **Tab. I.6**). Diese Phase der Objektivierung ist dadurch gekennzeichnet, dass es eine starke Entwicklung im fachlichen Diskurs zur Onlineberatung gibt. Neben wichtigen normativen Dokumenten (z. B. Qualitätsstandards) gibt es nun eine größere Bandbreite an Publikationen und seit 2005 auch eine eigene Fachzeitschrift für Onlineberatung und computervermittelte Kommunikation (www.e-beratungsjournal.net). Immer mehr Workshops, Seminare und Tagungen werden zur Onlineberatung angeboten und in Österreich startet 2004 der erste Ausbildungslehrgang für Onlineberatung (www.ifp.at; zuletzt 2009: http://www.ifp.at/fileadmin/daten/ifp/PDF/pdfs_2009/onlineberatung_folder.pdf). Einige der Einzelangebote gehen in dieser Zeit in größeren Portalen auf und die großen Träger der Beratungsarbeit entwickeln eigene Portallösungen, unter deren Dach die Beratungsstellen gemeinsam nach außen hin auftreten.

Interessensvertretungen

In Deutschland wird 2005 die Deutsche Gesellschaft für Online-Beratung (DGOB) gegründet (heute „Deutschsprachige Gesellschaft für psychosoziale Onlineberatung“) und wenig später folgt das österreichische Pendant der ÖGOB (2006 gegründet, 2010 Auflösung).

Die zweite Phase der Institutionalisierung lässt sich für die Onlineberatung durch einen deutlichen Zuwachs an objektiviertem Wissen beschreiben. Zu den meisten relevanten Fragestellungen sind Standards entwickelt und veröffentlicht. Wer möchte, kann sich durch Seminare und (wenige) Lehrgänge zum Onlineberater qualifizieren, und mit der „Studienwerkstatt Onlineberatung“ in Nürnberg ist dies inzwischen auch an einer Hochschule möglich. Daraus folgt jedoch noch nicht, dass die Standards auch bei allen Beratern bekannt sind und umgesetzt werden, wie die immer noch vielfältig angebotenen unverschlüsselten Beratungen über einen einfachen E-Mail-Client zeigen.

Wachstum

Auch die Anzahl der Stellen und Mitarbeiter steigt in dieser zweiten Phase der Institutionalisierung stark an, wie am Beispiel des Wachstums der „Telefonseelsorge im Internet“ (TSI) von 2000 bis 2012 gut gezeigt werden kann: Waren im Jahr 2000 13 Telefonseelsorgestellen und 85 Berater in der TSI tätig, so sind es im Jahr 2012 35 Telefonseelsorgestellen und 324 Berater (E-Mail- und Chatberatung, www.telefonseelsorge.de).

Meilensteine

Zur weiteren Verdeutlichung, dass der Grad der Institutionalisiertheit in dieser Phase zunimmt, sind in **Tabelle I.6** in einer Auswahl einige zentrale Meilensteine der Entwicklung der psychosozialen Onlineberatung im deutschsprachigen Raum von 2003–2012 aufgelistet.

Tab. I.6: 2. Generation der Onlineberatung (2003–2012)

Jahr	Entwicklungsschritte: Angebote (A), Literatur (L), Bildung (B), Standards (S)
2003	A: bke-jugendberatung.de S: FSP - Kompetenzprofil der psychologischen Online-BeraterInnen (CH) S: Arbeitskreis Online-Beratung - Rahmenempfehlungen zu Qualitätsmerkmalen der Internetberatung (D) L: Knatz & Dodier: Hilfe aus dem Netz. L: Eichenberg & Ott (Hrsg.): Klinische Psychologie und Internet
2004	B: 1. Lehrgang [online.beratung] (A, Wien)

Jahr	Entwicklungsschritte: Angebote (A), Literatur (L), Bildung (B), Standards (S)
2005	S: Internetrichtlinie für Psychotherapeutinnen und Psychotherapeuten (A) S: Gründung der Deutschen Gesellschaft für Online-Beratung (DGOB) L: Gründung www.e-beratungsjournal.net
2006	A: beratung-caritas.de S: Standards der Onlineberatung: check it! (A), partypack.de (D), kids-hotline.de (D) S: FSP - Qualitätskriterien für psychologische Angebote im Internet (CH)
2007	S: KBK-EFL - Rahmenbedingungen für Onlineberatung (D)
2008	L: Bauer & Kordy (Hrsg.): E-Mental-Health. B: 1. Fachforum Online-Beratung (D, Nürnberg)
2009	L: Kühne & Hintenberger (Hrsg.): Handbuch Onlineberatung. L: Ploil: Psychosoziale Onlineberatung.
2012	B: Gründung des Instituts für E-Counseling (D, Nürnberg)

4.4 Sedimentation – Vollständige Institutionalisiertheit

allgemeine Anerkennung

Diese letzte Phase im Prozess der Institutionalisierung bedeutet eine Art „Bodenständigkeit" (Sedimentierung) der Onlineberatung. Standards und Normen für Onlineberatung werden dann allgemein anerkannt sein und stehen nicht mehr in Frage. Es gibt dann in dieser Phase eine breite theoretische Grundlage für das praktische Handeln und die normative Reflexion über das Arbeitsfeld Onlineberatung wird wieder abnehmen (weil vieles bereits erforscht sein wird). Einmal in dieser Phase angelangt, wird es eine hohe Beständigkeit gegenüber De-Institutionalisierungsprozessen geben.

Es fällt schwer, für die Onlineberatung eine Jahreszahl zu nennen, in der diese Phase erreicht sein könnte. Fest steht, dass die zweite Phase (Objektivierung) in vollem Gange ist und dies auch noch für eine geraume Zeit so bleiben wird.

Damit die dritte Phase beginnen kann, sind aus heutiger Sicht noch einige wichtige Schritte erforderlich. Wenn diese abgeschlossen sind, wird der Prozess der Institutionalisierung der Onlineberatung in die letzte Phase eintreten können (zur künftigen Entwicklung der Online-Interventionen und den Fragen zu Praxis und Theorie siehe **Kap. IV**).

Die Herausforderung für die Onlineberatung wird darin bestehen, dass es auf der einen Seite Kontinuität und Standardisierung für eine professionelle Beratung braucht und es auf der anderen Seite wenig absehbar ist, wie sich die medialen Umgebungen für Beratung weiterhin verändern werden. Wer weiß schon, ob es in fünf Jahren noch E-Mail-Beratung geben wird oder ob bis dahin ganz andere Tools auf dem Markt sind, die von den Usern dann vielleicht lieber anstelle einer E-Mail oder eines Chats genutzt werden.

5 Rahmenbedingungen

5.1 Rechtliche Rahmenbedingungen

Pflicht zur persönlichen Behandlung

Während reine Beratungsangebote, bei denen es sich nicht um Therapie handelt, sondern bei denen es um Angebote der Lebenshilfe oder Krankheitsfragen geht, keinen spezialgesetzlichen Anforderungen unterliegen, ist der Einsatz des Internets in der (Psycho-)Therapie in Deutschland nur bedingt zulässig. Sowohl die Berufsordnungen der Ärzte als auch der Psychologen statuieren als Grundsatz *die Pflicht zur persönlichen Behandlung.* Die Ärzte unterliegen dem sog. Fernbehandlungsverbot nach § 7 Abs. 3 der Musterberufsordnung für Ärzte (Deutscher Ärztetag, 2004).

Verboten ist allerdings nur die *ausschließliche* Fernbehandlung. Das Verbot erlaubt die Option, dass der Arzt in Einzelfällen seinen Patienten auch durch den Einsatz neuer Medien therapeutische Ratschläge erteilt, unter der Voraussetzung, dass der Arzt den Patienten aus der laufenden Behandlung persönlich kennt und den Krankheitsverlauf bereits inspizieren konnte. Auch den Psychologischen Psychotherapeuten ist die Fernbehandlung ihrer Patienten im Grundsatz verboten (§ 5 Abs. 5 der Musterberufsordnung für die Psychologischen Psychotherapeuten MBO-PP/KJP, Berns & Stellpflug, 2008), Allerdings lässt die MBO-PP/KJP in begründeten Fällen Ausnahmen von dem Fernbehandlungsverbot zu, z. B. wenn die therapeutische Nachsorge den Einsatz neuer Medien sinnvoll und erforderlich macht (ausführlich für entsprechende Konzepte s. Bauer & Kordy, 2008). Bei gesonderter Genehmigung sind auch Modellprojekte möglich, in denen die psychotherapeutische Behandlung ausschließlich unter Einsatz der neuen Medien erfolgt. Aufgrund dieser rechtlichen Situation beschränkt sich das Folgende auf die Spezifika der Onlineberatung.

Exkurs: Österreich

In Österreich wurde 2005 die „Internetrichtlinie für Psychotherapeuten und Psychotherapeutinnen“ vom zuständigen Ministerium für Gesundheit und Frauen veröffentlicht. Diese Regelung betrifft die in Österreich eingetragenen Psychotherapeuten und definiert aus Sicht des Klientenwohls die möglichen Rahmenbedingungen für psychotherapeutische Beratung über das Internet. Gemeinsam mit den berufsrechtlichen Voraussetzungen und den anderen gesetzlichen Verpflichtungen (wie z. B. E-Commerce-Gesetz) ergeben sich fachliche und rechtliche Rahmenbedingungen für die psychotherapeutische Onlineberatung:

- ausreichende Kenntnisse zur Durchführung psychotherapeutischer Beratung im Internet
- Verpflichtung zur Prüfung der Situations- und Gefahrenbeherrschung (z. B. Besonderheiten, Chancen und Grenzen des Onlinesettings, Berücksichtigung des Datenschutzes, Verwendung einer sicheren Beratungssoftware)
- Verpflichtung zur umfassenden Aufklärung (z. B. Informieren der Ratsuchenden über das Ziel des Beratungsangebotes, Aufzeigen von möglichen Alternativen)

Eine restriktive Haltung nimmt die Richtlinie beim Thema „Unmittelbarkeit der Beratung“ ein, die im Psychotherapeutengesetz festgeschrieben ist. Die E-Mail-Beratung wird dabei als „nicht unmittelbar“ definiert, was in einer strengen Auslegung bedeutet, dass Psychotherapeuten in Österreich die E-Mail-Beratung nur zur Erstinformation und Terminvereinbarung nutzen können, nicht jedoch zur therapeutischen Beratung. Diese Regelung entspricht allerdings nicht der Praxis. Es ist damit zu rechnen, dass hier in den nächsten Jahren eine Anpassung der Richtlinie vorgenommen werden wird (ausführlich dazu Hintenberger, 2012).

5.2 Datenschutz

Datenschutzbestimmungen

Medienunterstützte Interaktionsformen benötigen technische Voraussetzungen. Erst durch diese sind die Interaktionen überhaupt möglich, wobei die Art der Technik zugleich die Art und Qualität der Interaktion im Wesentlichen mitbestimmt (Wenzel, 2008; Risau, 2009).

Die Interaktionen finden im virtuellen Raum statt, was jedoch nicht bedeutet, dass dieser Raum rechtsfrei wäre. So gelten insbesondere die aktuellen Datenschutzbestimmungen der jeweiligen Länder, die den Rahmen für die personenbezogene Datenerhebung vorgeben:

> *„Die Erhebung, Verarbeitung und Nutzung personenbezogener Daten und die Auswahl und Gestaltung von Datenverarbeitungssystemen sind an dem Ziel auszurichten, so wenig personenbezogene Daten wie möglich zu erheben, zu verarbeiten oder zu nutzen. Insbesondere sind personenbezogene Daten zu anonymisieren oder zu pseudonymisieren, soweit dies nach dem Verwendungszweck möglich ist und keinen im Verhältnis zu dem angestrebten Schutzzweck unverhältnismäßigen Aufwand erfordert" (Bundesdatenschutzgesetz, § 3a Datenvermeidung und Datensparsamkeit, Bundesministerium der Jusitz und für Verbraucherschutz, 2009).*

Daraus ergeben sich notwendige technische Voraussetzungen für eine Beratungssoftware, die von Risau (2009) als Anforderungskriterien genannt werden:

- *„Datensicherheit und Klientenschutz*
- *benutzerfreundliche Oberfläche für Klientinnen und Berater*
- *Möglichkeit der Qualitätssicherung durch integrierte Auswertungs- und Statistiktools mit Klientenverwaltung*
- *Möglichkeit individueller und bedarfsgerechter Statistik*
- *modulare Struktur zur Weiterentwicklung der Software" (Risau, 2009, S. 202)*

Für die Einhaltung der Datenschutzbestimmungen sind die Anbieter von klinisch-psychologischen Interventionen verantwortlich, unabhängig davon, ob es sich um internetbasierte Interventionsprogramme, internetgestützte therapeutische Software oder Angebote der Onlineberatung und -therapie handelt.

Die Auswahl der Technik folgt dem Ziel des Angebotes: Von der Aufbereitung von Informationen für die Website, über die Möglichkeit der Kontaktaufnahme bis hin zur Gestaltung eines sicheren virtuellen Raums für die Intervention; jedes dieser Ziele bedingt einen besonderen technischen Rahmen.

Der Berufsverband der Schweizer Psychologinnen und Psychologen hat bereits 2006 „Qualitätskriterien für psychologische Angebote im Internet" erarbeitet, in denen dezidiert auf die technischen Voraussetzungen Bezug genommen wird (s. **Kap. II.1**).

5.3 Soziotechnische Rahmenbedingungen

Technik bestimmt Rahmen

Die derzeit verfügbaren technischen Möglichkeiten, online Interventionen durchzuführen, basieren im Wesentlichen auf den Tools, die durch die Entwicklung des Internets im Bereich der Onlinekommunikation entstanden sind: E-Mail, Chat, Foren, Newsgroups etc.

Die Angebote für die Ratsuchenden haben sich an diesen technischen Voraussetzungen orientiert und damit einen vorgegebenen Rahmen mit Inhalten befüllt. Hecht (2010) stellt in diesem Zusammenhang die berechtigte Frage, inwieweit die Nutzung vorhandener Tools für Zwecke der Intervention auch die Inhalte der Interventionen definiert und ob nicht eine sozio-technische Analyse der eigentlichen Planung eines Onlineberatungsangebotes vorausgehen sollte.

> *„Eine soziotechnische Herangehensweise, die sich in einer ergebnisoffenen und bedarfsorientierten Analyse widerspiegelt und gleichzeitig über eine detaillierte Kenntnis der technischen Möglichkeiten und Grenzen verfügt, kann zu einer größeren Sensibilität bei der Entscheidung für und der Gestaltung von Online-Beratungsszenarien führen" (Hecht, 2010, S. 10).*

Erst wenn die Bedürfnisse der Zielgruppen mit den Zielen des Beratungsangebotes in Passung gebracht wurde, sollte eine für diese Zwecke sinnvolle technische Lösung ausgewählt bzw. geplant werden. Die Leitfrage lautet dabei: „Welches Angebot wollen wir mit wem mit welchen Ressourcen machen?" (Hecht, 2010, S. 4). Eine der möglichen Antworten darauf kann sein, dass es zur Planung eines Onlineangebotes für die Zielgruppe kommt. Die Frage nach einer technischen Umsetzung schließt sich in diesem Fall als letzter Schritt an.

5.4 Kompetenzen

Textkompetenz

Online-Interventionen finden (derzeit) in der Mehrzahl der Fälle schriftbasiert statt – von der einfachen Aufbereitung von Informationen für die Website bis zu den interaktiven Formen der Onlineberatung und -therapie, wie E-Mail, Chat, Foren oder auch SMS. Dies bedeutet, dass beide Seiten, der Ratsuchende wie auch der Berater, Textkompetenz haben müssen. Damit ist die Fähigkeit gemeint, Informationen und/oder Fragestellungen schriftlich erfassen zu können und diese ebenfalls schriftlich auch selbst darlegen zu können. Dabei unterscheiden sich die textbasierten Formen der Online-Interventionen z. B. durch die Geschwindigkeit der Textproduktion, die im Chat eher schnell geschieht (quasi-synchron), in der E-Mail-Beratung dagegen eher langsam (asynchron) und auch in der Länge des geschriebenen Textes (beschränkte Zeichenanzahl bei SMS, praktisch unbeschränkte Textmenge in der E-Mail-Beratung).

Online-Interventionen setzen daher eine Affinität zur geschriebenen Sprache voraus bzw. ist die Entwicklung einer Textkompetenz eine der Voraussetzungen, um als Berater online arbeiten zu können.

Neben der Textkompetenz bietet das Feld der Online-Interventionen auch die Möglichkeit, die Nachricht bzw. die Anfrage in ihrem Kontext zu sehen. Im Chat geben sich Ratsuchende Nicknames und auch die E-Mailadresse kann einen Hinweis auf den Ratsuchenden geben, wie dieser sich selbst beschreibt. Neben diesen inhaltlichen Kontexten können auch die strukturellen Kontexte im Rahmen einer Online-Intervention berücksichtigt werden: Um welche Uhrzeit wurde die Anfrage gestellt, handelt es sich um einen Folgekontakt, welcher Kommunikationskanal wurde gewählt? Diese Aspekte des Kontextes können Hinweise auf den Ratsuchenden enthalten, wobei vor einer Überinterpretation dieser Hinweise gewarnt werden muss. Nicht immer verbirgt sich hinter der E-Mail-Adresse frausommer1972@web.de eine Frau Sommer, die 1972 geboren wurde und der Chat-Nickname „tanzendervampir“ bietet sich als gute Anschlussmöglichkeit zum Einstieg im Chat an, es wird sich jedoch kaum um einen tanzenden Vampir handeln.

Kontextkompetenz

In diesem Zusammenhang kann neben der Textkompetenz zusätzlich von einer Kontextkompetenz bei Online-Interventionen gesprochen werden. Kontextkompetenz meint dabei das Wahrnehmen und Bewerten von zusätzlichen Informationen, die nicht im geschriebenen Text der Anfrage selbst, sondern innerhalb des technischen Rahmens der Online-Intervention abgelesen werden können.

Exkurs: Einschränkungen in der Erreichbarkeit

Nicht vergessen werden darf, dass die hier beschriebenen Interventionsformen nur diejenigen Ratsuchenden/Patienten erreichen, die online sind und die über eine entsprechende Medienausstattung verfügen, um online in Kontakt treten zu können. Damit werden heute zwar potenziell die meisten Ratsuchenden erreicht, es gilt jedoch zu beachten, dass nicht alle einen Online-Kommunikationskanal zur Information und Beratung nutzen möchten

(z. B. wenn man als Ratsuchender lieber telefoniert oder ein Face-to-Face-Angebot bevorzugt) bzw. können (z. B. wenn die technische Geräteausstattung nicht verfügbar ist).

6 Qualitätsmanagement in der Onlineberatung

Verpflichtung Das Management von Qualität ist auch für Bereiche des 3. Sektors von zunehmender Bedeutung. Vogel (2007) weist darauf hin, dass „in allen Bereichen des Sozial- und Gesundheitswesens […] in den letzten Jahren gesetzliche Verpflichtungen zur Umsetzung von Qualitätssicherung formuliert worden sind" (S. 838). In Deutschland gilt mit den §§ 77, 78a, b SGB sogar die gesetzliche Verpflichtung, „Vereinbarungen zur Qualitätsentwicklung abzuschließen und nur noch auf Grundlage bzw. im Rahmen dieser Vereinbarung Kosten zu erstatten" (Vogel, 2007, S. 838). Es geht dabei um das Verhältnis zwischen dem „Ist-Wert" und dem „Soll-Wert" einer Dienstleistung.

> *„Erst das Bemühen, eine hohe und gute Qualität zu erreichen, wird dann allgemein Qualitätssicherung genannt. […] Qualitätssicherung oder Qualitätsmanagement beschreibt das Bemühen, die Versorgungsrealität („Ist-Situation") mit Blick auf einen Sollwert oder Standard zu verbessern" (Vogel, 2007, S. 838).*

Für das Qualitätsmanagement in der psychosozialen Beratung und Therapie können folgende Aufgaben beschrieben werden:

- *„Benennen von qualitätsrelevanten Dimensionen/Parametern in der Beratungsarbeit*
- *Formulierung von Standards der Beratung (‚Soll-Werten')*
- *Beobachten/prüfen, inwieweit die beobachtbaren Abläufe und Ergebnisse (‚Ist-Werte') den definierten Anforderungen entsprechen*
- *Aufdecken von Problemen (aufgrund von Soll-/Ist-Wert-Differenzen oder von Spontanrückmeldungen)*
- *‚Qualitätsverbesserung': Beseitigung von Mängeln durch entsprechende Problemanalysen und Einleitung geeigneter Gegenmaßnahmen*

‚Sichern von Qualität': ständiges Bemühen, möglichst von vorneherein, den definierten Standards zu genügen" (Vogel, 2007, S. 838)

Für eine Definition des Qualitätsmanagements in der psychosozialen Beratung ist es wichtig, Qualitätsparameter für Prozessabläufe zu beschreiben. Diese Parameter definieren Qualitätskriterien und Indikatoren, anhand derer geprüft werden kann, ob ein Qualitätskriterium eingehalten wird oder nicht.

6.1 Strukturqualität

Aufbauend auf der Arbeit von Donabedian (1966) weist Heiner Vogel (2007) auf die Unterschiede der konzeptionellen Ebenen bei der Qualitätssicherung hin. Die „Strukturqualität bezieht sich auf die personellen und sachlichen Voraussetzungen, um eine Leistung erbringen zu können" (Vogel, 2007, S. 839).

Konzeptqualität

Die „Konzeptqualität" bezieht sich dabei auf die inhaltlich-fachlichen Voraussetzungen zur Leistungserbringung. Die „Strukturqualität im engeren oder auch materiellen Sinn" definiert die formalen und strukturellen Rahmenbedingungen, wie sie bei Stellen-, Raum- und Budgetierungsplänen festgelegt sind (Vogel, 2007, S. 840; zur Überprüfung der Konzepttreue von Onlineberatungsangeboten s. Heeren & Grau, 2013).

6.2 Prozessqualität

Definition der Abläufe

Während die Strukturqualität den notwendigen Rahmen aus inhaltlicher und struktureller Sicht beschreibt, zählen zur Prozessqualität „Dimensionen und Aspekte von Beratungsarbeit, die sich auf den Ablauf der täglichen Arbeit in den verschiedenen Bereichen richten und hier einen hohen fachlichen Standard definieren" (Vogel, 2007, S. 840). Vogel fügt hinzu, dass für ihn auch die anderen Tätigkeiten einer Beratungsstelle, die nicht unmittelbar mit dem beraterischen Handeln zu tun haben, Teil der Prozessqualität sein sollten, wie z. B. „Öffentlichkeitsarbeit, politische Arbeit, Prävention" (S. 840). Moos und Peters (2008) ergänzen, dass sich die Prozessqualität auch auf die Bedürfnisse und Wünsche der Ratsuchenden beziehen soll.

6.3 Ergebnisqualität

Wirksamkeit

Anschließend an die beiden Qualitätsparameter Struktur- und Prozessqualität bildet schließlich die Ergebnisqualität das dritte Element, mit dem die Basis für die Entwicklung eines Qualitätsmanagementsystems gelegt werden kann. „Die Ergebnisqualität erfasst die Wirksamkeit der Betreuungsmaßnahmen und das Wohlbefinden der Klienten. Sie ist das Resultat des Betreuungs- und Versorgungsprozesses" (Moos & Peters, 2008, S. 124).

Damit wird deutlich, dass die drei Qualitätsparameter nicht unabhängig voneinander betrachtet werden können, vielmehr greifen sie ineinander, denn die Resultate im Bereich der Ergebnisqualität werden unmittelbar durch die Voraussetzungen der Struktur- und Prozessqualität bedingt.

Es ist zu beachten, dass sich die Bereiche der Beratung und Therapie nicht alleine durch quantitative Indikatoren bestimmen lassen, sondern dass vielmehr auch der Versuch unternommen werden muss, qualitative Indikatoren zu bestimmen, um mit ihnen die Beratungsqualität zu definieren.

„**Dienstleistungsqualität** ist die Fähigkeit eines Anbieters, die Beschaffenheit einer primär intangiblen und der Kundenbeteiligung bedürfenden Leistung gemäß den Kundenerwartungen auf einem bestimmten Anforderungsniveau zu erstellen. Sie bestimmt sich aus der Summe der Eigenschaften bzw. Merkmale der Dienstleistung, bestimmten Anforderungen gerecht zu werden" (Bruhn, 2007, S. 38).

Beratung als Dienstleistung

Unter Bezugnahme auf das Fachverständnis der Deutschen Gesellschaft für Beratung (DGfB, 2003) können Beratungsprozesse grundsätzlich als Dienstleistung verstanden werden: „Beratung ist eine personen- und strukturbezogene soziale Dienstleistung. Sie setzt somit eine gemeinsame Anstrengung und Leistung aller Beteiligten (BeraterIn / Beratene und ggf. Kostenträger) und klare Zielvereinbarungen voraus" (DGfB, 2010, S. 3).

Qualitätsmanagement bei Online-Interventionen kann daher so definiert werden, dass in einem ganzheitlichen Prozess alle Maßnahmen zur Sicherung und zur Erhaltung von Qualität der Dienstleistung „Beratung" gegeben sind. Insbesondere die Dimensionen der Struktur-, Prozess- und Ergebnisqualität müssen dabei um die Besonderheiten einer schriftbasierten Dienstleistung im virtuellen Raum ergänzt werden.

6.4 Analyseraster

Die von Vogel vorgelegten Schemata können als Analyseraster mit den Besonderheiten der Onlineberatung ergänzt werden, womit ein neues Analysetool (s. **Tab. I.7, I.8 & I.9**) entsteht, mit dem das Thema „Qualitätsmanagement für die psychosoziale Onlineberatung“ methodisch bearbeitet werden kann.

Tab. I.7: Strukturqualität in der Onlineberatung, Vogel (2007) ergänzt durch Kühne (2012). Zahlen in eckigen Klammern bedeuten, dass ein Kriterium durch mehr als einen Indikator bestimmt werden kann.

Allgemeines (Bereich A)		**Erläuterungen**
A 1	Konzeption	Liegt in schriftlicher Fassung vor [1]. Und ist online verfügbar [2].
A 2	Zieldefinition	Beratungsauftrag ist definiert [1]. Zielgruppen der Beratung sind definiert [2].
Strukturqualität im engeren Sinn (Bereich B)		
B 1	Niedrigschwelliger Zugang	Niederschwelliger Zugang gegeben [1]. Eine Antwort erfolgt nach einer festgelegten Frist [2].
B 2	Kurzfristige Beratung / Krisen	Das Online-Beratungsangebot weist darauf hin, dass Online-Beratung ggf. kein Mittel bei akuten Krisen und Notfällen ist.
B 3	Erreichbarkeit	Das Angebot ist im Internet erreichbar und verfügbar.
B 4	Multidisziplinarität	Beim Mitarbeiterteam (ehrenamtlich/hauptamtlich) sind die Qualifikationen dem Beratungsauftrag entsprechend und interdisziplinär.
B 5	Personalressourcen	Die Beratungsstelle hat ausreichende Personalstellen für den Beratungsauftrag.
B 6	Overhead	Die Beratungsstelle verfügt über personelle Ressourcen für die Verwaltung und den EDV-technischen Support des Angebotes.

B 7	Qualifikationen	Grundsätzlich verfügt jede Fachkraft über eine auf das jeweilige Arbeitsfeld bezogene beraterische bzw. therapeutische Zusatzqualifikation oder eine andere Spezialisierung [1]. Die BeraterInnen haben Kompetenzen im Bereich der Besonderheiten einer schriftbasierten Kommunikation im Internet [2].
B 8	Zusammenarbeit / Team	Die Zusammenarbeit mit Vertretern anderer Fachrichtungen ist definiert.
B 9	Präventive Aspekte	Die Einrichtung führt regelmäßig und kontinuierlich Aktivitäten zur Prävention und Öffentlichkeitsarbeit durch.
B 10	Gremien/Ausschüsse	Die Beratungsstelle beteiligt sich an den Gremien zur psychosozialen Versorgung.
B 11	Kooperation/Netzwerk	Die Beratungsstelle kooperiert in abgestimmter Form mit anderen Diensten und Einrichtungen.
B 12	Info zu Kosten	Die beratenden und therapeutischen Leistungen der Beratungsstelle sind gebührenfrei bzw. geben transparente Informationen zu den entstehenden Kosten.
B 13	Beratungsraum	Die virtuellen Räumlichkeiten der Stelle sollen für Beratung und Therapie geeignet sein. Insbesondere die Bereiche Datenschutz (auch: Privatgeheimnis) [1] und Barrierefreiheit/ Usability sind berücksichtigt [2].

Tab. I.8: Prozessqualität in der Onlineberatung, Vogel (2007) ergänzt durch Kühne (2012). Zahlen in eckigen Klammern bedeuten, dass ein Kriterium durch mehr als einen Indikator bestimmt werden kann.

Prozessqualität (Bereich C)		**Erläuterungen**
C 1	Fachliches Können	Träger und Leiter der Einrichtung stellen sicher, dass das Mitarbeiterteam seine fachliche Arbeit allein nach den anerkannten Regeln des fachlichen Könnens ausrichtet.
C 2	Verschwiegenheit	Der Schutz des Privatgeheimnisses wird gewährleistet durch die Aufklärung der Klienten über Rahmenbedingungen der Arbeit [1], Schweigepflicht und Datenschutz, [2] die Verpflichtung aller Mitarbeiter auf die einschlägigen gesetzlichen und sonstigen Regelungen.
C 3	Dokumentation der Beratung	Basisdokumentation jedes Beratungsfalls [1]. Ausdrückliche Regelung zur Löschung erhobener Sozialdaten [2].
C 4	Fallbesprechungen	Regelmäßige mindestens 14-tägige Fallbesprechungen finden, insbesondere bei schwierigen Konstellationen, im multidisziplinären Fachteam statt. Diese Intervision kann online oder offline stattfinden.
C 5	Kontaktfrequenz	Die Beratungsstelle hat definiert, wie mit Einmal- und Mehrfachberatungen umgegangen wird.
C 6	Fortbildung	Die Fachkräfte nehmen regelmäßig an Fort- und Weiterbildungsmaßnahmen teil.
C 7	Supervision	Für die Fallarbeit wird regelmäßig externe Supervision in Anspruch genommen. Diese Supervision kann offline [1] oder online [2] durchgeführt werden.
C 8	Methoden	Die Berater kennen und verwenden verschiedene Methoden der (schriftbasierten) psychosozialen Online-Beratung.

Tab. I.9: Ergebnisqualität in der Onlineberatung, Vogel (2007) ergänzt durch Kühne (2012). Zahlen in eckigen Klammern bedeuten, dass ein Kriterium durch mehr als einen Indikator bestimmt werden kann.

Ergebnisqualität (Bereich D)		**Erläuterungen**
D 1	Statistische Aufbereitung der Arbeit	Einzelfallarbeit und fallübergreifende Maßnahmen werden jährlich nach ausgewählten Kriterien quantitativ dargestellt und mit Blick auf den örtlichen Bedarf und die Ziele der Beratungsstelle reflektiert, z. B.: Zahl der Anmeldungen pro Planstelle und Jahr, Dauer der Beratungen in Monaten, Kontakthäufigkeiten der Beratungen, Art der Beendigungen von Beratungen [1], Zugriffe auf die Website [2].
D 2	Evaluation	Die Beratungsstelle führt regelmäßig eigene Maßnahmen zur Evaluation ihrer Tätigkeiten durch und/oder nimmt an entsprechenden Forschungsprojekten teil, z. B.: Einschätzung über Zufriedenheit von KlientInnen mit der Beratung [1]; Einschätzung der Mitarbeiterzufriedenheit [2]; Einschätzung der Zielerreichung der Angebote aus Sicht der unterschiedlichen Beteiligten (KlientInnen, Fachkräfte) [3].

Es empfiehlt sich, bei der Planung und Implementierung von Angeboten im Internet diese Raster zu Rate zu ziehen und in der Konzeptionierung des Angebotes darauf Bezug zu nehmen.

e-beratungsjournal.net, Fachzeitschrift für Online-Beratung und computervermittelte Kommunikation. Zugriff am 10.10.2013 unter *www.e-beratungsjournal.net*

Nestmann, F., Engel, F. & Sickendiek, U. (Hrsg.) (2013). Das Handbuch der Beratung. Neue Beratungswelten (Bd. 3). Tübingen: dgvt-Verlag.

7 Fragen zum Kapitel

Überprüfen Sie Ihr Wissen!

- Was bedeutet der Begriff „E-Mental-Health"?
- Benennen Sie die Gegenstandsbereiche der Klinischen Psychologie und Psychotherapie und die Angebote im Internet!
- Was sind die relevanten Schnittstellen der Klinischen Psychologie mit dem Medium Internet?
- Wie können Medien systematisiert werden?
- Welche Kommunikationsformen können im Internet unterschieden werden?
- Was sind Aspekte der Medienwirkung?
- Skizzieren Sie die Entwicklungsschritte der psychosozialen Onlineberatung!
- Was sind rechtliche Rahmenbedingungen der Online-Interventionen?
- Was sind technische Rahmenbedingungen der Online-Interventionen?
- Beschreiben Sie die wesentlichen Elemente des Qualitätsmanagements in der psychosozialen Onlineberatung!
- Welche Aspekte der Struktur-, Prozess- und Ergebnisqualität erachten Sie als besonders wichtig?

II Klinisch-psychologische Online-Interventionen

1 Online-Information und Selbsthilfe im digitalen Zeitalter

Welche Chancen, aber auch Probleme gehen mit der Rezeption von Online-Informationen durch Betroffene von psychischen Problemen und Störungen einher? Wie können Online-Informationen im Bereich von E-Mental-Health systematisiert werden? Worauf ist bei gesundheitsbezogenen Informationen im Netz zu achten? Welche spezifischen Funktionen übernehmen virtuelle Selbsthilfegruppen? Wie können diese Angebote evaluiert werden?

1.1 Systematisierung

Rossmann (2010) hat Gesundheitsangebote im Internet mit fünf Klassifikationsmerkmalen strukturiert (s. **Tab. II.1**).

Tab. II.1: Klassifikationen von Gesundheitsangeboten im Internet (Rossmann, 2010, S. 343)

Funktionalität	Interaktivitätsgrad	Interessen	Anbieter	Adressaten
Content Communities Provision	Information (einseitig) Interaktion (wechselseitig) Transaktion (wechselseitig)	kommerziell nicht-kommerziell (Non-Profit)	Gesundheitswesen Politik Wissenschaft Medien Laien	Gesundheitswesen Politik Wissenschaft Laien Öffentlichkeit, Zielgruppen, Betroffene)

Funktionalität

Damit ist ein breites Einsatzfeld umrissen, das im Bereich der Funktionalität zwischen Content, Communities und Provision unterscheidet (nach Gitlow, 2000). Mit „Content" sind dabei alle Anbieter gemeint, die gesundheitsbezogene Informationen im Internet zur Verfügung stellen (z.B. Gesundheitsportale, Webseiten). Unter den Bereich „Communities" fallen die Angebote, bei denen sich Nutzer bzw. Betroffene in Diskussionsforen oder Chaträumen selbst organisieren und austauschen (s. dazu auch „Online-Selbsthilfegruppen", **Kap. II.1.4**). Unter „Provision" werden alle Angebote verstanden, die eine direkte Kommunikation zwischen Ratsuchendem und Arzt ermöglichen. Dies kann z.B. im Rahmen einer Sprechstunde in einer (rein) virtuellen Arztpraxis geschehen.

Interaktivitätsgrad

Die Kategorie „Interaktivitätsgrad" definiert drei Merkmale: „Information", die passiv von Internet-Nutzern konsumiert wird, „Interaktion", die alle Formen des kommunikativen Austauschs beinhaltet (wie z.B. Diskussionsforen) und „Transaktion", unter der in diesem Zusammenhang z.B. die virtuelle Sprechstunden eines Arztes verstanden werden kann.

Interessen

Bei den Interessen ist es naheliegend, zwischen kommerziellen Anbietern von gesundheitsbezogenen Daten und dem Non-Profit-Sektor zu unterscheiden. Zu den kommerziellen Anbietern zählen Pharma-Firmen ebenso wie Websites von Ärzten und Apotheken, im Non-Profit-Bereich werden z.B. Angebote aus dem Bereich Selbsthilfe sowie alle Informationsangebote von öffentlichen Stellen subsumiert. Damit ist die Kategorisierung nach Anbietern auch schon bezeichnet, die von der Kategorie der Interessen naturgemäß nicht komplett zu trennen ist.

Zielgruppen

Schließlich können auch die Zielgruppen der Angebote, d.h. die Adressaten, definiert werden (Rossmann, 2010, S. 343):

- Experten aus diagnostisch-therapeutischen oder präventiven Bereichen
- Vernetzung und Weiterbildung von Akteuren des Public-Health-Sektors
- politische Interessenvertretungen
- interessierte Laien

Praxisleitfaden Online-Information

Für die allgemeine Aufbereitung von Informationen für das Internet hat das europäische Netzwerk ERYICA („European Youth Information and Counselling Agency") einen „Guide for safety and quality online" veröffentlicht. Dieser Guide ist ursprünglich für den Arbeitsbereich der Jugendinformation und –beratung entwickelt worden, er kann aber für die eigene Arbeit im Bereich der gesundheitsbezogenen

Informationen sehr praxisnah verwendet werden (Download unter: www.eryica.org).

1.2 Vor- und Nachteile

Eine klare Abgrenzung der Vor- und Nachteile gesundheitsbezogener Internetinformationen ist generell, aber bei psychischen Problemen besonders schwierig, da sie immer einzelfallbezogen betrachtet werden müssen. Denn: Wer nutzt in welcher psychischen Verfassung mit oder ohne therapeutische Unterstützung in welcher Krankheitsphase welche Informationen? Diese Aspekte werden über die individuellen Effekte entscheiden. Die allgemeine Beschreibung der eher positiven und eher negativen Aspekte dient daher eher der Sensibilisierung und der Diskussion.

1.2.1 Vorteile

Anonymität

Für eine Internetrecherche muss man sich nicht anmelden und auch keine E-Mail-Adresse hinterlassen, die Nutzung eines Browsers genügt, um zu eigenen Fragestellungen und Problemen Informationen zu bekommen.

aktuelle Informationen

Im Internet können Informationen schnell und zeitnah angeboten werden. So können aktuelle Informationen zu Problemstellungen und Krankheitsbildern rasch von Ratsuchenden gefunden werden. Auch aktuelle Warnhinweise (z. B. zu Medikamenten, Grippewellen) können sehr gut im Internet recherchiert werden.

Autonomie der Patienten

Neben der Aktualität der Informationen ist die Vielfalt der Informationen ein Vorteil. Ratsuchende können sich aus unterschiedlichen Quellen informieren und sich ggf. anhand verschiedener Lehrmeinungen und Fakten eine eigene, differenzierte Meinung bilden. Es kommt zu einer Zunahme der „informierten Patienten“.

informierte Patienten

Ratsuchende können durch die Informationssuche im Internet ihre eigene „Gesundheitskompetenz“ stärken. Sie eignen sich selbst Wissen an und können sich als „informierte Nutzer“ selbstbestimmter in den Beratungs- bzw. Behandlungsprozess einbringen (z. B. durch kritisches Nachfragen). Dies kann zu einer besseren, da gleichwertigeren Beziehung zwischen Beratern und Ratsuchenden führen. „Informierte Ratsuchende“ können zudem die notwendige Beratungs- bzw. Behandlungszeit minimieren (s. **Exkurs: „Shared Decision Making“**).

Nieder-schwelligkeit Gesundheitsbezogene Informationen können von jedem internetfähigen Gerät aus recherchiert und abgerufen werden. Wegen der breiten Marktdurchdringung der Smartphones kann heute davon ausgegangen werden, dass nahezu jeder Ratsuchende Zugang zum Internet hat und damit über einen Browser oder eine App sehr einfachen Zugang zu Informationsangeboten findet.

Kosten Sieht man von den Zugangskosten zum Internet ab (die z. B. im Rahmen einer Internetflatrate entstehen), kann davon ausgegangen werden, dass die meisten gesundheitsbezogenen Informationen im Internet *kostenfrei* genutzt werden können; sei es Wikipedia oder zahlreiche andere Seiten von Experten (z. B. von Ärzten, Apotheken, Pharmafirmen) oder von interessierten Laien (z. B. von Selbsthilfegruppen, Interessenvertretungen Betroffener; eine Übersicht bietet www.selbsthilfe-interaktiv.de).

Exkurs: Shared Decision Making

Die Beziehung zwischen Ratsuchenden und Beratern bzw. Therapeuten ist durch das Internet und die damit verbundenen Möglichkeiten der Information im Wandel begriffen. Während früher die ausgebildeten Fachkräfte der Beratung ein Monopol auf Fachwissen hatten (darunter das Fachwissen der Diagnostik und Therapie), so finden inzwischen mehr und mehr informierte Laien den Weg in die Beratung und Therapie. Damit vollzieht sich der Wandel hin zu einer partnerschaftlichen Kommunikationsbeziehung zwischen Ratsuchenden und Beratern. In diesen Zusammenhang fällt das „shared decision making“: Auf Basis eines gegenseitigen Informationsaustauschs wird der Ratsuchende mit in die Entscheidung einbezogen (z. B. bei medizinischen Eingriffen oder medikamentösen Therapien). Die Nutzung des Internets durch Ratsuchende (wie auch durch die Berater) kann hier als Chance gesehen werden, da es zu einer stärker an der Selbstbestimmung des Patienten ausgerichteten Entscheidung kommen kann.

1.2.2 Nachteile

Datensicherheit Gesundheitsbezogene Informationen sind im Internet leicht und niederschwellig zu finden. Allerdings hinterlassen alle Suchanfragen von Ratsuchenden und jeder Besuch auf einer Website Datenspuren, indem

z. B. die IP-Adresse gespeichert wird. Zahlreiche Dienste registrieren das Surfverhalten der Seitenbesucher, um daraus Nutzerprofile für gezielte Werbung abzuleiten. Dies muss aus Gründen des Datenschutzes kritisch gesehen werden, da es keinerlei Transparenz darüber gibt, wer z. B. eine Suchanfrage zum Thema „Depression" speichert und was mit den gespeicherten Daten in weiterer Folge passiert.

informierte Patienten

„Besserwisser-Patienten", die sich im Internet informieren, sind einerseits selbstbestimmt und damit im Prozess des Shared Decision Making (s. o.) wichtige Partner in der Beratung und Therapie. Andererseits kann eine Überinformiertheit auch Züge einer „Besserwisserei" annehmen und somit zu einer Konkurrenzsituation mit dem Experten führen. Anamnese, Diagnose und Therapie der Fragestellung bzw. des Problems können dann aus Sicht der Beratern als schwierig erlebt werden, da die Ratsuchenden von sich glauben, bereits alles zu wissen. Auf der anderen Seite kann eine „Überinformiertheit" auch zu einer starken Verunsicherung des Ratsuchenden führen, vor allem dann, wenn zu viele Informationen gefunden werden und auch, wenn zu viele widersprüchliche oder falsche Informationen im Internet recherchiert wurden.

valide Informationen?

Auch wenn sich das Internet für die aktuelle und niederschwellige Informationsweitergabe eignet, so muss zugleich darauf hingewiesen werden, dass jede Quelle von Informationen nur so gut ist, wie sie gepflegt wird. „Das Internet vergisst nichts", und daher kann oftmals die Aktualität der gefundenen Information von den Ratsuchenden nicht überprüft werden (z. B. wenn alte Webseiten nicht mehr redaktionell betreut werden, aber immer noch erreichbar sind). Dies betrifft auch den Wahrheitsgehalt der gefundenen Information. Gütesiegel für gesundheitsbezogene Informationen sind zwar vorhanden (s. **Kap. II.1.5**), allerdings wenig verbreitet und damit für Ratsuchende nicht bekannt genug.

Exkurs: Unterschiedliche Patiententypen, die als schwierig gelten

Eichenberg und Malberg (2013) haben die von Schubert und Fessler (2009) vorgelegte Heuristik schwieriger Patienten um die internetspezifischen Charakteristika erweitert:

- „Zettelpatient": Bringt umfangreiche Ausdrucke aus dem Internet mit in die Beratung/Sprechstunde, hat alle Informationen zu den Symptomen und Krankheitsbildern bereits über Google gefunden.

- „Koryphäenkiller“: Hat bereits mit den relevanten Koryphäen des Fachs gesprochen bzw. per Internet Kontakt aufgenommen und ist an einer Zweit- bzw. Drittmeinung interessiert.
- „Ängstlicher Patient“: Diese neigen dazu, die Beratung bzw. Therapie selbst zu blockieren. So kann z. B. die Verbundenheit mit einer Online-Selbsthilfegruppe zu Konflikten zwischen Berater und Klient führen, wenn in der Online-Gruppe andere Informationen und Behandlungsoptionen favorisiert werden.
- „Jammerer“: Kommen wiederholt mit dem gleichen Problem, für das der Behandler nicht verantwortlich ist. Es besteht die Gefahr des Beziehungsabbruchs und auch des „Doctor Hoppings“, d. h. es werden nach und nach jeweils andere Beratungsstellen zu dem gleichen Problem konsultiert.
- „aggressiver, ärgerlicher Patient“: Reagiert aggressiv auf Behandlungsvorschläge, steht dem Sozialsystem insgesamt ablehnend gegenüber. Auch dieser Typus kann in Online-Foren und -Selbsthilfegruppen Unterstützung seiner Sichtweisen finden.
- „Non-Compliance-Patient“: Hält sich nicht an die vereinbarten Beratungsabsprachen bzw. die indizierten Therapieanweisungen. Hier gilt es, die Ursache für dieses Verhalten zu eruieren.

„Die Offenheit des Behandlers ist […] erste Grundvoraussetzung, um über die gesundheitsbezogene Internetnutzung der Patienten ins Gespräch zu kommen, potenzielle dysfunktionale Nutzungsweisen zu identifizieren und fehlerhaftes Online-Wissen zu korrigieren.“ (Eichenberg & Malberg, 2013, S. 77)

1.3 Gesundheitsbezogene Informationen im Netz: Stand der Forschung

„Gesundheitsbezogene Kommunikation im Internet (auch: Online-Gesundheitskommunikation) [umfasst] all jene internetbasierten Anwendungsmöglichkeiten, die einen individualkommunikativen Austausch über oder die massenkommunikative Bereitstellung von Gesundheitsinformationen ermöglichen“ (Rossmann, 2010, S. 341).

Während sich die **Kapitel II.2 und II.3** mit dem individualkommunikativen Austausch im Sinne der Beratung bzw. Therapie beschäftigen, wird hier die „massenkommunikative Bereitstellung“ von Informationen im Bereich E-Mental-Health abgehandelt. Damit ist als Funktionalität vor allem „Content“ gemeint, der im Interaktivitätsgrad „Information“ beinhaltet, mit Überschneidungen zu den Interaktivitätsgraden „Interaktion“ und „Transaktion“ (siehe **Tab. II.1**).

Niederschwelligkeit

Als Informationsmedium verschafft das Netz einen niederschwelligen Zugang zu vielfältigen medizinischen Ressourcen. Dabei finden sich nicht nur Informationen über sehr verbreitete Erkrankungen wie Herzinfarkt oder Depression, sondern ebenso Informationsangebote zu spezifischeren Krankheitsbildern wie Brustkrebs bei Männern.

Motive

Verschiedene Motive leiten die Patienten oder Ratsuchende dazu, das Internet zu konsultieren. Nach Eysenbach (2002) leidet die Mehrzahl der Patienten (81 %) an chronischen Erkrankungen und sucht im Internet nach einer Art „zweiten Meinung“. Ein hoher Anteil der im Internet recherchierenden Patienten äußerte eine gewisse Frustration über den bisherigen Behandlungsverlauf oder über ihren behandelnden Arzt. Hinzu kommt nach Eysenbach mangelnde Aufklärung durch den Arzt sowie eine gestiegene Allgemeinbildung der Patienten.

Neuere Studien bestätigen die aufgeführten Motive für die Internetsuche von Patienten und legen weitere nahe. Die häufigsten Anlässe für die Nutzung des Internets als Informationsquelle im Bereich Gesundheit sind nach der MS&L-Gesundheitsstudie (2010):

- Erhalt von Daten und Fakten zu Krankheiten (93,1 %)
- Informationen zu Medikamenten (86,4 %)
- Rat und Hilfe bei gesundheitlichen Problemen (Online-Beratung; Selbsthilfegruppen) (82,4 %)
- Hinweise auf neue Therapiemethoden (78,0 %)
- Zuwendung und Bestätigung bei gesundheitlichen Problemen (48,2 %)
- Austausch mit anderen Betroffenen (33,9 %)

Potenzial zur Selbsthilfe

Der Wunsch nach Vernetzung mit anderen Patienten führte im Laufe der letzten Jahre zur Konstituierung vieler virtueller Selbsthilfegruppen zu allen möglichen Themen, Problemen und Erkrankungen. Insgesamt wird das generelle Potential des Internets zur Selbsthilfe bei verschiedenen Störungen in Fachkreisen positiv eingeschätzt (zur

Kontroverse bei Online-Selbsthilfegruppen bei autoaggressiven Symptomatiken siehe **Kap. III.3.1**) und ist mittels entsprechender Evaluationsstudien inzwischen belegt (z. B. van Uden-Kraan et al., 2008).

In den vergangenen Jahren stiegen die Bemühungen, die Auswirkungen von Patientenrecherchen wissenschaftlich zu erfassen. Knapp zwei Drittel (61 %) der in der Studie von Fox et al. (2000) befragten Internetnutzer gaben an, dass die gefundenen Informationen den Umgang mit der eigenen Gesundheit beeinflusst haben, wovon 48 % der Befragten von positiven Effekten überzeugt waren. Mit der Recherche nach medizinischen Fachinformationen im Internet schließen Patienten offensichtlich die Lücke zwischen ihrem eigenen Informationsbedürfnis und den z. T. knappen Informationen, die sie von Ärzten erhalten (Koch, 2003). Damit scheinen die Informationen Patienten dazu zu verhelfen, das asymmetrische Verhältnis zwischen dem „wissenden Arzt" und dem „unwissenden Patienten" auszubalancieren. So gaben 97 % der in einer US-amerikanischen Studie befragten gesundheitsbezogenen Internetnutzer an, dass die Online-Informationen ihnen mehr Sicherheit gäben, ihr Anliegen mit dem Arzt zu besprechen (Murray et al., 2003).

Ähnlich positive Auswirkungen der Informationssuche auf das Gesundheitsbewusstsein der Patienten wurden bei Online-Selbsthilfegruppen empirisch ermittelt. So zeigte sich z. B., dass sie bei an Unfruchtbarkeit leidenden Betroffenen zur Verbesserung der Beziehung zum Partner sowie zur Verringerung von Isolationsgefühlen führten (Malik & Coulson, 2008). Als große Chance der Online-Selbsthilfegruppen wird u. a. die Ermutigung zur Aufnahme von professioneller Hilfe gesehen (z. B. empirisch belegt durch Huber et al., 2011, ausführlich zu Chancen und Risiken der Online-Selbsthilfegruppen s. auch Eichenberg, 2011).

Selbstoffenbarung

Neben Foren bieten noch weitere Internetdienste die Möglichkeit für Selbstoffenbarungen: Auf Homepages oder Blogs kann der eigene Leidens- aber auch Genesungsweg in Form von autobiografischen Texten, Gedichten und Bildern beschrieben werden und kann damit Selbstexploration anregen, mit Effekten, die aus dem therapeutischen Schreiben bekannt sind (Pennebaker, 1997). Noch neuer ist die Selbstexposition Betroffener vor allem psychischer Erkrankungen via Onlinefilm (z. B. bei www.youtube.de). Eichenberg, Roffler und Wutka (2011) konnten hier auf der Basis einer medienwissenschaftlichen Analyse verschiedene Idealtypen identifizieren, die sich hinsichtlich ihrer Motive und entsprechenden Selbstdarstellungstechniken unterscheiden.

Qualitätssicherung

Um die Gefahr von Falschinformationen und ihre negativen Effekte auf Gesundheitsverhalten und entscheidungen zu minimieren, bedarf es evidenzbasierter Qualitätssicherung der vorhandenen Websites mit Gesundheitsinformationen. Daher wurden verschiedene Modelle der Qualitätskontrolle entwickelt (s. **Kap. II.1.5**; ausführlich s. Zermatten, Khazaal, Coquard, Chatton & Bondolfi, 2010).

1.3.1 Einstellungen der Behandler zum internetinformierten Patienten

Wie bewerten Behandler das gesundheitsbezogene Internetnutzungsverhalten ihrer Patienten? Sehen sie die patientenseitige Nutzung des Internets ähnlich positiv wie die Patienten selbst oder wird ein vorinformierter Patient aufgrund der bereits dargestellten Risiken vielmehr zu einem „schwierigen Patienten“ für den Behandler (siehe auch **Kap. II.1.2.2**)?

Forschungslage

Befunde aktueller Studien zeigen eine ambivalente Einstellung der Ärzte gegenüber dem internetinformierten Patienten, allerdings mit unterschiedlicher Ausprägung positiver bzw. negativer Bewertungen. So zeigten die Ergebnisse einer qualitativen Studie von Ahluwalia, Murray, Stevenson, Kerr & Burns (2010), dass sich die Befragten zu etwa gleichen Teilen in „Internetbefürworter“ bzw. „Internetkritiker“ einteilen ließen. Hingegen konnten Murray et al. (2003) zeigen, dass 75 % der N=1.050 befragten Ärzte in den USA die Zunahme der Gesundheitsinformationen im Internet insgesamt positiv bewerteten und lediglich 15 % der Befragten diese Entwicklung negativ ansahen.

Problem der Qualität

Ein Teil der Ärzte berichtete, dass die unzureichende Qualität der Gesundheitsinformationen aus dem Internet Probleme im Gespräch mit dem internetinformierten Patienten darstellten (Ahmad, Hudak, Bercovitz, Hollenberg & Levinson, 2006; Kim & Kim, 2009). Die Patienten zeigten aufgrund der Vielzahl der teilweise widersprüchlichen Informationen zu Gesundheitsfragen Irritationen, Ängste und Unsicherheiten, was aufgrund des Aufklärungsbedarfs zusätzliche Zeit im Konsultationsgespräch kostete und eine weniger effiziente Konsultationszeit zur Folge hatte (u. a. Jacobson, 2007). In der Studie von Ferguson (2000) waren allerdings 56 % der befragten Ärzte der Meinung, dass die online gewonnenen Gesundheitsinformationen seitens der Patienten zur effizienteren Konsultationszeit beitrugen.

In einer Studie von Otto und Eichenberg (2013) stuften 47,7 % der Ärzte die Qualität der seitens der Patienten eingebrachten Informationen als sehr gut bis eher gut ein, 53,4 % der Befragten hingegen als eher schlecht. Auch dieses Ergebnis weist auf ambivalente Erfahrungen der Ärzte mit den internetinformierten Patienten hin.

Empfehlung hochwertiger Websites

Des Weiteren gaben 77 % der Ärzte an, ihre Patienten zu ermuntern, Gesundheitsinformationen im Internet zu suchen, doch nur 35 % der Befragten empfahlen ihren Patienten spezielle Websites (Murray, 2003). Ähnlich verhielt es sich in einer deutschen Studie, in der nur 25 % der N=51 befragten Ärzten ihren Patienten Internetseiten empfahlen, was darin begründet sein kann, dass Ärzte zu wenig Kenntnis von Websites für Laien haben (Stadtler, Brommer & Kettler, 2009). Denn nur 8 % gaben an, über gute Kenntnis des Informationsangebotes für Laien zu verfügen; 92 % äußerten den Wunsch, Patienten konkrete Empfehlungen für qualitative hochwertige Websites aussprechen zu können. Dabei werden vom Arzt empfohlene Websites als besonders vertrauenswürdig eingeschätzt (Diaz, Sciamanna, Evangelou, Stamp & Ferguson, 2005).

Verbesserung der Kommunikation

Insgesamt sahen die befragten Ärzte – ähnlich wie die Patienten – als Chancen der patientenseitigen Internetnutzung vor allem die Verbesserung der Kommunikation. Mit 80 % fand der Großteil der Ärzte, dass sich die Kommunikation mit den Patienten durch ihr Internetwissen erleichtert und in eine stärkere Compliance mündet. Die als Risiko empfundenen Aspekte der Internetrecherche betrafen vorwiegend die Fülle und Unübersichtlichkeit der im Internet zur Verfügung stehenden Informationen und ihrer Interpretation, z. B. indem Patienten Symptome falsch deuten und falsche Selbstdiagnosen stellen. In einer Befragung von Psychotherapeuten (Eichenberg & Kienzle, 2011; N=234) sahen sich die Befragten in erster Linie mit Informationen hinsichtlich potenzieller Diagnosen (90 %), mit Fragen nach Behandlungsoptionen und mit Erfahrungen anderer Patienten (78 %) konfrontiert. Als Vorteile der Informierung im Internet benannten die Therapeuten insbesondere das bessere Wissen bezüglich der eigenen Erkrankung (73,3 %), die Möglichkeit zu einer gemeinsamen Entscheidungsfindung (50 %) und eine vereinfachte Kommunikation über die Störung (48,7 %).

1.3.2 Auswirkungen gesundheitsbezogener Informationen im Netz auf die Beziehung zwischen Patient und Behandler

Stellt ein internetinformierter Patient im Behandlungsgespräch eine Herausforderung dar oder kann er zu dieser werden? Der politische sowie gesellschaftliche Trend zu mehr Patientenkompetenz beeinflusst die Kommunikation zwischen Behandler und Patient auf vielfältige Weise (zu „Internet und E-Patienten“ siehe ausführlich Eichenberg, 2011).

Konsultationsgespräch

Insgesamt ist durch verschiedene Studien belegt, dass sich die Patienten an den Behandlungsentscheidungen mitbeteiligen möchten (Isfort, Floer & Butzlaff, 2004). Das Internet kann hierbei ergänzende Hilfestellung geben. Wissenschaftler reagieren auf diese Option und generieren webbasierte Informationssysteme zur Entscheidungshilfe z. B. bei chronischen Erkrankungen (www.forschung-patientenorientierung.de/index.php/projekte/modul-eins/turhaerter.html). Grundsätzlich scheinen viele Behandler bereit zu sein, mit ihren Patienten die gesundheitsbezogenen Online-Informationen zu besprechen, was allerdings auch Konfliktpotenzial beinhaltet.

Es kann z. B. aufgrund von fehlerhafter Auslegung der Informationen seitens der Patienten und abweichenden Meinungen der Ärzte zu Problemen im Konsultationsgespräch kommen (Sommerhalder, Abraham, Zufferey, Barth & Abel, 2009). So berichteten 91,3 % der befragten Ärzte in der Studie von Otto und Eichenberg (2013, zit. nach Eichenberg, 2011), dass eine Richtigstellung von online gewonnenen Gesundheitsinformationen gegenüber den Patienten erforderlich sei, 79,8 % gaben an, dass durch die Internetinformationen bei Patienten unangemessene Erwartungen und Ansprüche erzeugt werden.

Dialog Patient und Behandler

Andererseits können Informationsangebote zu Gesundheitsthemen im Internet den Dialog zwischen Patient und Behandler sinnvoll ergänzen und unterstützen, wenn die rezipierten Inhalte qualitativ hochwertig sind. In der Studie von Ferguson (2000) benötigten die Patienten die sich vor dem Arztbesuch hochqualitative Informationen im Internet über Pankreas-Krebs geholt hatten, 15 Minuten für das persönliche Gespräch mit dem Arzt gegenüber 30 Minuten, bei den nicht vorab informierten Patienten. Dies zeigt beispielhaft, dass Vorinformierung dem Patienten ermöglicht, im Gespräch mit dem Arzt vertiefter auf die Besonderheiten der individuellen Erkrankung einzugehen. Durch eine gemeinsame Entscheidung von Arzt und Patient kann eine schnellere Einigung auf eine Therapiemaßnahme erfolgen (Berger, 2009).

Vertrauen/ Autorität des Arztes

Die vielfach geäußerte Hypothese, dass der Arzt gegenüber mündigen Patienten eine immer geringere Rolle spielen wird, ließ sich nicht bestätigen. Homburg und Dietz (2005) belegen empirisch, dass der Arzt auf keinen Fall zum Erfüllungsgehilfen des Patienten degradiert wird. Selbst sehr mündige Patienten, die einen hohen PMI (Patientenmündigkeits-Index von 75/100 Punkten) aufweisen, treffen Entscheidungen über eine Behandlungsstrategie gemeinsam mit dem Arzt. Trotz vielfältigster Informationsmöglichkeiten im Internet stellt der Arzt immer noch die wichtigste Informationsquelle für Patienten dar (Eichenberg & Brähler, 2013; Marstedt & Klemperer, 2009). Ebenfalls zeigte sich in der subjektiven Beurteilung der Ärzte, dass über 70 % der befragten Ärzte in der Studie von Otto und Eichenberg (2013, zitiert nach Eichenberg, 2011) der Meinung waren, internetbasierte Gesundheitsinformationen beeinträchtigten weder das Vertrauen in den Arzt, noch die Autorität des Arztes.

Praxis-Homepages

Patienten wünschen sich von ihren Ärzten Empfehlungen von hochwertigen Websites (Erdem & Harrison-Walker, 2006). In diesem Zusammenhang steht der Trend, dass Ärzte ihren Patienten vermehrt Informationen auf ihren Praxis-Websites anbieten. Nach jüngeren Daten verfügen knapp 63 % der befragten Ärzte über eine eigene Internetpräsenz (Stiftung Gesundheit, 2009, *N*=1.131).

Compliance

Als ein weiterer Vorteil der Nutzung von Gesundheitsinformationen aus dem Internet wird ein positiver Einfluss auf den Behandlungsprozess und die damit verbundene Compliance der Patienten gesehen (Höflich, Präger, Mertten, Rossmann & Templin, 2009). Patienten, die das Internet gesundheitsbezogen nutzen, halten sich verstärkt an die vorgeschlagenen Therapiemaßnahmen und erzielen somit bessere Behandlungsergebnisse (Wald, Dube & Anthony, 2007). Gleichzeitig können Konflikte entstehen, wenn Patienten aufgrund online gewonnener Informationen zu Therapievorschlägen auf ihre Vorstellungen und Wünsche beharren. Trotz der erklärten Bereitschaft der Ärzte, die von den Patienten mitgebrachten Informationen zu prüfen, sind nur wenige Ärzte bereit, ihre eigenen Entscheidungen im Hinblick auf Interneteinformationen zu revidieren (Siegrist, 2005).

Online-Selbsthilfe-gruppen

Mit der Teilnahme an Selbsthilfeforen sind auch informative Aspekte verbunden: Informationen aus verschiedenen Quellen werden ebenso wie Selbsterfahrungen in den Foren weitergegeben und können somit zu richtigen oder verzerrten Vorstellungen über das betreffende Störungsbild führen, mit entsprechend positiven aber eben auch negativen Folgen für die Behandler-Patient-Gespräche. Weitere Aspekte sind die Möglichkeit der Verzahnung von Online-Selbsthilfe und Therapie und die daraus resultierenden wechselseitigen Einflüsse auf die therapeutische Beziehung. Dazu gehört, dass Behandler im Besonderen bei psychischen Störungen oder chronischen Erkrankungen potenzielle Aktivitäten in Selbsthilfeforen bei ihren Patienten erfragen. Offene Gespräche über Internetaktivitäten können nicht nur Falschinformationen korrigieren, sondern die positiven Effekte der Selbsthilfeforen unterstützen. Betroffene können Themen, die in der Therapie besprochen werden, mit anderen überdenken oder Inhalte, die im Forum auftauchen, mit ihren Therapeuten besprechen (für ein Fallbeispiel s. Schreiber, 2003). Erste Studien zeigen, dass Diskussionsforen therapeutische Interventionen sinnvoll ergänzen können (Furmark et al., 2009).

Patienten googeln Ärzte

Nicht zuletzt nutzen Patienten das Internet zur Recherche von Informationen über Ärzte selbst. Fast eine halbe Million Treffer liefert die Eingabe des Begriffs „Arztempfehlung" bei www.google.de (Okt. 2013). Zwar fragen die meisten Menschen ihre Familie oder Freunde (60 %, Kassenärztliche Bundesvereinigung, 2010), ob sie einen guten Arzt empfehlen können, doch laut einer Umfrage der Kassenärztlichen Bundesvereinigung (KBV, 2010, N=6.065) ziehen immerhin 14 % der Internetnutzer bei der Arztsuche das Internet zu Rate – bei der Suche nach Fachärzten sogar 17 %. Inzwischen existieren sogar offizielle Bewertungsportale im Internet. Doch die KBV-Studie (2010) weist auf eine bislang geringe Bedeutung der Portale hin: Lediglich 6 % der Befragten haben sich demnach auf einem Arztbewertungsportal informiert. Für insgesamt knapp die Hälfte der sich Informierenden war das Onlineangebot hilfreich (47 %), 27 % hat es hingegen weniger oder überhaupt nicht (20 %) weiter geholfen. Die Studie der Gesellschaft für Konsumforschung (GfK, 2011, N=1.130) zeigt höhere Nutzungszahlen: jeder Vierte (22,6 %) fände danach seinen Arzt über ein Arzt-Bewertungsportal im Internet, wobei Personen mit hohem Bildungsniveau als Nutzer deutlich überwiegen. Insgesamt scheinen nur wenige Patienten die Option eigener Bewertungen zu nutzen: Laut der Umfrage der KBV (2010) hat nur 1 % von N=6.056 Befragten angegeben, sich nicht nur passiv zu informieren, sondern auch eigene Bewertungen einzutragen.

Ärzte googeln Patienten

Doch nicht nur Ärzte werden gegoogelt, sondern auch Patienten von ihren Behandlern. Lehavot, Barnett und Powers (2010) berichten, dass rund 27 % ihrer Stichprobe von Psychotherapeuten sowie Therapeuten in Ausbildung tatsächlich online nach Informationen über ihre Patienten suchten. Dieses Phänomen wurde im englischsprachigen Raum bereits mit einem festen Begriff belegt, das sogenannte Patient-Targeted Googling (PTG) (Clinton, Silverman & Brendel, 2010). Das Internet ermöglicht wie kein anderes Medium bisher Informationen über Patienten ungefragt einzuholen. In internationalen Publikationen wird das Googeln von Patienten durch ihre Therapeuten – insbesondere hinsichtlich ethischer Aspekte – kontrovers diskutiert.

Studie zum Patient-Targeted Googling (PTG)

Eichenberg und Tump (2012) befragten N=207 Psychotherapeuten in einer aktuellen, ersten Studie zum PTG in Deutschland. Es zeigte sich, dass sich 84,5 % der Befragten noch nie mit diesem Phänomen beschäftigt und lediglich 2,4 % in ihrer Ausbildung oder einer Fortbildung damit auseinandergesetzt hatten. Vielmehr hatten bereits 39,6 % selbst online nach Patienteninformationen gesucht (im Mittel bei 5,5 Patienten) und 19,3 % wussten immerhin von Mitarbeitern oder Vorgesetzen, die PTG betreiben oder betrieben haben. Von denjenigen, die nach Patienten im Internet recherchiert hatten, gaben 75,6 % an, dies ohne Erlaubnis ihrer Patienten getan zu haben. Lediglich 3,7 % gaben an, sich Informationen im Internet nur gemeinsam mit den Patienten angeschaut zu haben. Da Informationen aus dem Internet einen erheblichen Einfluss auf die Einstellung und das Verhalten eines Arztes oder Therapeuten gegenüber einem Patienten haben können, sind die Motive für derartige Aktivitäten jeweils genau zu hinterfragen (ausführlich zur Ethik der Patientenrecherche s. Sonnenmoser, 2010).

1.4 Online-Selbsthilfegruppen

Schon früh wurden die verschiedenen Dienste des Internets für Selbsthilfe und Unterstützungsangebote genutzt. Über Bulletin Board Services, Newsgroups und Mailinglisten wurden Informationen ausgetauscht, Fragen beantwortet und interaktive Unterstützung organisiert (Grohol, 2004). So bedienen sich die Online-Selbsthilfegruppen sowohl der Kommunikation many-to-many (d. h. über Foren, Chats, Mailinglisten) wie auch der Möglichkeit, one-to-many zu kommunizieren, wie es z. B. Homepages, Blogs, Onlinevideos und Informationsangebote leisten, die persönliche Leidens- bzw. Genesungsgeschichten abbilden. In der Literatur werden Chancen als auch Risiken von Online-Selbsthilfegruppen ausführlich diskutiert (Eichenberg, 2011).

Chancen Zu den Chancen zählen dabei:

- Therapeutischer Wert: Nutzer können Online-Selbsthilfegruppen als therapeutisch wertvoll erleben.

- Isolierung vermeiden/entgegenwirken: Möglichkeit des sozialen Austauschs und der Unterstützung, ohne Stigmatisierung, bei gleichzeitiger Möglichkeit, weitestgehend anonym (d.h. pseudonym) bleiben zu können.
- Kollektiviertes Wissen: Virtuelle Gruppen generieren Wissen, das von vielen getragen wird. Damit können vielschichtige Informationen und ausdifferenzierte Sichtweisen ausgetauscht werden.
- Ermutigung: Teilnehmer von Online-Selbsthilfegruppen können darin bestärkt werden, sich professionelle therapeutische Hilfe zu holen.
- Ort- und Zeitunabhängigkeit: Online-Selbsthilfegruppen können zeitlich und örtlich autonom genutzt werden. Die Teilnehmer sind an keine Öffnungszeiten einer Beratungsstelle gebunden.
- Autonomie: Virtuelle Gruppen ermöglichen Teilnehmern einen hohen Grad an Autonomie, wenn es darum geht, den Kommunikationsprozess zu gestalten, aufzubauen und zu beenden.

Risiken

Auf Seite der Risiken können folgende Aspekte in Erscheinung treten:

- Heikle Selbstoffenbarung: Durch den hohen Grad der Anonymität können Teilnehmer von virtuellen Gruppen unter Umständen heikle oder prekäre Informationen von sich preisgeben. Nicht immer sind die Reaktionen darauf konstruktiv und wertschätzend.
- Überforderung: Teilnehmer, die sich selbst in einer Krise befinden, können sich durch eine zu starke Kommunikation über Probleme (und Krisen) überfordert fühlen.
- Asynchrone Kommunikation: Viele Online-Selbsthilfeangebote nutzen überwiegend asynchrone Kommunikationsdienste und sind aufgrund der zeitlich versetzten Reaktionen bei akuten Krisen meist nicht geeignet, die Ratsuchenden zu unterstützen. Zugleich wird ein Rückzug oder ein Schweigen aus Resignation nur schwer von anderen Teilnehmern wahrgenommen.
- Vermeidungsverhalten: Ratsuchende können sich in virtuellen Gruppen so gut verstanden fühlen, dass die Notwendigkeit, sich einem Problem zu stellen, nicht mehr gesehen wird. Dies kann zu einem Vermeidungsverhalten in der realen Lebenswelt führen und damit zu einer Verlängerung des Problems bzw. des Krankheitsverlaufs.

- Gemeinschaftsbildung: Sich als Teil einer virtuellen Gruppe zu fühlen, kann aufgrund der besonderen Bedingungen virtueller Gruppen länger dauern. Zugleich kann das Gruppengefühl in virtuellen Umgebungen fragiler sein (Thiedeke, 2003).

Bildungsaspekt Online-Selbsthilfegruppen können zudem auch unter dem Bildungsaspekt betrachtet werden. „Informelle Bildung in virtuellen Räumen ist [...] genau das, was klassische Bildung immer war, nämlich Selbstbildung des Subjekts in der Auseinandersetzung mit der Welt" (Brunner & Kühne, 2008, S. 207). Durch das Lesen und Schreiben in Online-Selbsthilfegruppen vollzieht sich Selbstbildung des Subjekts ebenso wie durch die Teilnahme an einem Diskurs in diesen Onlinegruppen.

> *„Indem über Probleme diskutiert und dabei die eigene Person oder die Person anderer reflektiert wird, indem über persönliche, aber auch gesellschaftliche Themen, wie z.B. Terrorismus, Rassismus, Essstörungen, psychisches Erkranken etc., zum Teil heftig diskutiert wird, werden Reflexionsprozesse in Gang gesetzt und es findet eine Auseinandersetzung mit der Welt statt" (Brunner & Kühne, 2008, S. 208).*

Kriterien für konstruktive Selbsthilfeseiten im Internet:

Online-Selbsthilfegruppen finden sich zu vielen Themen im Internet. In **Kap. III.3.1** werden die sog. extreme communities näher untersucht. Exemplarisch können für einen konstruktiven Rahmen eines Online-Selbsthilfeangebotes Kriterien benannt werden, die es z. B. Jugendschutzstellen ermöglicht, konstruktive Selbsthilfeseiten von anderen Seiten zu unterscheiden (**Abb. II.1**).

1.) In der Foren-Selbstbeschreibung wird der Suizid als Problemlösung nicht favorisiert. Vielmehr wird Suizidalität als Krise beschrieben, die ärztliche wie psychologische Hilfe benötigt.

2.) Die Foren integrieren Hinweise auf therapeutische (Krisen-)Angebote, z.B.:
- Informationen für Menschen, die sich nicht sicher sind, ob sie weiterleben sollen: www.krisenintervention.de
- Deutsche Gesellschaft für Suizidprävention: www.suizidprophylaxe.de Adresssammlungen (D, A, CH) von Anlaufstellen für Menschen in suizidalen Krisen u. Hinterbliebene
- Hilfe für Bezugspersonen: www.dr-mueck.de/HM_Depression/HM_Suizid.htm

3.) Die Foren benennen – beispielsweise in einem Disclaimer – ausdrücklich, dass Hinweise auf den destruktiven Umgang mit suizidalen Gedanken u. Impulsen weder gewünscht noch geduldet werden und falls solche Beiträge gepostet werden, diese gelöscht und die entsprechenden Autoren keinen Zugriff mehr zum Forum erhalten.
Beispiele für entsprechende nicht-geduldete Postings sind:
- Hinweise auf Beschaffungsmöglichkeiten von Suizidmitteln
- Hinweise auf Suizidmethoden
- Verabredungen zum gemeinschaftlichen Suizid

Abb. II.1: Kriterien für konstruktive Foren für Menschen in suizidalen Krisen (Eichenberg, in Druck)

1.5 Evaluation

Gütesiegel

Wie gezeigt wurde, sind die gesundheitsbezogenen Online-Informationen in der Qualität und Aktualität nicht immer leicht zu beurteilen (s. **Kap. II.1.2.1**). Studien zeigen zudem deutliche Qualitätsmängel vieler gesundheitsbezogener Websites (zur Übersicht siehe Eichenberg, Blokus & Malberg, 2013). Da dies jedoch für das Empowerment und für einen informierten Patienten wichtig ist, gibt es eine Reihe von Gütesiegeln, die es ermöglichen sollen, auf einen Blick zu erkennen, dass es sich bei einer Seite um ein seriöses und aktuelles Angebot handelt, das valide Informationen anbietet. Diese Gütesiegel sind jedoch einer breiten Öffentlichkeit (noch) nicht bekannt und zudem sind sie rein selbstverpflichtend, d.h. der Anbieter einer Information verpflichtet sich, diese Qualitätskriterien einzuhalten.

1.5.1 HONcode

Der HONcode ist der älteste und am meisten verwendete ethische Kodex für die Bereitstellung gesundheitsbezogener Informationen im Internet (s. **Abb. II.2**). Die Stiftung „Health On the Net" zertifiziert dazu auf Antrag einzelne Seiten nach Standards, die gewährleisten sollen, dass Ratsuchende im Internet objektive, transparente und aktuelle medizinische Informationen finden. Es werden dabei nur Seiten mit humanmedizinischem Inhalt zertifiziert, worunter auch Seiten fallen, die sich dem Themenkreis „E-Mental-Health" zuordnen lassen.

1. **Sachverständigkeit**
   Angabe der Qualifikationen der Verfasser
2. **Komplementarität**
   Information zur Unterstützung – nicht als Ersatz der Arzt-Patient-Beziehung
3. **Datenschutz**
   Einhaltung des Datenschutzes und der Vertraulichkeit persönlicher Daten, die der Webseitenbesucher eingegeben hat
4. **Zuordnung**
   Angabe der Quelle(n) der veröffentlichten Information sowie des Datums medizinischer und gesundheitsbezogener Seiten
5. **Belegbarkeit**
   Die Seite muss Behauptungen bezüglich Nutzen und Effizienz untermauern
6. **Transparenz**
   Zugängliche Darstellung, genauer E-Mail-Kontakt
7. **Offenlegung der Finanzierung**
   Angabe der Finanzierungsquellen
8. **Werbepolitik**
   Werbeinhalt wird klar von redaktionellem Inhalt unterschieden

Abb. II.2: HONcode (Kurzfassung) (www.hon.ch)

1.5.2 Qualitätskriterien für psychologische Angebote im Internet

Checklisten

Die Föderation der Schweizer Psychologinnen und Psychologen (FSP) hat 2006 „Qualitätskriterien für psychologische Angebote im Internet" veröffentlicht (**Tab. II.2**; Kommission für Online-Beratung, 2006). Darin findet sich eine Checkliste „Qualitätskriterien für Homepages von PsychologInnen", die auch für die Evaluation von E-Mental-Health-Angeboten im Netz herangezogen werden kann.

Tab. II.2: Qualitätskriterien für Homepages von Psychologen (Kommission für Online-Beratung, 2006, S. 8)

Identifikation der AnbieterInnen	
- Name, Adresse, Telefon, E-Mail	O
- Berufsorganisationen, welchen die AnbieterInnen angehören (inkl. Links)	O
Transparenz des Angebotes	
- allgemein verständliche Beschreibungen der Angebote	O
- Realistische Ziele für eine Beratung	O
Fachspezifische Kompetenzen der AnbieterInnen	
- Ausbildung und Werdegang	O

Wenn zusätzlich zur Homepage auch Onlineberatung (s. auch **Kap. II.2**) angeboten wird, gelten weitere Kriterien, die ebenfalls zur Transparenz des Angebotes beitragen sollen (s. **Tab. II.3**), denn die Ratsuchenden „sollten klar informiert sein, wer welche Kompetenzen hat und bzw. wer wann mit welcher Berechtigung zu welchen Themen Rat erteilt" (Kommission für Online-Beratung, 2006, S. 5).

Tab. II.3: Erweiterte Qualitätskriterien für Anbieter psychologischer Onlineberatung (Kommission für Online-Beratung, 2006, S. 8)

Spezifische Angebote	
- Themen der Onlineberatung	O
Grenzen und Kontraindikationen	
- Hinweis, dass Onlineberatung in akuten Krisen ungeeignet ist	O
- Notfallnummern für Kriseninterventionen	O
Rahmen und Setting	
- Zeitrahmen für eine Antwort	O
- Kosten und Art der Bezahlung	O

Vertraulichkeit und Schweigepflicht	
- Hinweis über Vertraulichkeit und Schweigepflicht	O
Datensicherheit	
- Hinweis auf Risiken der Datenübertragung	O
- Maßnahmen zur Datensicherheit	O
Gütesiegel, Qualitätsdeklaration	
- Hinweis auf Erfüllung der Qualitätskriterien	O

Schließlich werden berufsethische Überlegungen als Qualitätsstandard für die Homepage genannt (**Tab. II.4**).

Tab. II.4: Berufsethik (Kommission für Online-Beratung, 2006, S. 8)

Berufsordnung	
- Berufsordnung	O
Links	
- Ethik für Links	O
Werbebeschränkung	
- Transparenz gewährleistet	O
- keine gesundheitsschädigende Werbung	O

Gemeinsam mit den Standards des HONcodes liegen damit zwei Evaluationsmöglichkeiten vor: mit dem HONcode die Qualitätssicherung für den Bereich von Webseiten, die gesundheitsbezogene Informationen anbieten und mit den Qualitätskriterien der FSP Checklisten für Homepages und Seiten von professionellen Beratern (wie z. B. Psychologen und Psychotherapeuten). Diese Instrumente der Qualitätssicherung sind jedoch reine Empfehlungen und Selbstverpflichtungen, die von den Betreibern einer Seite bzw. eines Angebotes umgesetzt werden können, jedoch nicht umgesetzt werden müssen.

Qualität von Websites zur Posttraumatischen Belastungsstörung

Zu diesem Thema liegt eine Studie vor, die evidenzbasierte Patienteninformation im Internet untersucht hat (Eichenberg, Blokus & Malberg, 2013). Dazu wurden systematisch Suchergebnisse der Suchmaschine Google (N=20) ausgewertet. Die Autoren kommen zu dem Ergebnis, dass die verschiedenen Behandlungsansätze (Psychotherapie, Psychopharmakotherapie, Selbsthilfe) ausgewogen dargestellt werden, jedoch psychodynamische Psychotherapieverfahren gegenüber der Kognitiven Verhaltenstherapie deutlich unterrepräsentiert sind. Die Qualität der Informationen war generell im mittleren Bereich angesiedelt, was vor allem durch die mangelhafte Benutzerfreundlichkeit der Websites bedingt ist. Falsch- und Fehlinformationen waren wenig zu verzeichnen.

> ***„Es ist gewiss, dass die Entwicklung vor allem in den Bereichen der Informationstechnologie ungebremst weitergehen wird. PsychologInnen mit einer eigenen Homepage bzw. einem Online-Beratungsangebot sind fortlaufend herausgefordert, sich neuen Entwicklungen gegenüber zu öffnen, damit ihr Angebot im dynamischen Umfeld bestehen kann" (Kommission für Online-Beratung, 2006, S. 7).***

Evaluation von Webauftritten

Die Bundeszentrale für gesundheitliche Aufklärung (BZgA) hat 2007 eine Expertise „Evaluation von Web-Auftritten im Gesundheitsbereich" veröffentlicht. Darin finden sich zahlreiche Anregungen, Handlungsempfehlungen und Leitfäden, wie eine Evaluation aussehen kann und worauf zu achten ist. Das Heft ist online als Download erhältlich: www.bzga.de.

1.6 Zusammenfassung

Die Bereitstellung von gesundheitsbezogenen Informationen im Netz kann unter dem Schlagwort „Online-Information" als eine klinisch-psychologische Online-Intervention beschrieben werden. Die Systematisierung fokussiert dabei auf die Aspekte der Funktionalität, auf den Interaktivitätsgrad, auf die Interessen, auf die Anbieter sowie auf die Adressaten dieser Angebote. Zentrale Vorteile dieser Informationen sind die Niedrigschwelligkeit und die Möglichkeit der Patienten, sich selbst zu informieren. Nachteile liegen darin begründet, dass die Aktualität und die Validität der im Netz gefundenen Informationen nur schwer beurteilt werden können. Es steht fest, dass die zahlreichen Angebote gesundheitsbezogener Informationen im Netz damit Auswirkungen auf die Beziehung zwischen Arzt-Patient bzw. Berater-Ratsuchender haben. Auch Ärzte und Berater informieren sich über Quellen im Internet, doch auch hier zeigt sich die Schwierigkeit der Bewertung der aktuellen und validen Informationen.

Gütesiegel sollen hier eine Orientierung erleichtern. Da diese jedoch derzeit vor allem durch Selbstverpflichtung der Anbieter wirken und sie noch nicht einer breiten Masse bekannt sind, stellt sich die Frage, ob diese Form der Transparenz bereits Wirkung zeigt.

Eine Sonderform im Bereich der Online-Information sind die Online-Selbsthilfegruppen. Neben einer Abwägung der Vor- und Nachteile dieser Form der Selbsthilfe kann auch der Bildungsaspekt im Sinne einer „Selbstbildung des Subjekts" für diese Angebote beschrieben werden.

Kielholz, A. (2008). Online-Kommunikation. Die Psychologie der neuen Medien für die Berufspraxis. Heidelberg: Springer.

Rossmann, C. (2010). Gesundheitskommunikation im Internet. Erscheinungsformen, Potenziale und Grenzen. In W. Schweiger & K. Beck (Hrsg.), Handbuch Online-Kommunikation. Wiesbaden: VS Verlag.

Thiedeke, U. (2003). Virtuelle Gruppen. Charakteristika und Problemdimensionen. (2. Auflage.) Wiesbaden: VS Verlag.

1.7 Fragen zum Kapitel

Überprüfen Sie Ihr Wissen!

- Wie können Informationsangebote im Bereich von E-Mental-Health systematisiert werden?
- Worauf ist bei gesundheitsbezogenen Online-Informationen zu achten?
- Wo sehen Sie Vorteile von gesundheitsbezogenen Informationen im Netz und wo Nachteile?
- Reflektieren Sie Ihr eigenes Surfverhalten: Wie suchen Sie nach Informationen, die Ihre Gesundheit betreffen?
- Wie würden Sie ein Beratungsangebot bzw. einen Therapeuten auswählen, wenn Sie die Einrichtung oder die Person mit Google gesucht und gefunden haben?
- Wie bewerten Sie es, wenn Ratsuchende den Berater bzw. den Therapeuten über das Internet googeln?

- Wie bewerten Sie es, wenn Berater bzw. Therapeuten die Ratsuchenden im Internet googeln? Halten Sie dies für ethisch vertretbar? Wenn ja, warum?
- Welche „schwierigen" Typen von Ratsuchenden gibt es?
- Wie beurteilen Sie die Zunahme der „informierten Patienten"?
- Worin liegen die Stärken von Online-Selbsthilfegruppen?
- Was ist der HONcode?
- Welche Qualitätskriterien können für die Homepages von Psychologen beschrieben werden?

2 Onlineberatung

Wie kann Onlineberatung systematisiert werden? Welche Vor- und Nachteile gilt es zu berücksichtigen? Welche Interventionsmethoden gibt es und können die des traditionellen Settings auf das Internetsetting übertragen werden? Was sind wirksame Faktoren in der Onlineberatung und worauf muss bei der Evaluation geachtet werden?

2.1 Systematisierung

„**Psychologische Online-Beratung** ist eine aktive, helfende Begegnung resp. Beziehung zwischen einem/einer Ratsuchenden und einer/einem psychologischen BeraterIn. Sie findet virtuell im Internet mittels dessen spezifischen Kommunikationsformen (E-Mail, Chat, Forum etc.) statt, wobei die KlientInnen Ort und Zeitpunkt der Problemformulierungen selber bestimmen.

Sie hat zum Ziel, bei den KlientInnen kognitiv-emotionale Lernprozesse anzuregen, damit die Selbststeuerungs- und Handlungsfähigkeit wieder erlangt oder verbessert werden kann. Psychologische Online-BeraterInnen stützen ihre Beratung auf anerkannte psychologisch-beraterische Methoden und halten sich an medienspezifisch erweiterte berufsethische Standards (Schweigepflicht, Datenschutz, Erkennbarkeit der Beraterkompetenz u. a.)" (Andermatt, Eidenbenz, Flury, Lang & Theunert, 2003, o. S.).

Neben der inhaltlichen Definition der Onlineberatung als Beratungshandeln im virtuellen Raum, können auch strukturelle Kriterien zur Systematisierung herangezogen werden. Darunter fallen die Gliederung in die Art der Zeitlichkeit (Asynchronizität/Synchronizität) des Angebotes und auch eine Gliederung in den unterschiedlichen Grad der Kommerzialisierung.

Zeitlichkeit

Die Zeitlichkeit von Onlineberatungsangeboten kann mit zwei wesentlichen Merkmalen beschrieben werden (s. **Tab. II.5**):

- *Asynchrone Angebote* sind zeitversetzt stattfindende Angebote. Dazu gehören z. B. E-Mail, Forum, SMS. Zwischen dem Absenden der Beratungsanfrage und der Antwort vergeht Zeit.
- *Synchrone Angebote* sind zeitgleich stattfindende Angebote. Dazu gehören z. B. Chat, VoIP (z. B. Skype). Die Kommunikation zwischen Ratsuchendem und Beratendem findet nahezu zeitgleich (quasi-synchron) statt.

Tab. II.5: Unterschiede der Tools für Onlineberatung

Tool	Zeitlichkeit	Adressierung	Anonymität
E-Mail	asynchron	1:1 1:x („Rundmail")	anonym pseudonym Klarname
Chat	(quasi-)synchron	1:1 (Einzelchat) 1:x (Gruppenchat)	anonym pseudonym Klarname
Forum	asynchron	1:x (öffentlich)	anonym pseudonym Klarname
SMS	asynchron	1:1 1:x (Gruppen-SMS)	Klarname (Nummer)

Grad der Kommerzialisierung

Eine Gliederung nach Kommerzialisierungsgrad hat folgende Einteilung:

1. öffentlich gefördertes bzw. karitatives Beratungsangebot, nicht auf Gewinn ausgerichtet (Non-Profit)
   1. mit hauptamtlichen Mitarbeitern
   2. mit ehrenamtlichen Mitarbeitern
   3. mit haupt- und ehrenamtlichen Mitarbeitern
2. kommerzielles (bzw. semi-kommerzielles) Beratungsangebot, auf Gewinn ausgerichtet (Profit)
   1. Einzelpersonen (z. B. in freier Praxis)
   2. Firmen bzw. kostenpflichtige Beratungsportale

2.2 Vor- und Nachteile

Diskussion Eine Einteilung in Vor- und Nachteile ist bei der Onlineberatung oftmals nicht eindeutig vorzunehmen. Die nachfolgenden Aspekte dienen der Anregung zur Diskussion, da manche der genannten Punkte sowohl Vor- als auch Nachteile haben.

So kann die „Ortsunabhängigkeit" einen großen Vorteil darstellen, wenn Ratsuchende aus entlegenen Gebieten eine Onlineberatungsstelle kontaktieren. Der Nachteil kann darin liegen, dass ggf. eine Weiterverweisung an eine Beratungsstelle vor Ort schwierig wird, wenn die Onlineberatungsstelle in einer ganz anderen Region beheimatet ist und sie daher das psychosoziale Betreuungsangebot im Wohnumfeld des Ratsuchenden nicht gut kennt.

2.2.1 Vorteile der Onlineberatung

Grad der Anonymität Die Ratsuchenden können den Grad der Anonymität selbst bestimmen. Je nach Angebot ist es möglich, völlig anonym zu bleiben (z. B. bei der Telefonseelsorge im Internet) oder sich mit Nickname und Pseudonym anzumelden bzw. seinen richtigen Namen preiszugeben. Eine Angabe der E-Mail-Adresse ist nicht bei allen Angeboten erforderlich. Ob die IP-Adresse gespeichert wird, ist eine Entscheidung des Anbieters des Onlineberatungsangebotes.

Autonomie Die Ratsuchenden sind relativ autonom in der Gestaltung des Beratungsprozesses. Sie bestimmen den Zeitpunkt der Kontaktaufnahme (bei asynchronen Beratungsangeboten) und sie können auch selbstbestimmt den Beratungsprozess beenden, z. B. durch Schließen des Chatfensters (dieser Abbruch wäre natürlich auch im Face-to-Face-Prozess durch Aufstehen und Gehen möglich, allerdings ist die Hemmschwelle dort wesentlich höher). Sie bestimmen den Grad der Selbstdarstellung und der Selbstoffenbarung. Diese Möglichkeit der eigenen Steuerung des Beratungsprozesses kann für diejenigen Ratsuchende besonders hilfreich sein, die Erfahrungen mit Grenzüberschreitungen und Ohnmacht erlebt haben.

Schriftlichkeit/ Reflexion Da Onlineberatung überwiegend schriftlich stattfindet, kann die Beratung bzw. der Beratungsprozess dokumentiert werden. Ratsuchende können die E-Mails oder das Chat-Protokoll ausdrucken und nachlesen. Damit bietet sich eine weitere Ebene der Reflexion des Themas sowie des Beratungsgeschehens auf Seiten der Ratsuchenden wie auch auf Seiten der Berater (z. B. Supervision).

Lerntransfer

Die schriftliche Darstellung des Beratungsprozesses ermöglicht eine Vertiefung des Problemverständnisses, da die Aussagen des Beraters dauerhaft verfügbar sind und immer wieder gelesen werden können. Schriftlichkeit steigert daher den Lerntransfer und erhöht die Wahrscheinlichkeit einer Umsetzung von Lösungen in den Lebensalltag.

Ressourcen

Im Rahmen der Onlineberatung können Informationen (z. B. Dokumente, Links) einfach zugänglich gemacht werden. Wie in **Kapitel II.1** gezeigt, ist dabei die Homepage der Beratungsstelle eine wichtige Ressource. Aber auch im direkten Beratungsprozess können Texte, Broschüren, Links, Videos etc. für ein effektiv und zielgerichtetes Informations- und Wissensmanagement eingesetzt werden.

Meist kostenlos

Onlineberatung ist (zumindest in den deutschsprachigen Ländern) meistens ein Angebot von öffentlich bzw. kirchlich geförderten Beratungsstellen und somit kostenlos. Damit werden Beratungsangebote auch für diejenigen zugänglich, die sich eine kostenpflichtige Beratung nicht leisten können (oder wollen).

disinhibition effect

Durch die Reduzierung auf die Schriftsprachlichkeit kann es für Ratsuchende einfacher sein, mit einer Beratungsstelle in Kontakt zu treten, z. B. gerade bei angst- und schambesetzten Themen („disinhibition effect", Suler, 2004). Das geschriebene Problem steht im Vordergrund, nicht die Person in ihrer Erscheinung. Video-basierte Beratungsformen, z. B. über VoIP-Dienste, haben sich – ggf. gerade deshalb – in den letzten Jahren im Bereich der Onlineberatung nicht durchgesetzt.

Zugang zum Netz

Die Angebote der Onlineberatung können in Anspruch genommen werden, sobald ein Zugang zum Internet besteht. Damit sind Beratungsangebote auch für diejenigen leicht zu erreichen, die keinen Zugang zu lokaler bzw. regionaler Beratungsinfrastruktur haben; sie sind ortsunabhängig.

Nähe-Distanz

Döring beschreibt das Phänomen, dass computervermittelte Kommunikation eine „Dialektik von körperlicher Abwesenheit und sinnlicher Präsenz, physischer Distanz und psychologischer Nähe" erzeugt (Döring, 2003, S. 367). Sie weist damit darauf hin, dass es gerade durch den Wegfall von Mimik und Gestik zu einer offeneren und schnelleren Problemkommunikation kommen kann.

Offenheit

Durch die Möglichkeiten der Anonymität und der Kontaktsteuerung kommt es auf Seiten der Ratsuchenden zu einer schnelleren Offenheit. Diese Offenheit besteht auch gegenüber den Beratungsantworten, da die Ratsuchenden nicht direkt mit dem Berater, sondern mit dem Text der Antwort konfrontiert sind, von dem sie sich auch wieder leicht distanzieren können. Dadurch gibt es eine wesentlich geringere Abwehr und eine stärkere Bereitschaft, sich selbst in Frage zu stellen und heikle Dinge an sich heranzulassen.

Nutzung der Intervalle Bei den asynchronen Formen der Onlineberatung (E-Mail, Forum) können die Intervalle zwischen den E-Mails/Postings auch für Fragestellungen, angeleitete Reflexionen und „Hausaufgaben" genutzt werden (wenn ein Mehrfachkontakt gewollt ist). Gleichzeitig sollte immer von Seiten der Berater mitgeteilt werden, wann mit der nächsten Beraterantwort zu rechnen ist. Studien zeigten, dass Ratsuchende im Verlauf des Beratungsprozesses häufiger ihre E-Mails abrufen, d. h. in einer Wartehaltung sind (Eichenberg, 2007a).

2.2.2 Nachteile der Onlineberatung

Datensicherheit Onlineberatung setzt bei den Anbietern Kenntnisse im Bereich der aktuellen Gesetzeslage zu den Themen „Datenschutz" und „Datensicherheit" voraus. Es liegt in der Verantwortung der Beratungsstelle, einen datensicheren virtuellen Beratungsraum anzubieten. Wenn die Technik versagt, hat das große Auswirkungen auf das Vertrauen der Nutzer in das Angebot und auf den Beratungsprozess selbst. Wie Diskussionen rund um die Themen „Netzneutralität" und „Vorratsdatenspeicherung" zeigen, liegt die Verantwortung für technische Rahmenbedingungen nicht immer bei der Beratungsstelle, sondern bei Dritten.

Akute Krisen Aufgrund der Kommunikation über eine zeitliche und räumliche Distanz ist die „Gefahrenbeherrschung" in der Onlineberatung für den Berater schwieriger. Die Auswirkungen von Interventionen können weniger gut eingeschätzt und beobachtet werden. Es kann in den asynchronen Kommunikationsformen bei akuten Krisen nicht unmittelbar reagiert werden.

Informationsmenge 1:6 In der textbasierten Onlineberatung ist die Informationsmenge, die dem Berater zur Verfügung steht, oftmals reduzierter als in der Face-to-Face-Beratung. So ist z. B. im Chat die Menge an Informationen (verglichen mit der Face-to-Face-Beratung) im Verhältnis 1:6 deutlich geringer. Dies kann für die Beratung zu Schwierigkeiten führen, da es die Wahrscheinlichkeit von Missverständnissen und Projektionen erhöht. Im Fall der E-Mail-Beratung kann die Informationsmenge hingegen sehr umfangreich werden, da dieses Format keine Textmengenbeschränkung kennt.

Seriosität Es gibt derzeit nur ein Gütesiegel für professionelle psychosoziale Onlineberatung, das vom Berufsverband der deutschen Psychologinnen und Psychologen verliehen wird. Es stellt sich jedoch die Frage, wie bekannt und verbreitet dieses Gütesiegel ist. Ratsuchenden ist es daher nicht ohne Weiteres möglich zu erkennen, ob es sich um ein professionelles Angebot handelt oder ob das Angebot unseriös ist. Da die meisten Beratungsangebote im Netz über eine Suchmaschine gefunden werden, ist zudem meist der Rang bei den Suchergebnissen für die Auswahl eines Angebotes ausschlaggebend und nicht, ob das Angebot mit einem Gütesiegel ausgestattet ist.

Am Institut für E-Beratung der Technischen Hochschule Nürnberg wird eine Vorstudie durchgeführt, in der die Entwicklung und Implementierung eines Gütesiegels für psychosoziale Onlineberatung untersucht wird.

Steuerungsmöglichkeiten

Was einerseits bei den Vorteilen der Onlineberatung durch die Sinneskanalreduktion erreicht werden kann, ist auf der anderen Seite auch ein Nachteil, da durch den Wegfall von Mimik und Gestik auch Steuerungsmöglichkeiten im Beratungsprozess verloren gehen. Eine direkte Resonanz auf die beraterische Intervention ist gerade bei asynchronen Formen der Onlineberatung oftmals nicht gegeben.

Kontaktabbruch

Beratungsprozesse in der Onlineberatung können unverbindlicher sein als Prozesse in der Face-to-Face-Beratung. Sie sind daher schwieriger zu planen und es kann zu einem unvorhergesehenen und raschen Kontaktende kommen. Berater müssen sich bewusst sein, dass es in der Onlineberatung (gerade bei nicht erklärbaren Kontaktabbrüchen) weniger Feedback zur eigenen Arbeit geben kann (z. B. keine Antwort des Ratsuchenden auf die geschriebene E-Mail des Beraters). Dies kann Auswirkungen auf die Motivation der Beratungsperson haben.

Exkurs: Persönliche Eignung für Onlineberatung

Berater, die sich für Onlineberatung interessieren, sollten sich zu Beginn fragen, ob ihnen diese spezielle Form der Beratung liegt.

- Schreibe ich gerne, fällt es mir leicht, mich schriftlich auszudrücken?
- Lese ich gerne und habe ich einen guten Zugang zu geschriebenen Texten anderer Personen?
- Ist die Beratung über die Distanz etwas, was ich mir gut vorstellen kann?
- Kann ich auf den Face-to-Face-Kontakt in der Beratung verzichten?

- Habe ich das technische Grundverständnis und kenne ich die Technik, mit deren Hilfe beraten wird?

2.3 Methoden

In diesem Kapitel werden die Medien und die Interventionsmethoden beleuchtet, die in der Onlineberatung am meisten Berücksichtigung finden: webbasierte E-Mail-Beratung, Chatberatung (Einzel- und Gruppenchat) sowie Forenberatung. Dabei werden kurz die spezifischen Merkmale der einzelnen Medien beschrieben und die wichtigsten Methoden vorgestellt.

„methodische Unterbestimmung"

Weinhardt (2013) hat darauf hingewiesen, dass der Bereich der Onlineberatung derzeit noch von einer „methodischen Unterbestimmung" geprägt ist. Brunner (2006) bemerkt dazu pointiert, dass es falsch ist, Onlineberatung nur als Face-to-Face-Beratung in einem anderen Medium zu sehen:

> *„Es zeigt sich zudem, dass nicht verstanden wird, dass es etwas wesentlich anderes ist, mit Texten auf Texte zu antworten als der leibhaftigen Person in der Präsenz der gegenseitigen Anwesenheit zu antworten. Text-basierte Online-Beratung ist [...] eine Form der Kommunikation ohne Interaktion, was für den/die mit Online-Beratung Vertraute/n bekanntlich Vor- und Nachteile birgt. Methodisch heißt das, dass ich vorerst einmal einem Text begegnen muss und nicht einer Person, wenn auch anzunehmen ist, dass dieser Text von einer Person stammt. Der Text ist jedoch niemals die Person selbst, sondern Ausdruck und Produkt der Person, die ihn verfasst hat. Es geht also von der Methode her zunächst um die Erfassung eines Textes, die auf verschiedene Art und Weise erfolgen kann" (Brunner, 2006, S. 3).*

2.3.1 Methoden des digitalen Lesens und Schreibens

Kulturtechniken

Alexander Brunner hat 2006 grundsätzliche Überlegungen zu den Methoden des digitalen Lesens und Schreibens in der Onlineberatung formuliert. Er legt dabei den Fokus weniger auf die psychologische bzw. psychotherapeutische und beraterische Sicht als vielmehr auf die eigentlichen Kulturtechniken des Lesens und Schreibens. Er stellt fest, dass es etwas anderes ist, einen Text am PC zu lesen als diesen ausgedruckt vor sich zu haben, und folgert, dass das Ausdrucken eines Textes

(z. B. einer E-Mail) der Versuch sei, „den Text aus dem digitalen Raum auf eine materielle Ebene zurück zu holen“ (Brunner, 2006, S. 4).

Für die Tätigkeit des Lesens können nach Brunner vier Zugänge beschrieben werden (siehe in diesem Zusammenhang auch die verschiedenen Funktionen der Bibliotherapie, Eichenberg & Moritz, 2010).

vier Zugänge des Lesens

Psychoanalytisch lesen: Es ist wichtig, sich neben den reinen Sachinformationen und den Buchstaben des Textes auch der latent vorhandenen Bedeutungsinhalte bewusst zu werden. Die Aspekte der Gegenübertragung und der eigenen Intuition sollen berücksichtigt werden.

Phänomenologisch lesen: Hier gilt es, an der „Oberfläche“ des Textes zu bleiben und im Gegensatz zum psychoanalytischen Lesen zuerst mit dem Gegenstand zu arbeiten, den man hat: dem Text der Anfrage. Dieses Verfahren bedarf einer gewissen Selbstdisziplin, denn es geht darum, „zunächst einmal die eigenen Vorannahmen, Vermutungen und Erwartungen dem Text gegenüber ‚einzuklammern‘, d. h. hintan zu stellen [...]“ (Brunner, 2006, S. 6). Der Vorteil dieser Art des Lesens besteht in der Unvoreingenommenheit gegenüber dem geschriebenen Text.

Dialogisch lesen: Der Text einer Anfrage kann in einem zweifachen Sinne als Dialog aufgefasst werden. Einerseits als Dialog des Schreibenden mit sich selbst und andererseits als Dialog-Angebot des Schreibenden an den Berater. Hier kann man sich beim Lesen z. B. vorstellen, dass der geschriebene Text von jemandem gesprochen wird (und sich selbst die eigenen Gedanken und Fragen dazu zu notieren) oder man überlegt, wen dieser Text an weiteren Adressaten anspricht (z. B. persönliches oder berufliches Umfeld).

Technisch lesen: Schließlich kann ein Text auch rein technisch (formal) gelesen und analysiert werden. Dazu können Struktur, Stil und Sprache nach den Regeln der Literaturkritik analysiert werden. So kann z. B. eine Analyse nach rhetorischen Figuren in dem Text der Anfrage eine Möglichkeit des Anschlusses bei der Formulierung der eigenen Antwort geben.

drei Hauptaspekte des Schreibens

Für die Tätigkeit des Schreibens formuliert Brunner drei Hauptaspekte:

Sachinformationen: Wenn in einer Beratungsanfrage Sachinformationen erfragt werden, so sollen diese in der Antwort gegeben werden. Es gilt dabei das richtige Maß zu finden, um nicht „alles was man zu diesem Thema weiß" zu schreiben, sondern auf das richtige Maß an Informationen zu achten. Die Informationen sollen zudem so aufbereitet sein, dass sie verständlich und nachvollziehbar sind. Die Grenze von einem reinen Sachtext zu einem Beziehungstext ist dabei fließend.

Beziehung zum Ratsuchenden: Es ist sinnvoll, sich mit dem vorliegenden Beratungstext intensiv auseinanderzusetzen, denn er ist das Einzige, worüber eine Beziehung zum Ratsuchenden aufgebaut werden kann. Hat man zum Text eine Beziehung aufgebaut, „geht es darum, im Antworttext das, was man an Beziehung aufgebaut hat, in eine gelingende Antwort zu transformieren" (Brunner, 2006, S. 9).

Fluss des Schreibens: Bei dieser Herangehensweise überlässt sich der Schreibende einfach dem „Fluss des Schreibens". Einerseits erscheint dies vor allem für bereits erfahrene Berater leichter zu sein, andererseits kann diese Methode des kreativen Schreibens aber auch Anfängern dabei helfen, Schreibblockaden zu lösen und einen Zugang zum eigenen Schreiben zu bekommen (siehe dazu **Kap. II.2.3.2**).

2.3.2 Webbasierte E-Mail-Beratung

Standard

Diese Form der Onlineberatung ist die am häufigsten eingesetzte Variante (Kühne, 2009). Während in den Anfängen der Onlineberatung die E-Mail-Beratung über einen E-Mail-Client wie z. B. Outlook angeboten wurde, so hat sich inzwischen die webbasierte E-Mail-Beratung als sicherer Standard durchgesetzt (Risau, 2009). Knatz weist darauf hin, warum diese Entwicklung notwendig war:

> *„Seriöse Online-Beratung vollzieht sich webbasiert und SSL-verschlüsselt, da das Versenden von E-Mails über einen E-Mail-Client nicht sicher ist und sowohl in Deutschland, Österreich und der Schweiz auch nicht unter das Briefgeheimnis fällt" (Knatz, 2009b, S. 67).*

Bei der webbasierten E-Mail-Beratung schreiben sich in der Regel ein Berater und ein Klient. Auch wenn es technisch gesehen möglich wäre, mehrere Adressaten anzuschreiben, so ist es gerade der 1:1-Kontakt, der hier die beraterische Qualität ausmacht. In der webbasierten E-Mail-Beratung „steht den Beratern allein der geschriebene Text zur Verfügung. Sie sehen die Ratsuchende nicht, sie riechen sie nicht, sie fühlen sie nicht und sie hören sie nicht“ (Knatz, 2009b, S. 60).

Kompetenzen

Knatz (2009b) weist zudem darauf hin, dass Onlineberater besondere Kompetenzen für die E-Mail-Beratung benötigen. Dazu gehören Lese- und Schreib- als auch Internetkompetenz. Diese Kompetenzen sind grundlegend für die Arbeit als Onlineberater, da hier ein Arbeitsbereich vorliegt, in dem Computer- und Medientechnik mit einem beraterischen Handeln in Einklang gebracht werden müssen (s. auch **Kap. IV.1**).

Zeitliche Zerdehnung

Es macht für dieses Handeln einen wichtigen Unterschied, dass es sich bei der webbasierten E-Mail-Beratung um eine zeitlich zerdehnte Kommunikation (asynchron) handelt, die sowohl auf Seiten der Ratsuchenden als auch auf Seiten der Beratenden entsprechendes Wissen um diesen Zerdehnungsprozess voraussetzt.

Akute Krisen

Durch diese Zerdehnung wird auch deutlich, dass sich die webbasierte E-Mail-Beratung nur bedingt für akute Krisen eignet (ausführlich zum Internet als Medium der Krisenintervention Eichenberg & Pennauer, 2003), da zwischen dem Absenden der Frage des Ratsuchenden und der Antwort des Beraters Zeit vergeht. Die Antwort des Beraters wird den Anfragenden in einer anderen Verfassung antreffen als in derjenigen, in der die Anfrage geschrieben wurde.

Exkurs: Unverschlüsselte E-Mail-Beratung über E-Mail-Clients

Mit der Einführung der E-Mail-Beratung Mitte der 1990er Jahre war es üblich, E-Mail-Anfragen über einfache E-Mail-Programme abzuwickeln. Diese Verfahrensweise ist inzwischen überholt, da sie erhebliche Sicherheitslücken beinhaltet:

- unverschlüsselte E-Mails können sehr einfach beim Versenden von Dritten abgefangen werden
- auf dem lokalen Rechner gespeicherte E-Mail-Anfragen können leicht von Dritten eingesehen werden (z. B. bei gemeinsamer familiärer Nutzung eines einzigen E-Mail-Accounts)

- auf dem lokalen Rechner gespeicherte E-Mail-Anfragen sind bei einem Datenverlust (z. B. durch Diebstahl des Geräts oder einen Crash der Festplatte) unwiederbringlich verloren

Professionelle psychosoziale Onlineberatung kann daher aus Datenschutzgründen nicht über unverschlüsselte E-Mail-Clients mit einer einfachen E-Mail-Adresse angeboten werden. Dies gilt über die E-Mail-Beratung hinaus für alle digital angebotenen Onlineberatungsformen (Chat, Foren, etc.).

Vier-Folien-Modell (Knatz/Dodier)

Das Buch „Hilfe aus dem Netz – Theorie und Praxis der Beratung per E-Mail“ (Knatz & Dodier, 2003) war das erste deutschsprachige Fachbuch zum Thema der Onlineberatung per E-Mail. Das darin beschriebene „Vier-Folien-Modell“ (**Abb. II.3**) hat sich als einer der Standards in der E-Mail-Beratung durchgesetzt. Es basiert in seinem Beratungsverständnis auf dem klientzentrierten Ansatz von Carl Rogers („Kongruenz, Akzeptieren, Empathie“) und auf dem lösungsorientierten Ansatz von Steve de Shazer.

1. Folie – Der eigene Resonanzboden
- Was ist das erste Gefühl, das ich beim Lesen verspüre?
- Welche Bilder und Fantasien sind in mir beim Lesen der E-Mail entstanden?
- Halte ich das Problem für lösbar, auch per E-Mail oder möchte ich lieber an eine Kollegin, einen Kollegen weiterverweisen?
- Was würde ich der Schreiberin, dem Schreiber spontan wünschen?
- Kann ich mir vorstellen, mit dieser Ratsuchenden, diesem Ratsuchenden in Beziehung zu treten?

2. Folie – Das Thema und der psychosoziale Hintergrund
- Was ist das Thema der E-Mail? Unterstreichen der Schlüsselwörter.
- Bekomme ich ein Bild von der Mailerin, dem Mailer und dem sozialen Kontext, in dem sie/er sich befindet?
- Bekomme ich genügend Fakten? (z. B. Alter, Geschlecht, Familienstand, ...)
- Wo sehe ich Stärken und Schwächen der/des Ratsuchenden?

3. Folie – Diagnose
- Was ist das Thema der/des Ratsuchenden?
- Was sind die Fragen oder Wünsche an mich?
- Ist das Ziel der/des Ratsuchenden klar?
- Was sind meine Hypothesen?
- Welche Fragen habe ich noch?

4. Folie – Intervention
- Anrede
- Einleitung – Vorstellung der Institution und der eigenen Person
- Auf generelle Fragen der oder des Ratsuchenden eingehen
- Positive Wertschätzung ausdrücken
- Feedback:
- Mitteilen, was ich sachlich und emotional verstanden habe
- Mitteilen, was ich nicht verstanden habe, klären fehlender und unverstandener Dinge
- Hypothesen und Vermutungen in Fragen kleiden
- Problemlösungswege aufzeigen und begründen, Alternativen offen lassen
- Nachfragen, ob dieser vorgestellte Weg gangbar ist
- Einen Wunsch für die Ratsuchende oder den Ratsuchenden formulieren
- Angebot und Grenzen deutlich machen
- Abschluss
- Mitteilen der technischen Modalitäten/Antwortadresse, Antwortfrequenz usw.

Abb. II.3: Vier-Folien-Modell (Knatz & Dodier, 2003, S. 143ff)

Integratives Qualitätssicherungsmodell – IQSM (Eidenbenz/Lang)

Das Ziel dieses Modells ist es, neben einer strukturierten Vorgangsweise zu den inhaltlichen und beziehungsspezifischen Aspekten einer Anfrage, dem Berater auch die unbewussten Aspekte der Anfrage aufzuzeigen (Eidenbenz, 2009).

> *„Mit integrativ ist gemeint, dass verschiedene Therapie- und Beratungsansätze ins Modell eingegangen und die Beratungsschritte in einen Prozess eingebunden sind. Vor allem den lösungsorientierten, den systemischen und den kognitiv-behavi-*

oralen Ansatz erachten wir als geeigneten Ausgangspunkt für eine reflektierte Onlineberatung" (Eidenbenz, 2009, S. 220f).

Erweiterte Reflexionsbasis

Erste Phase: In der ersten Phase der Bearbeitung geht es darum, die Anfrage des Ratsuchenden einzuschätzen (**Tab. II.6**). Auf der Skala werden jeweils die Aspekte nach der Emotionalität und den eigenen Projektionen gewichtet. Damit soll eine „erweiterte Reflexionsbasis" geschaffen werden. Auch die Einschätzungen der vorliegenden bzw. fehlenden Informationen über den Ratsuchenden gehören in diese erste Phase der Einschätzung. Als besonderes wichtig werden von Eidenbenz und Lang (Eidenbenz, 2009) auch die Fragen nach der Eignung des Settings beschrieben, da sie über die weitere Vorgangsweise in der Beratung mitentscheidet.

Tab. II.6: Einschätzung des Ratsuchenden, IQSM (Eidenbenz, 2009)

Felder 1–4 ankreuzen	**1**	**2**	**3**	**4**
Emotionalität Welche Emotionen nehme ich wahr? Qualität der Gefühle?	nüchtern			emotional
Nähe oder Distanz Wie nahe oder distanziert erlebe ich das virtuelle Gegenüber? (Anrede, Formulierungen)	distanziert			nahe
Dringlichkeit Wie dringlich ist die Anfrage?	niedrig			hoch
Problemdruck/Leidensdruck Wie hoch schätze ich den Druck ein?	niedrig			hoch

Fragestellung Wie verständlich, klar, diffus ist die Frage?	diffus			klar
Informationen zur Person Wie viele Informationen bekomme ich zur Person?	wenige			viele
Geschlecht, Stand, Arbeit, Funktion?				
Informationen zum Kontext Wie viele Hinweise bekomme ich zum Umfeld?	wenige			viele
Ressourcen Hinweise zu Ressourcen und wie schätze ich sie ein?	niedrig			hoch
Projektion Erwartungen und Projektionen des Klienten	niedrig			hoch
Eignung Setting Schätze ich die Frage als geeignet für Online-Beratung ein?	wenig			gut

Strategie zur Bearbeitung

Zweite Phase: In der zweiten Phase dieses Modells arbeiten die Berater an der eigenen Strategie zur Bearbeitung der Anfrage. Dabei geht es weniger um die strikte Planung und Einhaltung einer Strategie als um die Reflexion und bewusste Planung der Antwort. Eidenbenz gibt dafür sechs Leitfragen vor, die zur Systematik hilfreich sind:

1. Fokus: Welches ist der Hauptpunkt, auf den ich achten möchte?
2. Priorität: Welchen Aspekt oder Punkt werde ich nicht prioritär berücksichtigen oder weglassen?

3. Ressourcen: Was will ich positiv verstärken?
4. Informationen: Welche Sachinformationen möchte und kann ich vermitteln?
5. Perspektive: Welche weiterführenden Fragen könnte ich formulieren?
6. Angebot: Welche Angebote empfehle ich (E-Mail, Links, Adresse etc.) (Eidenbenz, 2009)

Beratungs- und Prozesskompetenz

Dritte Phase: Diese Phase kann von der Beratungsperson nach dem Schreiben der Antwort, aber noch vor dem Absenden genutzt werden. Sie dient als Reflexionsinstrument zur Weiterentwicklung und Qualitätssicherung der eigenen Beratungs- und Prozesskompetenz (**Tab. II.7**).

Tab. II.7: Reflexion des Beraters, IQSM (Eidenbenz, 2009)

Felder 1–4 ankreuzen	**1**	**2**	**3**	**4**
Intensität/Belastung				
Anforderung Routineantwort – große Herausforderung	einfach			schwierig
Belastung Fragestellung belastend für Berater	wenig			sehr
Gegenübertragung Eigene Emotionen	wenig			intensiv
Gedanken über Ratsuchenden	negativ			positiv

Selbsteinschätzung				
Länge meiner Antwort	zu kurz	genau richtig		zu lang
Zufriedenheit	klein			groß
Einschätzung Beratungsprozess Klient meldet sich wieder – online	nie			sicher
Klient meldet sich wieder – Telefon				
Klient kommt oder geht in Face-to-Face-Beratung				
Selbstsicherheit	Super-/ Intervision			Selbstkom-petenz
Gerne hätte ich diesen Fall in der Supervision oder mit einem Kollegen besprochen – ich habe mich bei der Antwort kompetent und selbstsicher gefühlt				
Welche Aspekte waren für mich am Wichtigsten?				
Worauf bin ich eingegangen und worauf nicht?				
Warum diese Gewichtung?				

Evaluation

Vierte Phase: Die vorletzte Phase im IQSM-Modell ist ganz auf die Evaluation ausgerichtet (**Tab. II.8**). In der Praxis wird sich dabei jedoch die Frage stellen, wie Ratsuchende, die nur in einem Onlineberatungsprozess beraten wurden, für diese Evaluation erreicht werden können bzw. hierfür überhaupt zu motivieren sind.

Tab. II.8: Feedback des Klienten, IQSM (Eidenbenz, 2009)

Felder 1–4 ankreuzen	**1**	**2**	**3**	**4**
Zufriedenheit Mit der Beratung bin ich grundsätzlich zufrieden	sehr			wenig
Der Berater / die Beraterin hat mein Anliegen verstanden	sehr			wenig
Der Berater / die Beraterin nahm meine Frage ernst	sehr			wenig
Die Beratung war hilfreich zur Klärung meines Anliegens	sehr			wenig
Die Antwort hat mir eine neue Perspektive ermöglicht	sehr			wenig
Erkenntnisse konnte ich in meine Praxis umsetzen	sehr			wenig
Der Berater / die Beraterin hat die richtigen Worte gewählt, den richtigen Tonfall getroffen	sehr			wenig

Bei diesem Berater / dieser Beraterin würde ich mich wieder melden online	ja			nein
Telefon				
Face-to-Face-Beratung				
Weitere Rückmeldungen:				

Selbstreflexion

Fünfte Phase: Die letzte Phase dient der Selbstreflexion des Beraters. Sie soll damit eine kontinuierliche Weiterentwicklung ermöglichen und Lernerfahrungen sichtbar machen.

„Als Online-Berater ziehe ich folgende Konsequenzen aus den Rückmeldungen und meiner Erfahrung:

1. *Ich achte in Zukunft noch mehr darauf, dass ...*
2. *Ich werde zusätzlich bedenken, dass ...*
3. *Ich werde es unterlassen, ...*
4. *Ich nehme mir vor, ...*
5. *Ich habe gelernt, ..."*

Systematische Metaphernanalyse

metaphorische Konzepte

Bei der systematischen Metaphernanalyse werden die in einem Text vorhandenen einzelnen metaphorischen Wendungen zu einem (bzw. mehreren) metaphorischen Konzepten zusammengefügt (Beck, 2009). Basierend auf Schmitt (2003) wird dabei in mehreren Schritten vorgegangen:

- Definition des Zielbereichs: „Was ist das Thema, das der Ratsuchende bearbeiten möchte?"
- Sensibilisierung des Beraters: Sammeln von Metaphern zum Zielbereich

- Untersuchung des Textes: Welche Metaphern werden vom Ratsuchenden zum Thema genutzt?
- Bilden von metaphorischen Konzepten: Sammeln und Bündeln von Metaphern zu metaphorischen Konzepten
- Optional: Methodentriangulation: ggf. Einsatz weiterer sozialwissenschaftlicher Methoden

Handlungsmuster Mit dieser Methode kann der Berater dem Ratsuchenden ein Angebot machen, „indem er die Metaphern der Klienten würdigt und weiterentwickelt, statt sie zu verwerfen und gänzlich neue anzubieten. Handlungsmuster gründen in metaphorischen Konzepten“ (Beck, 2009, S. 140).

Durch die gemeinsame Arbeit an den metaphorischen Konzepten können bestehende Handlungsmuster erkannt und – wenn diese als problematisch erlebt werden – neue und alternative Handlungsmuster durch die Reflexion über die Metaphern begründet werden. Denn „wenn unbewusste, kognitive Sinnstrukturen gespiegelt, ausdifferenziert oder hinterfragt werden, kann dies letztendlich zu Verhaltens- oder Wahrnehmungsveränderungen führen“ (Beck, 2009, S. 137).

Beck weist auch darauf hin, dass der Einsatz dieser Methode bei Ratsuchenden, die mit dem Konzept der Metaphernanalyse nicht vertraut sind, zu Irritationen führen kann. Sie empfiehlt daher bereits zu Beginn des Beratungsprozesses auf den Einsatz dieser Methode hinzuweisen und sie zu erklären.

Kreatives Schreiben in der Onlineberatung

Bibliotherapie Da Onlineberatung zu einem Großteil mit schriftbasierten Tools und Anwendungen durchgeführt wird, kann für die Beratungsarbeit auch auf Konzepte der Poesie- und Bibliotherapie zurückgegriffen werden (Primus, 2007). So kann die Beratungsantwort z. B. durch lyrische Elemente oder durch Elemente des autobiografischen Schreibens bereichert werden (vgl. Konzepte der rezeptiven und der produktiven Poesietherapie, siehe auch Eichenberg & Moritz, 2010).

Bei der Lyrik kann insbesondere die Abweichung von der Standardsprache einen emotionalen Gehalt im Text befördern. Beispielhaft hat Primus (2007) dazu die beiden Formen des „Elfchens“ sowie des „Haiku“ für den Einsatz in der Onlineberatung beschrieben.

Von Werder (1998) nennt als Methoden des autobiografischen Schreibens z. B. Brainstorming, Maltexten, Mind-Mapping, freie Assoziation, die den Effekt haben sollen, in einem kathartischen Prozess Gefühle freizulegen, die dann wieder in Form von Texten sichtbar gemacht werden können.

Exkurs: Oraliteralität in der Onlineberatung

Hintenberger hat die Bedeutung der Oraliteralität für die Onlineberatung herausgearbeitet (Hintenberger, 2010). „Oraliteralität" meint dabei „die Kombination von Elementen gesprochener und geschriebener Sprache" (Hintenberger, 2010, S. 4). Ziel dieser Interventionsstrategie ist es, die Besonderheiten mündlicher (gesprochener) Dialoge mit den Rahmenbedingungen einer zerdehnten, asynchronen schriftlichen Kommunikationsform (wie der webbasierten E-Mail-Beratung) zu verbinden. Damit kann eine erhöhte Anschlussfähigkeit an bestimmte Zielgruppen (z. B. Jugendliche) gewährleistet werden, da sich die geschriebene Sprache Anleihen an Elementen der gesprochenen Sprache nimmt, wodurch sie an Lebendigkeit gewinnen kann (s. **Fallbeispiele: E-Mail-Beratung 1 und 2**):

- Reduktion der grammatikalischen Komplexität eines geschriebenen Satzes
- sprachliche Wiederholungen
- Einsatz von Modalpartikeln („eh", „halt", „doch", …)
- Einsatz von Verzögerungslauten („hm", „ähm", …)
- Einsatz direkter Ansprache
- Einsatz rhetorischer Figuren und Tropen (wie z. B. Anakoluth, Elision, Inversion, Hyberbel etc.)

Fallbeispiel: E-Mail-Beratung 1

B

Von: blume98 [blume98@gmx.net]
Gesendet: Samstag, 19. April 2014 00:21
An: Beratungsstelle help
Betreff: so vieles !!!

hallo, ich weiß gar nicht wo ich anfangen soll, es ist alles grad so viel!!!

bin fast mit der schule fertig und weiß noch gar ned was ich dann machen soll, mit meiner family gibt's ständig stress deswgene und mit meinem freund habe ich vor zwei wochen schluss gemacht un ich weiß gar nicht so genau warum. er ruft jetzt immer an und will das wir uns noch einmal treffen um drüber zu reden , irgendwie vermisse ich ihn auch aber irgendwie auch nicht, das ist es ja, was es so stressig macht, dass ich gar ned weiß, was ich im moment so tun will. könnt ihr mir vielleicht einen tip geben?

Blümchen

Fallbeispiel: E-Mail-Beratung 2

Von: tomtom [tomtom2000@gmx.net]
Gesendet: Mittwoch, 12. März 2014 11:33
An: Drogenberatung
Betreff: Frage

Hi, nur eine kurze Frage: Wieviel Gras darf ich denn dabeihaben, wenn ich erwischt werde. Bin gestern ganz schön abgestürzt und hatte dann Stress zu Hause. Danke!

2.3.3 Chatberatung

quasi-synchron

Im Unterschied zur webbasierten E-Mail-Beratung handelt es sich bei der Chatberatung um eine synchrone Ausprägung der Onlineberatung, d. h. die Kommunikation zwischen Ratsuchenden und Beratern findet annähernd zeitgleich statt. „Annähernd" deswegen, weil technisch gesehen auch in einem Chat die einzelnen Beiträge nacheinander übermittelt werden (quasi-synchron).

Ein weiterer Unterschied besteht darin, dass das beraterische Handeln sowohl in einem 1:1-Kontext als auch in einem Gruppen-Kontext („one-to-many", Gruppenchat) stattfinden kann. Während bei der webbasierten E-Mail-Beratung von zerdehnter Kommunikation gesprochen werden kann, so wird bei der Chatkultur ein „Nebeneinander von verdichtetem Zeitempfinden und reduzierten Inhalten" beschrieben, das „von Kritikern als oberflächlich und geschwätzig bezeichnet wird" (Hintenberger, 2009, S. 69).

„schriftbasiertes Gespräch"

Dürscheid (2004) bemerkt dazu, dass es sich im Unterschied zur webbasierten E-Mail-Beratung beim Chat eher um einen Diskurs als um einen Text handelt. In dieser Konstellation liegen auch Chancen und Gefahren für den Einsatz des Mediums „Chat" für die Beratung, da es einerseits als „Plaudermedium" beschrieben wird und es sich andererseits um eine Form handelt, bei der sich Elemente des gesprochenen Gesprächs schriftbasiert manifestieren.

„Der Reiz dieser mündlich konzipierten Kommunikation, die schriftbasiert vermittelt wird, liegt im Spannungsfeld von räumlicher Trennung bei gleichzeitiger Intensivierung des Kontaktes und der Möglichkeit virtuellen Handelns" (Hintenberger, 2009, S. 70).

nonverbale Elemente

Stärker noch als bei der webbasierten E-Mail-Beratung kommen im Chat zudem nonverbale Elemente zum Einsatz, wie z. B. Emoticons, Akronyme, Inflektivkonstruktionen sowie handlungskommentierende Gesprächsschritte und parasprachliche Elemente. Bei diesen sprachlichen Besonderheiten der Chatberatung zeigt sich ebenfalls die Notwendigkeit der Ausbildung von Lese-, Schreib- und Internetkompetenzen, wie sie für die webbasierte E-Mail-Beratung beschrieben wurde.

„Der Chat ist also keine neue kommunikative Gattung oder Gesprächsart, sondern eine Kommunikationstechnologie, mit der sich einerseits viele ‚traditionelle' Gesprächsarten in getippter Form organisieren lassen, in der aber auch neue Gesprächsarten entstehen, die kein Pendant in der Mündlichkeit mehr haben" (Storrer, 2001, S. 5).

Nonverbale Elemente

Anders als in der gesprochenen Sprache können in der schrift- bzw. textbasierten Sprache weitere Zeichen für die Kommunikation genutzt werden, die keine Entsprechungen in der gesprochenen Sprache haben. Dieser Einsatz von „nonverbalen Elementen" kann sowohl in der webbasierten E-Mail-Beratung als auch in der Chatberatung eingesetzt werden. Bei der Chatberatung kommt diesen Elementen jedoch eine größere Bedeutung zu. Zu den nonverbalen Elementen zählen nach Hintenberger (2009):

- *Emoticons*, wie z. B. Smileys (s. **Abb. II.4**)
- *Akronyme*, aus den Anfangsbuchstaben mehrerer Wörter gebildete Kurzformen, wie z. B. *afk* („away from keyboard", „bin Mal kurz weg"; S. **Abb. II.5**)
- *Handlungskommentierungen* dienen dazu, im Chat Gedanken, Handlungen und Reaktionen zu formulieren (s. **Abb. II.6**).
- *Inflektivkonstruktionen* sind syntaktisch unverbundene Konstruktionen, bei denen z. B. unflektierte Verbformen verwendet werden, um eine satzwertige Äußerung zu konstruieren. Sie werden durch

einfache Zusammenschreibung im Chat eingesetzt, bei der die Konstruktion in Asterisken (*) gesetzt ist (s. **Abb. II.7**).

- *Parasprachliche Elemente* können die Funktion haben, prosodische Elemente (wie z.B. Sprachmelodie, Sprachrhythmus, Lautstärke) im Chat abzubilden. Dazu gehören die Verwendung von Großbuchstaben (Majuskeln), um Lautstärke abzubilden und auch der Einsatz von Vokal-Duplizierungen (Iterationen), um eine Sprechmelodie nachzubilden (s. **Abb. II.8**).

berater:	Das ist eine tolle Formulierung!
notorious:	☺
notorious:	ist aber leider nicht von mir ☹

Abb. II.4: Beispiel für Emoticons im Chat

annina:	bin kurz afk
berater:	ok

Abb. II.5: Beispiel für Akronyme im Chat

veilchen:	überlegt, was sie jetzt darauf antworten soll
berater:	wartet gespannt auf die antwort

Abb. II.6: Beispiel für handlungskommentierende Äußerungen

beraterin:	und was machst du jetzt gerade?
worldhero:	*imzimmerwildherumspringt*

Abb. II.7: Beispiel für Inflektivkonstruktion im Chat

astra:	AAAAAAHHHH, jetzt könnte ich SCHREIEN!!!!!!
tonic:	hallööööööööchen!

Abb. II.8: Beispiel für parasprachliche Elemente im Chat

Weitere Interventionsmöglichkeiten in der Chatberatung

Problem: Überschneidungen

Aktive Gestaltung des Sprecherwechsels: Im Face-to-Face-Kontakt können die Äußerungen eines Gegenübers im Gespräch im Moment der Artikulation wahrgenommen werden. Es ist hörbar und durch körpersprachliche Merkmale auch sichtbar, ob der Gesprächspartner seine Äußerung beendet hat und ob nun ein Sprecherwechsel stattfindet („*turn taking*"). Im Chat werden die schriftsprachlichen Äußerungen erst nach dem Drücken der Enter-Taste im Chatroom sichtbar (also nach Beendigung der Texteingabe des „Sprechers"). Dadurch kann es oftmals zu Überschneidungen und Überlappungen im Kommunikationsverlauf kommen, wenn der „Sprecher" noch nicht fertig geschrieben hat, während bereits weitere „Redebeiträge" anderer Teilnehmer bzw. des Beraters im Textfeld erscheinen. Hintenberger (2009) empfiehlt dazu den Einsatz von „Hörersignalen" (s. **Abb. II.9**):

- Bei längeren Textblöcken, die inhaltlich zusammengehören: Aufteilung in mehrere, kürzere Textblöcke, Setzen von Fortsetzungsmarkierungen (z.B. „..."), Einsatz von Füllwörtern („moment") oder Verzögerungslauten („hmm").
- Bei wiederholt auftretenden Missverständnissen im Sprecherwechsel: Vereinbarung einer Endmarkierung (z.B. der Buchstabe „E"), die anzeigt, dass man seinen Gedanken zu Ende ausformuliert hat.

berater:	es hört sich für mich so an ...
berater:	als wenn du hier in diesem beispiel ...
berater:	das thema sehr gut auf den punkt gebracht hast *E*

Abb. II.9: Beispiel Fortsetzungsmarkierungen und angekündigter Sprecherwechsel im Chat

Entschleunigen

Ruhiges Interaktionsmanagement: Im Chat ist die Interaktionsgeschwindigkeit zwischen Ratsuchenden und Beratungsperson wesentlich höher als bei den asynchronen Kommunikationsformen. Diese Geschwindigkeit des Schreibens, Lesens und Reagierens kann sowohl für die Ratsuchenden als auch für die Berater als stressig empfunden werden. Hier gilt es, den kommunikativen Ablauf zu entschleunigen, um damit den Druck herauszunehmen und Räume für die Reflexion zu ermöglichen („Interaktionsmanagement", Beißwenger, 2005). Dies kann durch den Einsatz von Verzögerungslauten oder auch durch handlungskommentierende Äußerungen geschehen (s. **Abb. II.10**).

sonne 15:	und dann möchte ich noch zwei andere ...
sonne 15:	themen hier besprechen nämlich ...
sonne 15:	das verhalten meiner mutter ...
sonne 15:	und das meines bruders ...
sonne 15:	denn das belastet mich auch ganz schön
berater:	hmmm, moment ....
berater:	*diethemensortierenmuss*

Abb. II.10: Beispiel Entschleunigung im Chat

Ablauf einer Chatberatung

Strukturierung

Heider (2008) erweitert die von Weißenböck et al. (2006) für die Onlineberatung vorgeschlagene Prozessstruktur im Hinblick auf die Besonderheiten des Mediums Chat. Sie schlägt dazu folgenden Ablauf einer Chatberatung vor:

- *Vorbereitungsphase:* Terminfindung, Themenabsprache, Klärung technischer Fragen/Abläufe
- *Eingangsphase:* Begrüßung, Vorstellung der Teilnehmer (im Gruppenchat), Kommunikation der Chatregeln und Definition, wer den Chat moderiert; Hinweis auf den Zeitrahmen und die (technische) Protokollierung des Chats
- *Auftragsklärung:* Erwartungen, Wünsche und Themen des Ratsuchenden abfragen und den Beratungsauftrag klären
- *Themenbesprechung:* Bearbeitung des Themas, Beantwortung der Fragen; Aufgabe der Moderation: Dranbleiben am Thema, Beachten des zeitlichen Rahmens und ggf. Vereinbarung eines weiteren Chattermins
- *Abschlussphase:* Zeit für Rückmeldungen und Zusammenfassung des Chats, Überprüfung des Auftrags, Vereinbarung zum weiteren Vorgehen (z. B. weiterer Chattermin)

- *Nachbereitung:* Mithilfe des Chatprotokolls können sowohl auf Seiten der Ratsuchenden als auch auf Seiten der Berater verschiedene Reflexionsstufen in der Nachbearbeitung erreicht werden.

Exkurs: Störungen der Chatkommunikation

1. „Probleme durch eine technische Störung. Beispielsweise: Verbindungstrennung, Softwareprobleme oder Hardwareprobleme.
2. Der/die UserIn tippt, ändert den Text, sucht passende Smilies oder andere Merkmale von Chatsprache zur Überwindung der Kanalreduktion.
3. Er/sie weiß keine Antwort, ringt um Formulierung oder will die Frage nicht beantworten.
4. Ablenkung durch virtuelle Umwelt: Der User führt andere Chats in übereinander liegenden Fenstern, bekommt einen VoIP-Call, wird über den Instant-Messaging angesprochen, recherchiert auf anderen Websites zum Thema, liest im bisherigen Beratungsverlauf, etc.
5. Ablenkung durch reale Umwelt: Andere Personen haben das Zimmer betreten, Telefon klingelt, User benutzt das Badezimmer, hat Kaffee verschüttet, sorgt für bequemere Ausstattung (Licht, Wärme, Sitzgelegenheit, Essen und Trinken), etc.
6. Der User denkt nach. Es wurde ein Denkprozess angestoßen, der zwar keine sofortige Antwort ermöglicht, aber tiefer liegende Ebenen erreicht“ (Heider, 2008, S. 5).

Fallbeispiel: Chatberatung

„10:31:57 berater:	wir haben ja
10:32:09 berater:	alle unterschiedliche innere stimmen in uns.
10:32:15 berater:	scheinbar übernimmt bei dir eine bestimmte stimme die oberhand, fast wie eine solostimme ;-)
10:32:30 blueorange:	hm, ja genau :-)
10:32:58 berater:	eine möglichkeit wäre es, die stimmen miteinander sprechen und verhandeln zu lassen, nach dem motto: ich mache manchmal etwas für dich und du machst manchmal etwas für mich. sie haben ja beide ihre berechtigung.

10:33:30 blueorange: hm und wie soll ich das machen?

10:33:40 berater: *denkt kurz nach, wie er es am besten erklären kann.*

10:34:10 berater: welche namen würdest du denn den stimmen geben?

10:34:20 blueorange: na ja, der zweifler und die sehnsucht

10:34:32 berater: *denkt sich: eine männliche und eine weibliche stimme also*

10:34:40 blueorange: *g*

10:34:47 berater: hast du eine idee, was die sehnsucht dem zweifler anbieten könnte?

10:34:52 berater: *gespanntwartet*

10:35:31 blueorange: ok, ich versteh schon, da muss ich mal nachdenkne" (Kühne & Hintenberger, 2013, S. 1578).

2.3.4 Forenberatung

Öffentlichkeit Anders als bei der webbasierten E-Mail-Beratung oder auch bei der Chatberatung handelt es sich bei der Beratung in Foren um eine weitestgehend öffentliche Form der Beratung. Forenberatung ist als asynchrones Medium wesentlich durch diese Öffentlichkeit definiert, die sowohl von Seiten der Ratsuchenden als auch von Seiten der Berater mit Herausforderungen verbunden ist.

> ***„In den meisten Fällen findet aber die Auseinandersetzung über Probleme, Themen, Fragen, Anliegen und Erfahrungen vor den Augen einer unbekannten Zahl von Teilnehmerinnen statt" (Brunner, Engelhardt & Heider, 2009, S. 83).***

Für die Ratsuchenden bedeutet dies, dass für das Stellen einer Onlineberatungsanfrage zunächst diese Schwelle der Öffentlichkeit überschritten werden muss, wo die webbasierte E-Mail-Beratung oder auch die Chatberatung einen vertraulichen, datengesicherten Raum bieten. Hier schwingt für die Klienten die Gefahr mit, dass sie mit ihren Anliegen unter Umständen von anderen Nutzern des Forums nicht verstanden werden. Gleichzeitig kann aber auch der andere positive Effekt beobachtet werden, dass nämlich die anfragende Person Bestätigung, Unterstützung und Verständnis von vielen anderen, ihr unbekannten Teilnehmern in einem öffentlichen Raum erhält (Brunner, Engelhardt & Heider, 2009).

Berater in Foren

Hierin kann auch der Unterschied zwischen Forenberatung und E-Mail- und Chatberatung für die Beratenden gesehen werden, denn durch das Feedback einer virtuellen Gruppe (der anderen Ratsuchenden, die im gleichen Forum online sind), erhalten die Berater einerseits auch durchaus kritisches Feedback zum eigenen beraterischen Handeln. Andererseits kann „eine Art Multiplikationseffekt von individuellen Beratungsantworten für weitere Betroffene erreicht werden" (Brunner, Engelhardt & Heider, 2009, S. 83), und zwar unabhängig davon, ob die Beratungsantwort von einem professionellen Berater oder von Peers in einem Forum verfasst wurde. Die Koproduktion der Dienstleistung „Beratung" hat daher hier durch die Mitwirkung einer unbestimmten Anzahl an Peers wesentlich mehr Akteure als im Beratungskontext zwischen nur einer zu beratenden Person und einem Berater.

24/7

Eine weitere Eigenheit der Forenberatung, die durch ihren öffentlichen Charakter bedingt ist, ist die Verfügbarkeit im Internet „24/7", d.h. 24 Stunden am Tag und sieben Tage die Woche. Durch diese dauernde Verfügbarkeit ist beraterisches Handeln schwerer zu planen, da in den Zeiten, in denen die Berater nicht im Dienst sind, durch emotionale Themen teils vehemente Gruppendynamiken entstehen können, die dann durch Moderation des Forums wieder reglementiert werden müssen (Mattern & Kühne, 2003).

Wie in den beiden vorgenannten Medien, so kann auch für die Forenberatung die Entwicklung von Lese-, Schreib- und Internetkompetenzen als zentral für die Berater angesehen werden, wobei zusätzlich noch Kompetenzen der Moderation von virtuellen schriftbasierten Umgebungen hinzukommen.

Foren vs. Social Networks?

Für die Zukunft bleibt abzuwarten, ob und wie sich die Onlineberatung in Foren entwickeln wird. Mit dem Aufkommen der *Social Networks* gibt es mittlerweile ganz neue virtuelle Räume, die andere Funktionen anbieten und erfüllen, als dies im virtuellen Raum eines Forums möglich ist. Möglicherweise sind Online-Foren für jüngere Jugendliche kein attraktiver virtueller Raum mehr, verglichen mit den Optionen (und den Prägungen), die durch *soziale Netzwerke* entstehen.

Fallbeispiel: Forenberatung

Devil82:

Thread: Freund ist ständig unzufrieden und trinkt

eröffnet am 10.3.2013, um 1.09 Uhr

Hallo liebe Leute,

ich wohne seit einiger Zeit mit meinem Freund zusammen. Ich studiere und arbeite nebenbei Teilzeit, bin fast mit meinem Studium fertig.

Er arbeitet Vollzeit.

Mein Problem ist, dass er ständig unzufrieden ist. Wenn ich ihn frage, was ihn stört, dann kann er es mir nicht so genau sagen. Mir scheint es so, als wäre er generell mit seinem Leben unzufrieden. Dabei gibt es meiner Ansicht nach nichts zum unzufrieden sein. Er hat doch alles!

Ich merke, dass er irgendwie unzufrieden/unglücklich ist und leider äußert sich das auch darin, dass er trinkt. Ich arbeite bedingt durch das Studium häufig am Abend und komme dann erst gegen Mitternacht nach Hause. Da finde ich ihn dann sturzbetrunken schlafend vor dem Computer. Oft kriege ich ihn nichtmal wach, damit er wenigstens ins Bett geht. Bin ich zu Hause, trinkt er nicht (da traut er sich vermutlich nicht, weil er weiß, dass das Ärger bedeutet). Weil dass mir das nicht passt, weiß er, immerhin habe ich ihm das schon oft genug gesagt.

Ich habe das Gefühl, dass da mehr dahinter steckt. Aber wie finde ich das raus? Wie kann ich ihm helfen? Er will ja leider auch keinen Psychologen bzw. keine Beratungsstelle konsultieren (das habe ich ihm auch schon vorgeschlagen).

Ich mache mir Sorgen, dass er irgendwann zum Alkoholiker wird, wenn er so weitermacht.

Habt ihr irgendwelche Ideen?

LG

Devil82

2.4 Evaluation

Onlineberatung findet in den meisten Fällen schriftbasiert statt. Dass die schriftliche Formulierung eines Problems bereits zur Klärung und zur eigenen Reflexion dienen kann, ist bei der Wirksamkeit der Onlineberatung ebenso zu berücksichtigen, wie die Tatsache, dass genau diese Wirksamkeit auch dazu führen kann, dass auf Seiten des Klienten kein Beratungsprozess mehr notwendig ist. In diesem Fall hat die schriftliche Aufbereitung des Problems bereits ausreichend Klarheit für den Klienten gebracht.

Exkurs: Acht Thesen zur Wirksamkeit des Schreibens (*Vogt, 2007*)

- Etwas benennen, aussprechen, sogar aufschreiben zu können, schafft an sich schon Möglichkeiten.
- Schreiben ist immer auch Distanzierung und öffnet somit die Perspektive.
- Schreiben ermöglicht andere Zugänge, vielleicht auch, weil das geschriebene Wort entwicklungspsychologisch immer schon jenseits der Vorsprachlichkeit ist.
- Schreiben wirkt aktivierend und integrierend.
- Schreiben richtet sich an ein hilfreiches, empathisches Du. Und mich so ausbreiten zu können, hilft!
- Schreiben ist immer nahe am „Fluss des Erzählens".
- Schreiben ist ein kreativer Prozess.
- Auch das (potenzielle) Lesen spielt eine wesentliche Rolle.

Evaluation

Hinsichtlich der allgemeinen psychosozialen Onlineberatung liegen vorwiegend US-amerikanische Studien vor. Eine systematische Übersicht bietet diesbezüglich Mallen et al. (2004). Die Befunde aus den USA unterstreichen dabei die Effektivität psychosozialer Onlineberatung, wobei die konkreten Wirkmechanismen weitestgehend ungeklärt bleiben. Für den deutschsprachigen Raum wird im Hinblick auf allgemeine Wirksamkeitsnachweise deutlicher Nachholbedarf konstatiert (z. B. Reindl, 2009). Allerdings weisen neuere inländische Evaluationsstudien auf grundsätzlich positive Effekte hin, wobei jedoch die wenigsten Studien Evaluationsstudien im engeren Sinne sind, sondern vielmehr Akzeptanzstudien und solche zur Charakterisierung der Nutzerklientel. Thematische Bereiche wie Erwartungen, Motive für die Inanspruchnahme sowie die Zufriedenheit (z. B. Eichenberg, 2007; Kral & Traunmüller, 2008; Zenner & Oswald, 2006) stellen dabei die häufigsten Kriterien dar.

Als Wirkmechanismen werden vor allem das Schreiben selbst (vgl. Knatz, 2009b; Pennebaker, 2009) sowie die Trias aus Anonymität bzw. Pseudonymität (z. B. Hartel, 2008), erhöhter Autonomie (z. B. Schultze, 2007) und Beziehung (z. B. Eichenberg, 2007) diskutiert.

Erfolgsfaktoren in der Onlineberatung

Schultze (2007) hat die Erfolgsfaktoren des virtuellen Settings in der psychologischen Onlineberatung für die Bundeskonferenz für Erziehungsberatung (www.bke.de) untersucht. Folgende Faktoren werden von ihm als positiv auf den Beratungsprozess wirkend beschrieben:

- *psychologische Anonymität: Der Ratsuchende bewahrt sich „sein sicheres Gefühl von subjektiver Geschütztheit".*
- *Wahrung des Selbstgefühls: Die eigene Person des Ratsuchenden ist nicht greifbar, sie bleibt im Unbekannten. Dadurch kann „sozial das Gesicht gewahrt" werden; eine Klientifizierung findet zudem nicht statt.*
- *Projektion: Innere Vorbehalte gegen die Person des Beraters können in der E-Mail-Beratung entfallen, auch der Berater bleibt im Unbekannten. Es kann zur Projektion eines „inneren Beraters" kommen, der idealtypische Züge für den Ratsuchenden tragen kann.*
- *Verdichtung der subjektiven Problempräsentation durch einen „Bilanzeffekt": Die Formulierung des Problems in einer E-Mail, ohne direkten Kontakt Face-to-Face zu einem Berater, ermöglicht dem Ratsuchenden eine verdichtete Gesamtschau auf seine eigene Lage.*
- *Erhöhte Veränderungsbereitschaft: Die schriftliche Antwort des Beraters trifft auf eine wesentlich geringere psychische Abwehr auf Seiten des Ratsuchenden. Bei Konfrontationsbedarf erscheint die Ratsuchenden-Berater-Beziehung in einem schriftlichen Kontakt belastbarer.*
- *Höhere Transfereffizienz: Die Schriftlichkeit ermöglicht es dem Ratsuchenden die Antwort immer wieder vertiefend und reflektierend zu lesen. Sie ist in diesem Sinn nachhaltiger als eine Face-to-Face-Beratung.*

Schultze schließt aus diesen Erfolgsfaktoren, dass es keine sinnvolle Weiterentwicklung von psychologischer E-Mail-Beratung wäre, wenn etwa Berater auf der Homepage mit Lebenslauf und Foto abgebildet wären. Ebenso ist aus seiner Sicht die (technisch mögliche) Entwicklung hin zu einer Onlineberatung mithilfe einer Videokonferenz nicht angezeigt, da auch hier wesentliche Erfolgsfaktoren des virtuellen Settings aufgegeben würden.

2.5 Zusammenfassung

In der Onlineberatung haben sich seit Mitte der 1990er Jahre vor allem die Tools E-Mail, Chat und Forum als breites Angebot in der Beratungslandschaft entwickelt. Die Kommunikation auf Distanz (zeitlich und räumlich) hat dabei zahlreiche Vorteile, die für den Einsatz im Beratungssetting konstruktiv genutzt werden können (z. B. „Nähe durch Distanz"). Beim Einsatz in der Beratung sind die Unterschiede zwischen asynchronen und synchronen Formen der Kommunikation zu beachten. Die Nachteile dieser Form der Beratung müssen von den Beratern reflektiert und für den individuellen Beratungsanlass jeweils konkret bewertet werden (z. B. Gefahrenbeherrschung).

Methodisch gibt es eine Reihe von Konzepten, die sich in der Praxis bewährt haben, auch wenn eine theoretische Fundierung der Onlineberatung noch in den Anfängen steckt. Die zentrale Frage dabei ist, ob Onlineberatung eine eigenständige Theorie benötigt oder ob bekannte (und anerkannte) Konzepte der Beratungstheorie von der Face-to-Face-Beratung auf die digitalen Medien übertragen werden können.

Wichtiges Element der Wirkung von Onlineberatung ist die Schriftlichkeit, die neben der eigenen Beschäftigung mit dem Problem auf Seiten der Ratsuchenden auch im Bereich der Nachhaltigkeit wichtige Vorteile hat.

Erste Evaluationsergebnisse zeigen, dass vor allem die Trias aus Anonymität bzw. Pseudonymität, der Autonomie der Ratsuchenden sowie der Beziehung zwischen Berater und Ratsuchendem entscheidende Wirkfaktoren in der psychosozialen Onlineberatung sind.

Knatz, B. & Dodier, B. (2003). Hilfe aus dem Netz. Theorie und Praxis der Beratung per E-Mail. Stuttgart: Pfeiffer bei Klett-Cotta.

Kühne, S. & Hintenberger, G. (2009). Handbuch Onlineberatung. Psychosoziale Beratung im Internet (2. Aufl.). Göttingen: Vandenhoeck & Ruprecht.

Ploil, E. O. (2009). Psychosoziale Onlineberatung. München: Ernst Reinhardt.

2.6 Fragen zum Kapitel

Überprüfen Sie Ihr Wissen!

- Nach welchen Kriterien lassen sich Angebote der Onlineberatung systematisieren?
- Wo sehen Sie Vorteile der Onlineberatung und wo Nachteile?
- Erklären Sie das „Vier-Folien-Modell"!
- Nehmen Sie eine E-Mail-Anfrage (z. B. Fallbeispiele: **E-Mail-Beratung 1 und 2**) und bearbeiten Sie diese unter dem Aspekt der vier Folien durch! Wo sehen Sie Vorteile dieses Modells und wo sehen Sie Nachteile?
- Wodurch ist das IQSM-Modell gekennzeichnet?

- Was ist die „systematische Metaphernanalyse"?
- Welche Besonderheiten kennzeichnet die Chatberatung durch typische Sprach- und Stilmittel?
- Was sind die Besonderheiten der Forenberatung?
- Welche Wirkfaktoren können für die Onlineberatung beschrieben werden?

3 Onlinetherapie

Diskurs

Seit Beginn der Nutzung des Internets für psychosoziale Angebote dauert der Diskurs um die Unterscheidung zwischen Onlineberatung und Onlinetherapie und die Abgrenzung zur „klassischen" Psychotherapie an. Während zu Beginn der Nutzung des Internets zu therapeutischen Zwecken weitgehend Konsens darüber bestand, dass jegliche therapeutische Internetkommunikation weder als Psychotherapie bezeichnet werden kann noch das traditionelle Setting ersetzen kann oder will (siehe auch Döring, 2000; Lang, 2002), ist zum heutigen Zeitpunkt der Diskurs heterogener.

So gibt es nach wie vor Vertreter, die „Psychotherapie online" für nicht möglich halten und das klassische Setting als einzige und unbedingte Voraussetzung sehen, insbesondere aufgrund der notwendigen und nur so sich entwickeln könnenden therapeutischen Beziehung (z. B. Martin, 2006). Andere wiederum realisieren ganz selbstverständlich entsprechende Angebote und bezeichnen sie explizit als „Therapie" (z. B. evaluierte Therapieprogramme wie Interapy – siehe www.interapy.nl oder auch E-Mail-Therapie von niedergelassenen Psychotherapeuten, z. B. www.online-therapie.co).

3.1 Systematisierung

Therapeutische Internetnutzung bietet eine Reihe von Optionen; gleichzeitig sind ihr aber Grenzen gesteckt. Um das Potenzial von Online-Konsultationen einschätzen zu können, ist es wichtig, zwischen zwei verschiedenen Hauptnutzungsformen zu differenzieren: zwischen der Nutzung moderner Medien als Ergänzung zur laufenden Behandlung und einer ausschließlichen Online-Therapie ohne Face-to-Face-Kontakt.

Onlinetherapie ohne Face-to-Face-Kontakt

Therapeutische Online-Angebote ohne unmittelbaren Kontakt zum Therapeuten können sowohl als freier E-Mail-Dialog gestaltet werden als auch über strukturierte internetbasierte Interventionsprogramme

(s. **Kap. II.3.3**) oder andere moderne Medien wie z. B. therapeutische Computerspiele (sog. Serious Games, siehe **Kap. II.3.4**) erfolgen.

Im Unterscheid zur Onlineberatung verfolgt die Onlinetherapie explizit das Ziel, auf der Basis eines längeren Kontakts klinisch relevante Störungen zu beheben und damit eine tiefgreifendere Persönlichkeitsveränderung zu erreichen. Inzwischen wissen wir, dass sich Nutzer entsprechender therapeutischer Online-Optionen aufgrund spezifischer Medienmerkmale, aber auch Persönlichkeitseigenschaften für dieses Medium entscheiden (z. B. Eichenberg, 2007).

Ergänzender Medieneinsatz in laufenden Behandlungen

Das Internet kann, wie andere moderne Medien auch, bereits laufende Face-to-Face-Behandlungen unterstützen. Zum einen bei organisatorischen Abläufen, denn der E-Mail-Kontakt kann u. a. Praxisabläufe vereinfachen. Zum anderen kann Onlinekommunikation therapeutisch eingesetzt werden und damit zum erweiterten Interventionsraum werden (s. **Kap. II.3.6**). Darüber hinaus können Medienanwendungen in die Therapie integriert werden, so z. B. Virtuelle-Realitäten-Technologien in der verhaltenstherapeutischen Expositionsbehandlung von Angststörungen (s. **Kap. II.3.5**).

3.2 Vor- und Nachteile

Therapeutische Internetangebote bieten gegenüber herkömmlichen Face-to-Face-Angeboten eine Reihe von Vorteilen; gleichzeitig sind ihnen aber auch Grenzen gesetzt. **Tabelle II.9** gibt einen zusammenfassenden Überblick.

Tab. II.9: Möglichkeiten und Grenzen der therapeutischen Intervention via Internet

Merkmal	Möglichkeiten	Grenzen
Zielgruppe	Erreichbarkeit von Personen, die u. U. traditionelle Hilfseinrichtungen nicht besuchen würden/können, z. B. bei körperlichen Behinderungen oder starker psychischer Beeinträchtigung (z. B. ausgeprägte Agoraphobie)	Eingeschränkte Behandlungsmöglichkeit bei bestimmten Störungsbildern (z. B. psychotische Erkrankungen) und Problembereichen (z. B. akuten Krisen)

Merkmal	Möglichkeiten	Grenzen
Anonymität	- Subjektiv unverbindlichere Kontaktaufnahme - Erleichterte Kontaktaufnahme bei Schwellenängsten -Beschleunigte Selbstöffnung, insbesondere bei prekären Themen	- Ethische Probleme: z. B. Nachweis der Professionalität des Therapeuten - Missbrauch - Aufweichung sozialer Normen
Asynchronizität	- terminliche Flexibilität - „zone for reflection": der Hilfesuchende kann sein Anliegen formulieren, der Therapeut gründlich und vorbereitet seine Antwort verfassen - Vereinfachung begleitender Supervision	Keine Möglichkeit der unmittelbaren Reaktion: Gefahr auf Problemstellung einzugehen, die aus einer bestimmten Stimmungslage heraus formuliert wurde und zum Zeitpunkt der Beantwortung nicht mehr aktuell ist
Textbasierter Austausch	- Ermöglichung schneller und höher frequentierter Konsultation - kommt Menschen entgegen, die sich lieber schriftlich ausdrücken	- Potenzial für Missverständnisse - Keine Möglichkeit, den Wahrheitsgehalt der Information zu überprüfen bzw. durch nonverbale Ausdrucks-zeichen zu validieren - Diagnostik: Einschränkung der klinischen Urteilsbildung aufgrund der Reduktion der verfügbaren Sinneskanäle
Ökonomie	Kostengünstige Durchführung wissensvermittelnder Maßnahmen, z. B. zu Therapiebeginn oder auch komplette Online-Therapieprogramme ohne oder mit minimalem Therapeutenkontakt	Verlockung zur Zeitersparnis zu Ungunsten der Patienten durch stereotypen Einsatz des Internets ohne Reflexion der differenziellen Indikation

Auswirkungen auf die therapeutische Beziehung

Findet die Behandlung ausschließlich im Internet statt, sind damit Besonderheiten verknüpft, die sich auf die therapeutische Beziehung auswirken.

Insbesondere bei der textbasierten und zeitversetzten Kommunikation via E-Mail zwischen Therapeut und Patient als der häufigsten Interaktionsform ergeben sich einige Besonderheiten sowohl für die therapeutische Beziehung als auch den therapeutischen Prozess.

Übertragung, Widerstand, Regression

Im Rahmen psychoanalytischer Beratungs- und Therapieansätze werden am häufigsten die durch den Onlinekontakt entstandenen Übertragungs-, Widerstands- und Regressionsphänomene betrachtet

(z. B. Kächele, 2008), die insbesondere durch fehlende physische Kopräsenz verstärkt werden. Walther (1996) spricht in seinem Ansatz des „Hyperpersonalen" von einer Intensivierung im virtuellen Dialog, einem durch selektive Selbstdarstellung, Idealisierung und Reziprozität verbundenem „intensification loop". Nach Cutter (1996) erhalten dadurch die therapeutischen Online-Interventionen mehr Gewicht.

Holland (1996) verbindet sein Konzept der „internet regression" mit dem traditionellen Triebmodell und erklärt damit den für Online-Interaktionen häufig beschriebenen „disinhibition effect" (z. B. Suler, 2004), demnach die Internetkommunikation einerseits Generosität, andererseits aber auch sozial unerwünschtes Verhalten wie Übergriffe und Beleidigungen (sog. Flaming) fördert. Gleichzeitig kann die positive Seite des „disinhibition effect" genutzt werden: Hochbrisante und prekäre Themen werden im Vergleich zum Face-to-Face-Setting schneller angesprochen bzw. können manchmal überhaupt nur im virtuellen Raum ausgesprochen werden (für ein Fallbeispiel s. z. B. Bollinger, 2004).

Insgesamt müssen im therapeutischen Onlinesetting die Auswirkungen der computervermittelten Kommunikation auf die therapeutische Beziehung und den Prozess vom Onlinetherapeuten reflektiert werden, um ein tragfähiges und hilfreiches Arbeitsbündnis herstellen zu können und adäquat zu intervenieren. Erste Befunde zeigen, dass Patienten im Onlinesetting mit dem Face-to-Face-Setting vergleichbare Beziehungen zum Therapeuten erleben (Cook & Doyle, 2002; Knaevelsrud & Maercker, 2006; Klesen, Böttcher & Knaevelsrud, 2012). Diese Äquivalenz ist natürlich abhängig vom Ausmaß des therapeutischen Kontakts. Bei (den wenig verfügbaren) psychodynamisch orientierten Onlineangeboten ist das Ausmaß des Therapeutenkontakts naturgemäß höher als bei kognitiv-behavioral fundierten.

3.3 Kognitiv-behaviorale Interventionsprogramme

Prävention, Behandlung, Rehabilitation

Was sind kognitiv-behaviorale Interventionsprogramme? Internetbasierte Interventionsprogramme (IBI) existieren zu verschiedenen Störungs- und Problembereichen. Sie haben grundsätzlich das Potenzial, niederschwellig breite Bevölkerungsschichten zu erreichen und zu einer aktiveren Rolle im individuellen Gesundheitsmanagement zu animieren. Internetbasierte Interventionsprogramme betreffen dabei verschiedene Funktionsbereiche, von der Prävention, über die Behandlung bis hin zur Rehabilitation. Ein wichtiges Unterscheidungsmerkmal hierbei ist, ob sie mit oder ohne (unterstützenden) Onlinekontakt zu einem Therapeuten konzipiert sind. IBI sind fast immer kognitiv-behavioral fundiert und integrieren eine Reihe von Modulen, die sich in der traditionellen Therapiepraxis bewährt haben (z. B. kognitive Umstrukturierung, Problemlösetraining, Anleitung zu Entspannungsverfahren, Training sozialer Kompetenzen, Techniken zum Emotionsmanagement etc). Typischerweise umfassen sie eine Teilnahmedauer von 8 bis 12 Wochen und richten sich an Patienten mit milder Symptomausprägung.

Zur Illustration sollen zwei Programme vorgestellt werden: eines, das sich an Betroffene nach traumatischen Erlebnissen richtet und ein weiteres, das Patienten mit leichter und mittelgradiger Depression als Zielgruppe hat.

Posttraumatische Belastungsstörung: Interapy

B

Interapy (www.interapy.nl) basiert auf dem sog. „Amsterdam Writing Project" (Lange, Schoutrop, Schrieken & van de Ven, 2002). Hier wurde die Effektivität verschiedener Formen strukturierter Schreibaufgaben nach einem traumatischen Erlebnis untersucht. Die Ergebnisse zeigten, dass v. a. die wiederholte Äußerung von schmerzhaften Gefühlen eine wirksame Komponente der Behandlung darstellt. Diese Befunde aus der Schreibtherapie waren der Grundstein für die Entwicklung von Interapy, das zunächst ein kognitiv-behaviorales Behandlungsmanual für PTBS umfasste und inzwischen für unterschiedliche Störungen (z. B. Burnout, komplizierte Trauer, Panikstörung) erweitert wurde.

Interapy bei PTBS dauert 5 Wochen und folgt einem strikten Ablaufplan. Die Patienten werden dazu angeleitet, sich schriftlich mit dem traumatisierenden Ereignis zu beschäftigen und es in entlastender Weise neu zu bewerten. Das Programm besteht aus vier Teilen: 1. Psychoedukation, 2. Diagnostik, 3. Behandlung, mit den Abschnitten Selbstkonfrontation, Neustrukturierung und Abschied, 4. Psychologische Messung zur Bestimmung der Behandlungseffektivität. Insgesamt wird der Teilnehmer dazu angeleitet, Berichte über das traumatische Erlebnis zu schreiben, wobei jeder Bericht mit einem Therapeuten-Kommentar beantwortet wird, der Hinweise darauf gibt, welcher Aspekt des Geschehens im nächsten Schritt näher zu vertiefen ist. Auf diese Weise soll eine Habituation an die emotional belastenden Stimuli erreicht werden (für Evaluationsstudien siehe z. B. Lange et al., 2003; für die deutschsprachige Programmversion siehe Knaevelsrud & Maerker, 2007).

Kritisch zu sehen ist bei diesem Ansatz, dass er dem allgemeinem Common Sense widerspricht: Konsensuell ist, dass vor der Traumabearbeitung eine Phase der Stabilisierung erfolgen soll (vgl. Fischer & Becker-Fischer, 2008), was hier zweifelhaft ist, da nach dem Manual direkt mit der „Selbstkonfrontation" begonnen wird.

Ebenso wird Interapy u. a. damit beworben, dass unerfahrene Therapeuten das Programm durchführen können. Dies steht jedoch jeglicher klinischen Erfahrung mit dieser Patientengruppe entgegen, die vielmehr Therapeuten benötigt, die neben einem Richtlinienverfahren auch in Psychotraumatologie weitergebildet sind.

Depression: HausMed PraxisCoach

Der *HausMed PraxisCoach Depression* (www.hausmed.de/hausmedcoach/depression/praxis-coach), entwickelt im Rahmen einer Initiative des Deutschen Hausärzteverbandes, berücksichtigt dezidiert das Forschungsergebnis, dass von einer Fachperson (Arzt, Therapeut, weitergebildeter Case-Manager) begleitete Programme effektiver sind als reine Selbsthilfeprogramme (Johannson & Andersson, 2012).

Somit steht das 12-wöchige Online-Depressionsprogramm einmal als Praxis-Coach (d. h. mit Anbindung an den Hausarzt) und einmal als reiner Online-Coach zur Verfügung. Ziele des HausMed Coach sind Psychoeduktion, Symptomstabilisierung bzw. -besserung oder auch die Überbrückung der Wartezeit auf einen Therapieplatz. Inhaltlich basiert der Coach auf den Methoden der kognitiven Verhaltenstherapie, der Akzeptanz- und Commitment-Therapie, ergänzend werden u. a. Genusstraining und Entspannungsverfahren verwandt.

Neben der professionellen Anbindung sind weitere Stärken des Programms: Entsprechend des Befundes, dass individualisierte Programme effektiver sind (Johannson et al., 2012), arbeitet es stark individualisiert an verschiedenen Eigenschaften des Nutzers, wie der aktuellen Verfassung (neben Alter und Geschlecht z. B. auch Motivation, Vorwissen, soziale Situation). Außerdem bindet es ein breites Spektrum von Medien ein, die zur Verhaltensaktivierung sowie zur allgemeinen Compliance beitragen (z. B. edukative Videos, Reminder in Form von wöchentlichen E-Mails und täglichen SMS, Monitoring). Die Akzeptanz auf Seite der Hausärzte ist gut, und erste Daten sprechen ebenso für eine gute Wirksamkeit sowie für eine hohe Compliance der depressiven Teilnehmer (www.hausmed.de/news/hausmed-coach-lindert-depressionen).

Stand Effektivitätsforschung

Während internetbasierte Interventionsprogramme bereits spätestens seit Ende der 1990er Jahre intensiv nachgefragt wurden, folgten nur langsam entsprechende Evaluationsstudien. Lagen zunächst nur vereinzelte Untersuchungen vor, die aufgrund von methodischen Mängeln auch überwiegend keine Evaluationsstudien im engeren Sinne darstellten, so sind in den letzten Jahren die Bemühungen sehr intensiv geworden, den konzeptionellen Überlegungen zu den Möglichkeiten und Grenzen von Online-Interventionen (siehe **Kap. II.2 und II.3**) empirische Evidenzen an die Seite zu stellen.

Metastudien zur Effektivität

Mit einem Review stellte Ott (2003) die vorliegenden Befunde erstmals zusammen. Insgesamt konnten so im Jahr 2003 nach einer systematischen Literaturrecherche *N*=30 Studien extrahiert werden, die empirische Wirksamkeitsnachweise zu internetbasierten Interventionsprogrammen enthielten. Diese Studien wurden anhand von zwei Dimensionen analysiert: Die erste Dimension beschreibt die *Art des Störungsbildes*, die zweite Dimension bezieht sich auf die *Funktion der Intervention* (siehe **Tab. II.10**).

Tab. II.10: Systematisierung der bis 2003 publizierten Studien nach Störungsbild und Interventionsfunktion. X (Y): X = Anzahl der Studien mit Wirksamkeitsnachweis, Y = Gesamtanzahl der Studien (aus Ott, 2003)

Störungsbilder		**Intervention**	
	Prävention	**Behandlung**	**Rehabilitation**
Angststörungen		4 (4)	
Depressive Störungen	1 (2)	1 (2)	
Essstörungen	4 (4)	1 (1)	
Adipositas		2 (2)	0 (1)
Posttraumatische Belastungsstörung		2 (2)	
Substanzbezogene Störungen		3 (3)	
Verhaltensmedizinische Störungen		2 (2)	1 (2)
Psych. Probleme bei körperlichen Erkrankungen	1 (1)		4 (4)
Gesamt	6 (7)	15 (16)	5 (7)

Es wird deutlich, dass sich die 30 analysierten Wirksamkeitsstudien nicht gleichmäßig über die gängigen Störungsbilder und Problembereiche verteilen. So lagen bis 2003 keine Evaluationsstudien zu Zwangsstörungen, somatoformen Störungen, psychotischen und schizophrenen Störungen sowie Persönlichkeitsstörungen vor. Ein vielversprechender Befund war, dass 86,7 % der untersuchten Studien positive Effekte nachweisen konnten. Dabei zeigte sich, dass hinsichtlich der theoretischen Grundlage der angewandten Interventionen eine schiefe Verteilung zugunsten der kognitiv-behavioralen und verhaltenstherapeutischen Internetprogramme vorlag, die in 73,3 % aller Studien zur Anwendung kamen.

Um die Entwicklungen in diesem Forschungszweig während der letzten Jahren zu dokumentieren, wurde im Jahr 2009 das Review mit dem äquivalenten methodischen Vorgehen wiederholt (Eichenberg & Ott, 2012). Dabei konnten 89 Evaluationsstudien identifiziert werden, die zwischen 2003 und 2009 publiziert worden sind (siehe **Tab. II.11**).

Tab. II.11: Systematisierung der zwischen 2003 und 2009 publizierten Studien nach Störungsbild und Interventionsfunktion. X (Y): X = Anzahl der Studien mit Wirksamkeitsnachweis, Y = Gesamtanzahl der Studien; fett: seit 2003 neu untersuchte Störungen und Problembereiche (Eichenberg & Ott, 2012)

Störungsbilder	**Intervention**		
	Prävention	**Behandlung**	**Rehabilitation**
Angststörungen	1 (1)	16 (16)	
Depressive Störungen	2 (3)	11 (12)	
Essstörungen	5 (5)	1 (1)	
Adipositas		6 (6)	
Posttraumatische Belastungsstörung		4 (4)	
Substanzbezogene Störungen	2 (2)	8 (11)	
Verhaltensmedizinische Störungen		7 (7)	
Psych. Probleme bei körperlichen Erkrankungen	1 (1)		5 (6)
Abnorme Gewohnheiten u. Störungen der Impulskontrolle	1 (1)	1 (1)	
Schlafstörungen		0 (1)	
Sonstige Problembereiche	3 (4)	5 (5)	2 (2)
Gesamt	15 (17)	59 (64)	7 (8)

Publikationsbias

Der größte Teil der vorliegenden Studien (91 %) konnte die Effektivität der internetbasierten Interventionsprogramme nachweisen, was deren grundsätzliche Wirksamkeit weiter bestätigt. Dabei muss natürlich der bekannte Publikationsbias (d. h. die statistisch verzerrte Darstellung der Datenlage in wissenschaftlichen Zeitschriften infolge einer bevorzugten Veröffentlichung von Studien mit „positiven" bzw. signifikanten Ergebnissen) berücksichtigt werden, der dazu führt, dass die Wirksamkeit eher überschätzt wird.

In knapp drei Viertel aller Studien (71,9 %) wurden *IBI*-Verfahren zur *Behandlung* eingesetzt. Die restlichen Studien verteilen sich mit 19,1 % auf *Prävention* und 9,0 % auf *Rehabilitation*.

Insgesamt wurden, im Vergleich zu vor sechs Jahren, Evaluationsstudien zu einem breiteren Spektrum psychischer Störungen durchgeführt (z. B. erstmals zu Schlafstörungen, Erkrankungen aus dem Spektrum der Impulskontrollstörungen, wie Spielsucht und Trichotillomanie, sowie weiteren Problembereichen, wie z. B. Burnout), wobei jedoch nach wie vor die positiven Effekte vor allem bei *subklinischen Stichproben* gewonnen wurden. Insgesamt setzt sich der Trend fort, dass fast ausschließlich kognitiv-verhaltenstherapeutisch basierte Interventionsprogramme evaluiert wurden, die sich vor allem bei (verschiedenen Formen von) Angststörungen, zur Bekämpfung von Nikotinabusus und zur Prävention von Essstörungen als wirkungsvoll zeigten.

Effektgrößen

Internationale Reviews liefern ergänzende Befunde. In einer Metaanalyse über die Wirksamkeit von psychotherapeutischen Onlineangeboten konnte insgesamt gezeigt werden, dass der mittlere Behandlungseffekt bei 0.53 liegt, gemittelt über alle Störungsbilder und Interventionsformen (Barak et al., 2008), was durchaus vergleichbar ist mit den Effektgrößen für eine herkömmlich ambulante Therapie. Ein weiterer häufig bestätigter Befund ist, dass IBI, die Kontakte zu einem Therapeuten miteinbinden, wirksamer sind (z. B. Andersson & Cuijpers, 2009; Johansson et al., 2012). Bei Programmen mit reiner Selbstanwendung sind die Effekte nicht nur geringer, sondern die Drop-Out-Quoten auch deutlich höher.

Bibliotherapie

Dies entspricht den Befunden der Forschung zur Bibliotherapie, die zeigte, dass Selbsthilfemanuale mit Minimalintervention (z. B. wenige und kurze telefonische Kontakte) nicht nur der reinen Selbstanwendung deutlich überlegen waren, sondern der Wirksamkeit mit intensiver therapeutischer Begleitung nicht nachstanden (Eichenberg & Moritz, 2010). Diese Ergebnisse sind wesentlich für Gestaltung und Ablauf von IBI.

Fazit Internetbasierte Interventionsprogramme sind für eine Reihe von Störungen wirksam. Dies gilt v. a. für kognitiv-behavioral orientierte Programme. Dass insgesamt stark manualisierte Behandlungsstrategien leichter an das Internetsetting adaptierbar sind als solche, in denen der Beziehungsaspekt eine tragende Rolle spielt (z. B. bei psychodynamisch orientierten Verfahren), ist naheliegend.

Somit wird auch im *psychiatrischen Bereich* das Internet überwiegend für strukturierte Maßnahmen eingesetzt, hier vor allem in den USA zur Diagnostik mittels standardisierter Instrumente. Hyler, Gangure und Batchelder (2005) konnten in einer Metastudie zeigen, dass via Videokonferenz und im traditionellen Setting ermittelte Diagnosen gleich valide sind. Ebenso zeigten sich keine Unterschiede in der Patientenzufriedenheit in Abhängigkeit vom Setting.

3.4 Serious Games

Was sind Serious Games? Inzwischen dienen Computerspiele nicht mehr nur der Unterhaltung, sondern es hat sich auch ein Anwendungsfeld herausgebildet, das Computerspiele als Lern- und Lehrmittel konzipiert, sogenannte *Serious Games*. Der Ausgangspunkt war die digitale Revolution in den 1980er Jahren, die auch ihren Einzug in den Schulalltag hielt (van Eck, 2006). In Amerika investierten die Schulen Unsummen, um zumindest einen Computer pro Klassenzimmer zu ermöglichen. Schnell wurde versucht, moderne Technologien als Lernumgebungen und -instrumente zu nutzen: Dies war die Geburtsstunde der *Edutainment Games* – Wissen durch Unterhaltung. Die Hauptzielgruppe waren Vorschul- und Schulkinder, und der Fokus lag auf Lesen, Mathematik und Naturwissenschaften (Esch & Bartscher, 2013). Doch der Erfolgskurs sollte nur von kurzer Dauer sein, da immer mehr Studien zeigten, dass es keinen signifikant höheren Lerneffekt beim Einsatz von Medien wie dem Computer gibt (sog. „no significant difference phenomena“, vgl. van Eck, 2006).

Im Jahr 2002 trat eine neue Welle in der Nutzung von Computerspielen zu Bildungszwecken mit der Veröffentlichung des Spiels *America's Army*, einem Projekt der amerikanischen Armee, auf. Hierbei werden die Truppenmitglieder mittels des Spiels auf Einsätze vorbereitetet, besonders auf Krisensituationen. Damit wurde der Grundstein zur Serious-Games-Bewegung gelegt (Susi, Johannesson & Backlund, 2007).

Anwendungsfelder

Heute findet man die Anwendung von *Serious Games* in den verschiedensten Bereichen, wie zum Beispiel den Regierungen (Food Force: Versorgung in Krisen planen und durchführen, http://de.wfp.org/ff) und der Wirtschaft (The Business Game: virtuelles Unternehmen leiten, http://onlinegbg.com), dem Bildungssektor (Futurelab – Racing Academy: Konzepte aus dem Ingenieurwesen anwenden und entwickeln, http://archive.futurelab.org.uk/projects/racing-academy) oder dem Gesundheitswesen. Im Gesundheitssektor werden Serious Games schon seit einiger Zeit genutzt, wie zum Beispiel im Bereich der Rehabilitation (z. B. Nintendo Wii Sportspiele zur Verbesserung der motorischen Koordination von neurologischen Patienten), zur Prävention von Krankheiten oder um für einen gesunden Lebensstil (z. B. ETIOBE, Baños, Cebolla, Oliver, Quero Castellano & Botella, 2011, s. **Beispiel: Adipositas bei Kindern: Die Plattform ETIOBE**) zu werben.

Der Hauptcharakter der **Serious Games** besteht darin, bestimmte Verhaltensweisen, Tätigkeiten oder Informationen in einer virtuellen Umgebung zu lernen, zu trainieren oder zu simulieren, bei der die Unterhaltung aber nicht im Vordergrund steht, was im Umkehrschluss aber nicht heißt, dass sie keine Freude bereiten oder Spaß machen dürfen (Shute, Ventura, Bauer & Zapata-Rivera, 2009).

Serious vs. Casual

Die virtuelle, computersimulierte Welt spiegelt dabei realweltliche Prozesse und Ereignisse wider. Zentrale Idee dabei ist, den Spieler in etwas zu trainieren, möglichst ohne dass er dieses Ziel explizit registriert. Im Gegensatz dazu stehen die sogenannten *Casual Games*, einfache elektronische Spiele, die vor allem aufgrund der schnellen Erfolgserlebnisse der reinen Unterhaltung dienen (zur Unterscheidung siehe ausführlich Eichenberg & Marx, under review). Serious Games hingegen wollen erreichen, Kenntnisse nachhaltig in Erinnerung zu halten durch angenehmes aber zugleich zweckgebundenes Erleben von Erfahrungen (Suter, 2007). Sie implizieren dabei bei der spielenden Person ein abenteuerliches Erleben. Insgesamt wird im Sinne der operanten Konditionierung mit Belohnungssystemen gearbeitet, um Lernerfolge hervorzuheben und nachhaltig abzusichern.

Im Bereich der Psychotherapie steckt die Entwicklung von Serious Games zwar noch in den Kinderschuhen, jedoch wird dieses Anwendungsfeld zunehmend erschlossen. In der Wirtschaft und im medizinischen Bereich der Rehabilitation werden Serious Games seit ein paar Jahren mit großem Erfolg eingesetzt, insbesondere in den USA (Susi et al., 2007). Im Folgenden sollen Anwendungsbeispiele aus dem

Spektrum der verhaltenstherapeutischen Behandlung von Angststörungen sowie aus dem verhaltensmedizinischen Bereich verschiedener chronischer Erkrankungen bei Jugendlichen gegeben werden, um den Einsatz von Serious Games im therapeutischen Rahmen zu illustrieren.

Angststörung bei Kindern: Das Spiel „Camp Cope-A-Lot"

Camp Cope-A-Lot (CCAL) ist ein computerbasiertes Interventionsprogramm das zur Anwendung bei Kindern mit Angststörungen entwickelt wurde (Khanna & Kendall, 2010). Insgesamt besteht es aus 12 Levels à 35 Minuten, der Anwender wird von Cartoon-Charakteren durch das Spiel geleitet. Außerdem ist es mit einem Belohnungssystem, Animationen, Ton und Video ausgestattet. Die ersten sechs Level können vom Anwender alleine durchgespielt werden und dienen dazu, Fähigkeiten herauszubilden, die bei der Bewältigung von Angst helfen sollen. Die Level 7–12 sollen mit dem Therapeuten zusammen durchgespielt werden, wobei noch zwei Trainingseinheiten mit den Eltern hinzukommen.

Die Grundlage von CCAL basiert auf der kognitiven Verhaltenstherapie und umfasst Psychoedukation, kognitive Umstrukturierung, Entspannungstraining sowie Hausaufgaben. Kinder lernen mit CCAL in einer interaktiven Umgebung durch eigene Erfahrungen. Zusätzlich können noch einige Optionen im Spiel individuell gestaltet werden, wie zum Beispiel die Hintergrundmusik oder die Geschwindigkeit des Programms. Das Spiel kann bezogen werden über www.workbookpublishing.com.

Studie: Wirksamkeit von CCAL bei Angststörungen

An der kontrollierten Alter von 7–13 Jahren teil. Einschlusskriterium war das Vorliegen einer Angststörung, die den Kriterien des DSM-IV genügen. Zusätzliche Ausschlusskriterien waren ein IQ unter 80, Symptome einer Psychose, medikamentöse Behandlung oder laufende Psychotherapie sowie kein fließendes Englisch (Khanna & Kendall, 2010). Die 49 Kinder wurden zufällig entweder dem Spiel CCAL, der individuellen kognitiven Verhaltenstherapie (IKV) oder computergebundenen Bildungs-, Unterstützungs- und Aufmerksamkeitsbedingungen (CBUA) zugeordnet. Die Einschätzung der Angststörung erfolgte zu drei Messzeitpunkten (Pre – Post – 3-Monats-Follow-up) auf vier unterschiedlichen Skalen.

Nach der Anwendung von CCAL waren 81 % der Erstdiagnosen einer Angststörung nicht mehr vorhanden im Vergleich zu 70 % bei der IKV und 19 % bei CBUA. Auch die Bewertung der Qualität der therapeutischen Beziehung war nach der Anwendung von CCAL signifikant höher als bei den anderen beiden Bedingungen. Bei der Patientenzufriedenheit ließ sich ein Unterschied zwischen CCAL und CBUA dahin gehend erkennen, dass sowohl die Kinder als auch die Eltern eine höhere Zufriedenheit bei

CCAL zeigten als bei CBUA. Im Vergleich zwischen CCAL und IKV war kein Unterschied in der Zufriedenheit erkennbar. Auch wenn die Zahl der Probanden in dieser Studie gering war, so kann man unter Berücksichtigung der Ergebnisse anderer Computerspiele zur Angstbewältigung (z. B. Cockroach-Game zur Bewältigung von Kakerlaken-Phobie, siehe Botella et al., 2011) eine Tendenz dahingehend erkennen, dass die Anwendung von Serious Games bei Angststörung effektiv ist, u. U. sogar effektiver als traditionelle Therapieformen.

Adipositas bei Kindern: Die Plattform ETIOBE

Adipositas ist laut der „European Association for the Study of Obesity" (EASO) in Europa auf dem Vormarsch. Von den 74 Millionen Schulkindern zwischen 4 und 18 Jahren in Europa sind 2,9 bis 4,4 Millionen Kinder und Jugendliche adipös (http://easo.org/task-forces/childhood-obesity-cotf/facts-statistics), was einem Anteil von 4–6 % entspricht. Baños et al. (2011) haben eine Plattform mit dem Namen „ETIOBE" erstellt, bestehend aus verschiedenen Serious Games, auf der sich übergewichtige Kinder ernährungsphysiologisches Wissen aneignen können. Obwohl die Grundlagen gesunder Ernährung einfach zu verstehen sind, ist es eine Herausforderung, diese den Kindern näher zu bringen, denn mit den traditionellen Lehrmethoden verlieren die Kinder schnell das Interesse.

Ein Serious Game trägt den Namen „ETIOBE Mates" und umfasst die Bereiche Kochen, Ernährung, Bewegung und Spiele. Im Bereich Kochen werden fünf gesunde Rezepte vorgeschlagen mit einer einfachen Anleitung, wie man die Mahlzeit mithilfe eines Erwachsenen zubereitet, während der Bereich Ernährung sich mit gesunden Lebensmitteln (Ernährungspyramide), aber auch mit den Auswirkungen ungesunder Ernährungsstile beschäftigt. Im Bereich der Bewegung wird auf die Wichtigkeit körperlicher Aktivität hingewiesen (Bewegungspyramide). Der letzte Bereich umfasst drei Serious Games: The Healthy Plate, The Memory Game und Super ETIOBE. Hierbei muss das vorher gelernte Wissen angewendet werden.

Depression bei Jugendlichen: Das Spiel SPARX

Das Serious Game SPARX (= Smart, Positive, Active, Realistic, X-Factor thoughts) ist ein 3-D Fantasy Spiel, das bei Jugendlichen, die Anzeichen einer Depression zeigen, eingesetzt wird (Merry et al., 2012). Die Jugendlichen können sich einen Avatar aussuchen und mit diesem dann unterschiedliche Herausforderungen meistern. Es geht darum, das Gleichgewicht in der Fantasiewelt wiederherzustellen, indem die dominierenden GNATs (= Gloomy Negative Automatic Thoughts) identifiziert und abgebaut werden. Mithilfe des Spiels werden den Jugendlichen Techniken aus dem Bereich der kognitiven Verhaltenstherapie vermittelt, wie zum Beispiel Umgang mit negativen Gedanken, Problemlösung, Zeiteinteilung und Entspannung (vgl. www.sparx.org.nz).

SPARX setzt sich aus sieben Leveln zusammen. Im ersten Level werden die Jugendlichen in die kognitive Verhaltenstherapie eingeführt (Merry et al., 2012). Außerdem werden Entspannungsübungen, wie zum Beispiel kontrolliertes Atmen, gezeigt. Das zweite Level beschäftigt sich mit dem Themenbereich „Aktivierung". Hier lernen die Jugendlichen, ihre Aktivitäten zu organisieren, sowie die Grundlagen der Kommunikation und Sozialkompetenz. Das dritte Level zeigt den Jugendlichen, wie sie mit Emotionen, wie Wut und verletzten Gefühlen, umgehen können, was im vierten Level mit der Vermittlung von Problemlösetechniken noch ausgebaut wird. Im Level fünf sollen die Jugendlichen zwischen verschiedenen GNATs unterscheiden, um dann im sechsten Level diese gegen hilfreiche bzw. positive Gedanken auszutauschen. Das letzte Level umfasst all das in den vorherigen Levels Gelernte. Erste Evaluationsstudien berichten von positiven Effekten bei vergleichsweise geringen Kosten, da SPARX weitgehend ohne bzw. nur mit geringem Therapeuteneinsatz angewendet werden kann (Merry et al., 2012).

Verbesserung des Lernerfolgs

Das Anwendungsfeld von Serious Games in der Psychotherapie ist noch jung, so dass bisher erst auf einige wenige Evaluationsstudien zurückgegriffen werden kann. Eine Metaanalyse zu den Auswirkungen von Serious Games auf Lernen, zur Zeitspanne, in der das Gelernte abrufbar ist, und zu motivationalen Aspekten kommt zu insgesamt ermutigenden Ergebnissen (Wouters, van Nimwegen, van Oostendorp & van der Spek, 2013). Serious Games scheinen den Lernerfolg signifikant zu verbessern, insbesondere in Kombination mit anderen Lernmethoden. Dies impliziert für die therapeutische Nutzung, dass Serious Games immer nur ein Baustein eines umfassenderen Behandlungskonzepts sein sollten, d. h. in eine therapeutische Beziehung eingebettet sein sollten.

Ob Serious Games den Heilungsprozess beschleunigen können und damit Therapiedauer und -kosten reduzieren können, müssen Effizienzstudien zeigen. Belegt zu sein scheint jedoch, dass Serious Games die Behandlungsmotivation, insbesondere bei Kindern und Jugendlichen, erhöhen (vgl. auch Brezinka, 2009). Eine Herausforderung wird sein, entsprechende Spiele auch so zu konzipieren, dass sie ältere Nutzergruppen ansprechen (für ein Beispiel siehe das Programm CHARLY für Bundeswehrsoldaten zur primärpräventiven Schulung vor Einsätzen, Zimmermann, Alliger-Horn, Willmund, Dunker & Kowalski, 2013).

Insgesamt haben therapeutische Computerspiele den Vorteil, dass sie zum einen auch außerhalb der Therapiezeiten zeitflexibel angewendet werden können und damit auch zwischen den Sitzungen therapeutische Erfolge stabilisieren können. Dies gilt natürlich umso mehr für Serious Games, die auch als Applikationen (APPs) auf Mobilfunkgeräten verfügbar sind. Inzwischen existieren Empfehlungen für die Entwicklung entsprechender Spiele für den therapeutischen Bereich (siehe Baranowski et al., 2013).

Games & Apps

3.5 Virtuelle Realitäten

Was sind Virtuelle Realitäten?

Virtuelle Realitäten (VR) sind computergenerierte, dreidimensionale Umgebungen in Echtzeit (Segal, Bhatia & Drapeau, 2011). Da VR reale Erfahrungen nachbilden und somit in der Lage sind, reale Ängste hervorzurufen, wurden schon vor mehr als 10 Jahren erste Versuche unternommen, VR als Ergänzung der konventionellen Expositionstherapie bei Angststörungen zu nutzen. In der herkömmlichen Expositionstherapie geschieht diese Konfrontation entweder in der Realität (sogenannte Exposition *in-vivo*) oder durch die reine Vorstellung einer solchen Situation (Exposition *in-sensu*). Die Anwendung von VR stellt somit einen Mittelweg zwischen dem Erleben und der Vorstellung angstauslösender Reize dar.

Präsenzerleben

Das gefühlte Eintauchen („*Präsenzerleben*") in das virtuelle System wird vor allem durch die visuellen und akustischen, aber auch taktilen Reize der VR hergestellt. Verschiedene Geräte, beispielsweise Datenbrillen, Datenhandschuhe oder Spracherkennungssysteme, erlauben zudem eine Kommunikation mit der computergenerierten Umgebung anhand von Gestik, Mimik, Körperhaltung und Sprache. Das virtuelle System kann somit flexibel auf den Nutzer reagieren und fördert damit die Wahrnehmung der virtuellen Umgebung als real.

Einsatzgebiete

In den letzten 20 Jahren entwickelte sich ein Forschungsbereich zu den Nutzungsmöglichkeiten von VR in den *Humanwissenschaften* (zur Übersicht s. Eichenberg, 2012c). Während die ersten Einsatzgebiete v. a. in der Industrie (z. B. Erstellung virtueller Prototypen und Montage-Training in der Automobilbranche), beim Militär (z. B. Einsatztrainings mittels simulierter Fallschirmsprünge), in der Geologie und Architektur (z. B. räumliche Studien oder archäologische Rekonstruktionen) und nicht zuletzt auch im Unterhaltungsbereich (v. a. Spieleentwicklung) lagen, hat sich das wissenschaftliche und praxisorientierte Anwendungsfeld um VR in den letzten Jahren erweitert (v. a. im medizinischen Bereich, vgl. Eichenberg, 2012c).

In der *Psychologie* findet VR neben der Grundlagenforschung (v. a. in der Allgemeinen Psychologie, Kognitions- und Sozialpsychologie), die in den letzten Jahren wesentlich zum Verständnis des Präsenzerlebens in virtuellen Umgebungen beigetragen hat, insbesondere Anwendung in der *Klinischen Psychologie* und *Psychotherapie*.

Therapeutische Interventionen

Die Beobachtung, dass virtuelle Reize reale Ängste auslösen, führte dazu, VR auch in das Spektrum therapeutischer Interventionen einzubinden. Während VR zunächst eher intuitiv in die verhaltenstherapeutische Behandlung von v. a. spezifischen Phobien eingebunden wurden, existieren inzwischen zum einen schon evaluierte Behandlungsmanuale für ein breiteres Störungsspektrum. So wurde der Nutzen für Körperschemastörungen oder auch in neuropsychologischen Kontexten, wie der Demenzbehandlung, geprüft. Zum anderen öffnen sich, wenn auch nur zaghaft, weitere therapeutische Schulen, die traditionell eher unflexibel in der Gestaltung des therapeutischen Settings sind (z. B. die Psychoanalyse), für die Integration von VR (z. B. Optale, Marin, Pastore, Nasta & Pianon, 2003).

VR-basierte Expositionsbehandlungen

Generell gehen VR-basierte Expositionsbehandlungen mit spezifischen Vorteilen gegenüber in-vivo-Expositionen einher:

1. Das VR-Setting scheint manchen Patienten entgegenzukommen, z. B. in der Bereitschaft sich virtuell mit Angst erfüllenden Reizen überhaupt auseinanderzusetzen, was mit dem subjektiv erhöhten Sicherheitsgefühl und der stärkeren Kontrolle über die dargebotenen Stimuli zusammenhängen kann.

2. Das VR-Setting schafft eine privatere Atmosphäre sowie einen geringen logistischen und finanziellen Aufwand, z. B. bei der Behandlung von Flugangst.

3. Für Personen, deren Visualisierungsfähigkeit eingeschränkt ist, kann die medienunterstützte Darbietung von Reizen die Imagination der angstauslösenden Situationen fördern und stellt damit einen Mehrwert gegenüber in-sensu-Expositionen dar.

3.5.1 Phobien

Spezifische Phobien zählen nach wie vor zu den Hauptanwendungsfeldern der VR in der Psychotherapie. Dabei können typische angstauslösende Situationen virtuell ausgestaltet werden.

Höhenangst

Zur Behandlung der Höhenangst werden dabei häufig hohe Gebäude verwendet. Die Exposition ist meist graduiert: Haben sich die Patienten an eine Höhenstufe gewöhnt, soll eine höhere Etage betreten werden, die erneut Angst auslöst. Innerhalb einiger Sitzungen sind Patienten oftmals in der Lage, die höchste Stufe des virtuellen Gebäudes und daraufhin auch höher gelegene Orte der realen Welt zu betreten. Die Therapie mithilfe von VR war dabei mindestens so effektiv wie eine Exposition in-vivo (Emmelkamp et al., 2002; Coelho, Silva, Santos, Tichon & Wallis, 2008).

Flugangst

Die Wirksamkeit der Anwendung virtueller Realitäten konnte des Weiteren in der Therapie von Flugangst belegt werden (z. B. Rothbaum, Zimand, Hodges, Lang & Wilson, 2006; Krijn et al., 2007; Tortella-Feliu, Botella, Labres et al., 2011). Dabei werden virtuelle Flüge, zumeist vom Einchecken am Flughafen bis zur Landung, dargestellt. Wichtig für den Erfolg scheint zu sein, dass sich ein realer Flug dem VR-Training anschließt (Mühlberger, Weik, Pauli & Wiedemann, 2006).

Spinnen

Auch die Exposition mit virtuellen Spinnen scheint erfolgreich zu sein: zum einen innerhalb einer virtuellen Umgebung (z. B. Michaliszyn, Marchand, Bouchard, Martel & Poirier-Bisson, 2010), zum anderen als Projektion in der realen Welt (sogenannte *„Augmented Reality“*, Juan et al., 2005).

soziale Phobie

Bei der Therapie sozialer Phobien mithilfe von VR werden soziale Situationen mit Avataren kreiert, wobei der Patient beispielsweise eine Rede vor einem virtuellen Publikum halten soll. Die Reaktion des Publikums kann dabei von aufmerksamem Zuhören bis zu gelangweiltem Weggucken oder Tuscheln variiert werden (z. B. Robillard, Bouchard, Dumoulin, Guitard & Klinger, 2010; Wallach, Safir & Bar-Zvi, 2009).

3.5.2 Posttraumatische Belastungsstörung (PTBS)

In mehreren Studien wurden VR-Technologien auch zur Behandlung von PTBS, insbesondere nach traumatischen Kriegserlebnissen sowie Terroranschlägen, eingesetzt und auf ihre Wirksamkeit hin überprüft (ausführlich Eichenberg & Wolters, 2013).

B

VR bei Traumata

Rothbaum et al. (2001) entwickelten eine VR-Umgebung für Veterane des Vietnamkriegs, die unter einer Posttraumatischen Belastungsstörung litten. In einer Studie wurden zehn männliche Teilnehmer in jeweils acht bis 16 Sitzungen mit Hilfe einer VR behandelt (s. **Tab. II.12**).Die Teilnehmer zeigten im Follow-Up nach sechs Monaten eine signifikante Verbesserung ihrer Symptomatik. Allerdings muss angemerkt werden, dass diese Behandlung eine Form der Konfrontation inszeniert, die nach dem heutigen Stand der Forschung bezüglich der Therapie von traumatisierten Patienten kontraindiziert ist und damit ethisch in Frage gestellt werden muss.

Gleiches gilt für VR-Interventionen, die Irak-Veterane mit schwerer PTBS-Symptomatik authentisch nachgestellten Kriegssituationen aussetzen (siehe z. B. Gerardi et al., 2008), oder Überlebende des Terroranschlags auf das World Trade Center mit einer VR mit diesem traumatischen Ereignis konfrontierten (Difede et al., 2006). Dem Wiedererleben und Durcharbeiten der traumatischen Erfahrung müssen stets verschiedene Phasen vorangehen (u. a. Stabilisierung, Aufbau eines tragfähigen Arbeitsbündnisses, Phase der Gestaltbildung, in der die traumatische Situation in ihrem äußeren Ablauf einen Umriss und damit eine Begrenzung erfährt; vgl. Fischer, 2007).

Tab. II.12: Sitzungsverlauf einer VR bei Vietnam-Veteranen nach Rothbaum et al. (2001)

Sitzung	Inhalt
1	Einholen von Informationen, Erläuterung der Therapie, Lehren einer Entspannungstechnik, Gewöhnung des Patienten an eine VR mit neutraler Umgebung
2 und 3	Lichtung im Dschungel Visuell: Helikopter bei Start, Landung oder am Himmel, Mündungsfeuer, Nebel Akustisch: Dschungelgeräusche (z. B. Grillen), Schüsse, Helikopter, Helikopterflug Visuell: Helikopter von innen, Pilot und Copilot, Sicht aus dem Helikopter heraus (Reisfelder, Dschungel, Flüsse) Akustisch: Motorengeräusche, Schüsse, Bomben, Radiogeräusche, Männerschreien
4 und 5	Patient soll während VR eigene Erinnerungen wiederholt beschreiben
ab 6	VR wird an Erinnerungen angepasst (z. B. Schüsse oder Starten und Landen des Helikopters, wenn Patient davon erzählt)

All diese Phasen wurden in den zitierten Studien in der Behandlung nicht berücksichtigt und bergen daher mehr die Gefahr einer Retraumatisierung als die Möglichkeit einer produktiven Aufarbeitung der traumatischen Erfahrung. Zudem besteht die Gefahr einer erneuten Traumatisierung, wenn die dargebotenen Stimuli die traumatische Situation des Betroffenen nicht genau abbilden (Wagner & Maercker, 2009).

Gefahr der Retraumatisierung

3.5.3 Weitere Störungsbilder

Virtuelle Umgebungen wurden außerdem bereits für die Therapie von Personen mit Zwangsstörung, insbesondere mit Ordnungszwängen, und Personen mit Panikstörung entwickelt. Dabei werden die Symptome einer Panikattacke wie eine verschwommene Sicht und Tunnelblick virtuell nachempfunden und mit akustischen Reizen wie Herzklopfen untermalt (Pérez-Ara et al., 2010). Auch für diese Störungsbilder zeigten sich bereits erste positive Ergebnisse. Doch auch außerhalb der Angststörungen wurden bereits erste virtuelle Szenarien entwickelt. In einer Erprobungsphase befinden sich u. a. VR für die verhaltenstherapeutische Diagnostik und Therapie von Essstörungen, Alkoholismus, Aufmerksamkeits-Defizit-Syndrom und Schizophrenie (ausführlicher siehe Eichenberg & Wolters, 2012). Auch im Rahmen psychodynamischer Ansätze gibt es Modellprojekte, z. B. zur VR-unterstützten Behandlung von sexuellen Funktionsstörungen (s. Optale et al., 2003).

3.5.4 Stand der Forschung zur Effektivität

Review

Ein aktuelles internationales Review von Eichenberg und Wolters (2012) fasst die bisher veröffentlichten Studien zum Einsatz virtueller Realitäten in der Psychotherapie zusammen. Demnach scheint der Einsatz von VR wirksam in der Therapie von Flugangst, Höhenangst, Spinnenphobie sowie sozialer Phobie zu sein. Die Wirksamkeitsforschung bei weiteren Angststörungen wie Panikstörung, Zwangsstörung und Posttraumatischer Belastungsstörung ist dahingegen noch in einem frühen Stadium. Allererste und sehr vereinzelte Studien gibt es auch zu Störungen außerhalb des Angststörungsspektrums (s. o.).

Metaanalysen

Zwei Metaanalysen differenzieren die Effektivität von VR bei Angststörungen. Parsons und Rizzo (2008) analysierten N=21 Studien im Pre-Post-Design (kontrolliertes Studiendesign war nicht Bedingung für die Aufnahme in die Analyse). Die Autoren ermittelten eine mittlere Effektstärke von *d*= .95 (*SD*= .02) für die Symptomreduktion in VR-unterstützten Therapien. Dabei waren die Behandlung bei Flugangst (*d*= 1.5; *SD*= .05) und Panikstörung mit Agoraphobie (*d*= 1.79; *SD*= .02) am effektivsten. Danach folgten die Therapie der Sozialen Phobie (*d*= .96; *SD*= .10), Höhenangst (*d*= .93; *SD*= .06) und Spinnenphobie (*d*= .92; *SD*= .12). Die Wirksamkeit der Anwendung bei der Posttraumatischen Belastungsstörung war vergleichsweise am geringsten (*d*= .87; *SD*= .01). Darüber hinaus wurden eine Reihe von moderierenden Variablen bestimmt – demnach war die Wirksamkeit u. a. abhängig vom Grad der Immersion und Präsenz, Dauer der Erkrankung und verschiedenen soziodemografischen Merkmalen.

Powers und Emmelkamp (2008) untersuchten in ihrer Metaanalyse *N*=13 kontrollierte Studien unter Verwendung eines rigideren Designs. Sie ermittelten hohe bis sehr hohe Effektstärken für die unterschiedlichen Angststörungen (*d*= .85 bis *d*= 1.67), wobei die Wirksamkeit bei den spezifischen Phobien auch hier am höchsten war.

Publikationsbias

Allerdings muss auch hier der bekannte Publikationsbias berücksichtigt werden. Demnach werden überwiegend Studien mit positiven Wirksamkeitsnachweisen publiziert, was zu einer tendenziellen Überschätzung von Therapieeffekten führt. Zudem waren in den meisten Studien die Katamnesezeiträume sehr kurz, so dass es wenig Informationen über langfristige Behandlungseffekte von VR-unterstützten Therapien gibt.

Darüber hinaus wäre die Untersuchung von Persönlichkeitseigenschaften (z. B. Einstellungen gegenüber der Technik, Realitäts- und Identitätsverständnis, Imaginationsfähigkeit) als potenzielle Moderatorvariablen wichtig. Insgesamt sollten VR-Welten so weiterentwickelt werden, dass idealerweise visuelle, auditorische und taktile Stimuli zur Verfügung stehen, da Studien zu VR-Behandlung bei Tierphobien z. B. zeigten, dass der kombinierte Einsatz – auch im Sinne Augmented Realities – gegenüber rein visuellen VR-Expositionen überlegen ist (z. B. Hoffman, Garcia-Palacios, Carlin, Furness & Botella-Arbona, 2003).

3.5.5 Zusammenfassung

Therapiemanuale

Seit der Publikation erster Einzelfallstudien zu VR in der Therapie spezifischer Phobien ist einige Forschungsarbeit geleistet worden. Die Anzahl der Evaluationsstudien ist deutlich gestiegen (Eichenberg & Wolters, 2012) und inzwischen wurden bereits *Therapiemanuale* zu spezifischen Phobien (z. B. Bouchard, Robillard, Larouche & Loranger, 2012) sowie PTBS (Spira, Wiederhold, Pyne & Wiederhold, 2006) entwickelt.

Simulatorkrankheit

Neben den erwähnten Vorteilen müssen jedoch auch potenziell negative Effekten (z. B. „Simulatorkrankheit") im Blick behalten werden. Neben den bestehenden Forschungsdesideraten werden ebenso ethische Bedenken bei der Anwendung von virtuellen Realitäten bei bestimmten Störungsbildern virulent, was Überlegungen zur Indikation bzw. Kontraindikation notwendig macht (s. Eichenberg & Wolters, 2012). Ein weiteres Problem ist, dass VR-Technologien bislang in Deutschland keinen Eingang in die alltägliche Praxis von Verhaltenstherapeutinnen und Verhaltenstherapeuten gefunden haben und somit interessierte Patienten dieses Angebot nicht breitflächig nutzen können. Dabei ist jedoch davon auszugehen, dass die Inanspruchnahme virtueller Realitäten zur Therapie psychischer Störungen vermutlich in den nächsten Jahren steigen wird.

Repräsentative Befragung

Einer repräsentativen Befragung der deutschen Bevölkerung zufolge (Eichenberg & Brähler, 2013), würde über ein Fünftel der Teilnehmer (23,1 %, n=525) eine VR-Behandlung im Falle einer Phobie in Erwägung ziehen. Eine internationale Studie zeigt, dass nur 3 % der 150 Teilnehmer mit spezifischer Phobie eine Behandlung mithilfe VR ablehnen, während hingegen 27 % zu einer in-vivo Exposition nicht bereit waren (García-Palacios, Botella, Hoffman & Fabregat, 2007). Auch von Therapeutenseite werden VR-Expositionen im Vergleich zur Exposition in-vivo als weniger aversiv betrachtet (Garcia-Palacios, Hoffman, See, Tsay & Botella, 2001). Auch wenn derzeit noch recht hohe Anschaffungskosten der Ausrüstung bestehen, sind sie jedoch in den vergangenen Jahren stark gesunken (Segal et al., 2011).

„Eine Automatisierung von psychosozialen Beratungsangeboten durch Software-Programme bzw. Apps ist aus psychologischer Sicht nicht pauschal als „Entmenschlichung" zu kritisieren. In der Regel „ersetzt" oder „verdrängt" die App keineswegs einen menschlichen Berater, sondern kommt in Konstellationen zum Einsatz, in denen sonst überhaupt keine Unterstützung zur Verfügung stehen würde" (Döring & Eichenberg, 2013, S. 1610).

3.6 Onlinesetting als ergänzender Interventionsraum

Zum Spektrum von modernen Medienanwendungen in laufender Behandlung, wie z. B. strukturierte Onlineprogramme (s. **Kap. II.3.3**) oder Virtuelle-Realitäten-Technologie (s. **Kap. II.3.5**), zählt auch eine ergänzende Onlinekommunikation, z. B. via E-Mail oder auch Videokonferenzen. So kann die Onlinekommunikation zum einen organisatorische Abläufe, wie z. B. Terminvergaben, unterstützen. Zum anderen kann sie aber auch therapeutisch eingesetzt werden. **Tabelle II.13** gibt einen Überblick über potenzielle Chancen, aber auch Gefahren begleiteter Online-Konsultationen.

Menge der Mails

Insgesamt liegt ein besonderes Risiko für Behandler in der Menge der sie erreichenden E-Mails von Patienten. Unerlässlich ist demnach, in jeder Behandlung die Rahmenbedingungen des ergänzenden Online-Kontakts im Sinne eines „E-Mail-Kodex" zu besprechen; erstens, um bei den Patienten keine falschen Erwartungen ständiger Erreichbarkeit zu wecken, zweitens um der eigenen Überlastung präventiv gegenzusteuern. Gleichzeitig ist noch nicht systematisch untersucht worden, welche Auswirkungen die E-Mail-Korrespondenz auf das therapeutische Arbeitsbündnis hat.

Tab. II.13: Chancen und Risiken einer ergänzenden E-Mail-Konsultation in laufenden Behandlungen (Eichenberg, 2011)

Merkmal	**Chancen**	**Risiken**
Absprachen per E-Mail	Kontaktaufnahme, Terminvergabe, Zusendung diagnostischer Fragebögen, Klärung von Formalitäten	Gefahr eines Überschusses an E-Mail-Kontakten mit der Folge für die Behandler, den Arbeitsaufwand nicht leisten zu können; unregelmäßige Antworten wiederum verunsichern den Patienten
Anbahnung und Intensivierung der Behandlung	Manchen Patienten ist eine Behandlung erst nach einer E-Mail-Anbahnung möglich bzw. besonders prekäre Themen können (zunächst) nur auf diesem Weg verbalisiert werden.	Gefahr des Rückzugs aus dem Therapieprozess bei (vermeidendem) Ausweichen auf den E-Mail-Kontakt

Merkmal	Chancen	Risiken
Psychoedukation	Kostengünstige Zusendung entsprechender Merkblätter via E-Mail mit der Folge, die Konsultationszeit individueller nutzen zu können	Gefahr, durch die fehlende Kommunikation über die psychoedukativen Inhalte nicht zu überprüfen, ob die Informationen auch verstanden wurden.
Feedback zu Therapie	Begleitung des therapeutischen Prozesses durch z. B. Online-Zusendung von Hausaufgaben, Optimierung der Sitzung durch automatisiertes Feedback (webbasiertes Monitoring und Therapieevaluation)	Fehlinterpretation: z. B. durch Mangel an direktem Kontakt Veränderungen anzunehmen, die nicht wirklich eingetroffen sind
Zeitliche Flexibilität	Möglichkeit in akuten Situationen den Behandler jederzeit anzuschreiben	Entgrenzung des Konsultations- und Therapiesettings
Finanzierung	Preisgünstige „Mehrtherapie" für die Patienten	Schwierigkeit der Anerkennung und finanziellen Honorierung der Behandler

Publizierte Erfahrungen zu Vorteilen und positiven Effekten einer parallel laufenden Unterstützung per E-Mail sind vorwiegend aus dem Bereich der stationären Nachsorge und Rückfallprävention bekannt (Wolf et al., 2006). Inzwischen berichten auch niedergelassene Psychotherapeuten in Fallvignetten von ihren Erfahrungen (z. B. Mück, 2011; Kächele, 2008; Kächele & Buchholz, 2013, für eine Therapiephase mit ausschließlichem SMS-Kontakt).

3.6.1 Besonderheiten für die therapeutische Beziehung bei ergänzenden Online-Konsultationen

Initiierung

Online-Konsultationen können „Face-to-Face"-Behandlungen initiieren. Gerade bei ängstlichen Patienten und/oder sehr prekären Themen kann die erste Kontaktaufnahme via Internet überhaupt erst den Weg in eine weitergehende Behandlung anbahnen.

Langsam mehren sich Berichte von Psychotherapeuten, die das klassische Face-to-Face-Setting flexibilisieren und E-Mail-Kontakte oder auch SMS zum ausdrücklichen Bestandteil der Therapie machen

(z. B. Neimark, 2009; Kächele, 2008; Kächele & Buchholz, 2013). Mück (2011), ein sowohl psychodynamisch als auch verhaltenstherapeutisch arbeitender Psychotherapeut (www.dr-mueck.de) beschreibt die Vorteile einer internetgestützten Psychotherapie aus Sicht seiner Patienten. Diese sähen die Vorteile der E-Mail-Konsultation u. a. in der leichten und anonymen Kontaktaufnahme, der Herstellung von „Beziehung" und dem Aufbau von Vertrauen im Vorfeld des Erstgesprächs, in dem Gefühl, zwischen den Sitzungen nicht alleine gelassen zu sein, in der raschen Verfügbarkeit von Hilfen in Krisensituationen, in der Förderung von Motivation zwischen den Sitzungen, in der Optimierung der Therapiesitzungen durch Vor- und Nachbereitung sowie in der Dokumentation der eigenen Entwicklung in Form von E-Mails. Die Therapeuten hätten zudem die Möglichkeit des tieferen Einblicks in den Patientenalltag und die damit verbundenen Gefühle des Patienten, was die Optimierung und Abstimmung der Therapie erleichtern würde. An dieser Stelle sei es für die Therapeuten wichtig, zu erkennen, ob Patienten den Internetkontakt tatsächlich „therapeutisch" nutzen oder lediglich als Ersatz für fehlende private Kontakte instrumentalisieren.

„Als-ob-Beziehungen"

Mück vermutet, dass das Kommunikationsmedium Internet eine schnelle Internalisierung „guter steuernder Objekte" sowie die Generalisierung kurativer Erfahrungen der therapeutischen Beziehung fördere. So spricht auch der Psychoanalytiker Claus Braun (2009) vom Medium Internet als Übergangsraum zwischen dem Selbst und dem Anderen, das – bei reifer Ich-Struktur – Möglichkeiten bietet, die eigene Identität in Auseinandersetzung mit der Identität anderer zu erforschen und in einer suspendierten Cyber-Realität spielerische Als-ob-Beziehungen einzugehen, die bei ausreichender Reflektion in „reale" Beziehungen hineinwirken können.

Das Hamburger TZS (Therapie-Zentrum für Suizidgefährdete, Universitätsklinikum Hamburg-Eppendorf) erhält häufig Erstkontaktanfragen von Patienten per E-Mail (Lindner & Fiedler, 2002). Fokussiert wird in der Therapie auf die innere psychische Dynamik, die zu suizidalem Erleben führt (vs. Fokus auf äußere Gegebenheiten bei Krisenintervention). Nach psychodynamischem Verständnis bildet sich die innere Konfliktthematik in der psychotherapeutischen Beziehung ab, was eine besondere Herausforderung für den Umgang mit virtuellen Kontakten darstellt. E-Mail-Kontakte werden im TZS als Übertragungsangebot einer virtuellen Objektbeziehung (Plassmann, 1999) verstanden: Die besondere Ambivalenz suizidaler Patienten – einerseits der Wunsch nach Psychotherapie und andererseits destruktive, suizidale Aspekte – spiegelt sich im virtuellen Kontakt. In der E-Mail-

Kommunikation wird ein allzeit verfügbares Objekt suggeriert, das aber nicht zu nah kommen soll; das Gegenüber bleibt in sicherer Distanz. Gleichzeitig kann die mangelnde physische Präsenz im virtuellen Raum zum fehlenden Erleben von Containment führen, was Spaltungen, Idealisierungen, Entwertungen von Beziehungen im Internet zur Folge haben kann (Young, 1996; nach Lindner & Fiedler, 2002).

Übergangsobjekt

Die Autoren nutzen E-Mail-Kontakte mit suizidalen Patienten und verstehen diese als virtuelle Objektbeziehung im Sinne eines Übergangsobjekts, dessen Bedeutung für den Patienten zunächst erschlossen werden muss und in den Einzelsitzungen durchgearbeitet werden kann, bis der virtuelle Raum als Schutzraum in der therapeutischen Beziehung überflüssig werden kann. Mit diesem Verständnis kann virtuelle Kommunikation psychodynamisch in therapeutische Prozesse integriert werden, statt sie lediglich als Agieren zu verstehen.

Zweitmeinungen

Eine besondere Situation ergibt sich, wenn Patienten parallel zu laufenden Behandlungen Zweitmeinungen einholen. Dass Patienten, insbesondere bei Verunsicherungen, einen weiteren Experten konsultieren, ist nicht neu. Via Internet lässt sich mit wenig Aufwand parallel eine Reihe von Fachpersonen kontaktieren, mit problematischen Effekten, nicht nur im Hinblick auf gesundheitsökonomische Aspekte. Divergierende Einschätzungen führen nicht nur zur Verwirrung, sondern können die bestehende Therapeut-Patient-Beziehung destabilisieren, mit der Folge eines schwierigen Compliance-Verhaltens der Patienten. Günstigenfalls, d. h. bei übereinstimmenden Behandlungsempfehlungen, kann eine parallele Online-Konsultation jedoch die gemeinsam getroffenen Behandlungsentscheidungen stärken.

3.6.2 Einstellungen der Behandler zu Online-Konsultationen

Zu der Frage, ob, in welchem Ausmaß und wann in der Therapie moderne Kommunikationsdienste einbezogen werden, existieren wenig empirische Befunde. Die meisten Studien fokussierten Ärzte. So zeigte sich nach der internationalen Metaanalyse von Masters (2008) je nach Studie ein großer Widerstand von 42 % oder auch 79 % der befragten Ärzte gegenüber E-Mail-Kommunikation mit Patienten. Dabei gaben die Ärzte an, dass der E-Mail-Kontakt die Arzt-Patient-Beziehung festigt und in Abhängigkeit des Themas eine E-Mail-Kommunikation im Vergleich effizienter sein kann als ein Telefonat oder ein Konsultationsgespräch. Allerdings wurden die E-Mails zwischen Arzt und Patient eher auf Wunsch der Patienten als auf Initiative des Arztes ausgetauscht. Als mögliche Gründe für den geringen Anteil an Behandlern, die mit ihren Patienten E-Mails austauschen, wurden Sorgen in Bezug auf gesetzliche Haftungsfragen und einer erhöhten Arbeitsbelastung genannt (Masters, 2008). Weiterhin störte viele das Potenzial für Missverständnisse und Fehlinterpretationen, hervorgerufen durch die rein textbasierte, asynchrone Kommunikation (Baker, Wagner, Singer & Bundord, 2003).

Psychotherapeuten im US-amerikanischen Raum nutzen die Möglichkeit von E-Kontakt wenig. So fanden Wells et al. (2007) unter amerikanischen, klinisch tätigen Fachleuten (*N*=2098), dass lediglich 2 % der Befragten Internetkommunikation als therapeutische Möglichkeit bereits einsetzen. Hauptbedenken betreffen auch hier Datenschutz, Fragen der Verantwortlichkeit, die Gefahr von Missverständnissen mit u. U. erheblichen Auswirkungen und fehlende spezifische Ausbildung für Online-Therapie. Die Problematik des *Digital Divide*, staatenübergreifende gesetzliche Probleme oder mangelnde technische Kenntnisse wurden ebenfalls geäußert, waren aber nicht vorherrschend. Von allen Befragten waren aber über die Hälfte (60 %) daran interessiert, mehr Informationen bezüglich Online-Behandlung zu erhalten, insbesondere zu spezifischen Ansätzen und Kriterien, für welche Störungen bzw. Personengruppen sie sinnvoll sein können.

Mora, Nevid & Chaplin (2008) konnten in einer Befragung klinischer Psychologen (*N*=138) in den USA zeigen, dass die Bereitschaft für alleinstehende Onlinetherapie am größten war, wenn die (hypothetisch beschriebene) Ratsuchende bisher noch keine psychotherapeutische Behandlung in Anspruch genommen hatte, im Vergleich zu einer Fallbeschreibung mit psychotherapeutischer Behandlung einer Major Depression in der Lebensgeschichte. Bevorzugt würden die befragten Psychologen als Kommunikationsmittel E-Mail einsetzen, weniger gerne individuelle bzw. Gruppen-Chats oder Videokonferenzen. Es wurde deutlich, dass kognitiv-behavioral orientierte Behandler (33 %) generell der Nutzung von internetbasierten Therapiemöglichkeiten positiver gegenüberstanden als psychodynamisch Orientierte (46 %).

Online-Interventionen als Ergänzung

Alle waren jedoch der Ansicht, dass Internet-Interventionen eher als Ergänzung zu herkömmlichen Therapiemethoden genutzt werden sollten, hierbei vor allem E-Mail-Kommunikation, während für alleinstehende Onlinetherapie Videokonferenzen favorisiert wurden. Auch wenn die Vorzüge von internetbasierten Interventionsmöglichkeiten als positiv eingeschätzt wurden (Erreichbarkeit von Menschen in ländlichen Gegenden oder bei körperlichen Einschränkungen), war insgesamt das Interesse, selbst online therapeutisch tätig zu werden oder an einem entsprechenden Training teilzunehmen, eher gering. Hauptbedenken betrafen die Tatsache, dass nonverbales Verhalten nicht Teil der virtuellen Beziehung sei, sowie Fragen zu rechtlichen Grundlagen (Verantwortlichkeit) und mögliche Schwierigkeiten, online ein gutes Arbeitsbündnis zu entwickeln. Fragen der Bezahlung hatten so gut wie keine Relevanz.

Situation in Deutschland

Befragte Ärzte und Psychotherapeuten in psychosomatischen/ psychiatrischen Kliniken in NRW (Eichenberg & Molitor, 2011) wünschten sich v. a. den verstärkten Einsatz von Computern und Videoaufnahmen in verschiedenen therapeutischen Anwendungsgebieten; sie stehen jedoch dem Einsatz modernerer Medien wie SMS, Chat oder Videokonferenzen als Nachbetreuungsmöglichkeiten eher restriktiv gegenüber. Im Zusammenhang mit intensiverem Medieneinsatz wurden größerer zeitlicher, finanzieller und personeller Aufwand befürchtet, aber auch die Möglichkeit der Zeitersparnis wurde angemerkt. Bemerkenswerterweise ergab sich in dieser Untersuchung kein Zusammenhang von psychotherapeutischer Ausrichtung, Alter oder Beruf der Behandler und Bewertung von therapeutischem Medieneinsatz. Haupteinflussfaktor war – und dies sowohl bei den Einstellungen der Therapeuten als auch der Patienten – die bisherige Medienerfahrung: Wer seltener Computer, Internet und Mobiltelefon im Alltag nutzte, stand der therapeutischen Mediennutzung auch skeptischer gegenüber.

E-Mail und Handy

Niedergelassene Psychotherapeuten hingegen scheinen recht offen gegenüber E-Mail-Kommunikation zu sein. In der Studie von Eichenberg und Kienzle (2011) berichteten fast alle befragten Psychotherapeuten (92,3 % von N=234), ihren Patienten die Möglichkeit zur Kommunikation per E-Mail anzubieten. Von diesen Therapeuten gaben 94 % an, dass es bereits zu einem E-Mail-Austausch zwischen ihnen und ihrem Patienten gekommen sei, wobei dieser von den Therapeuten mehrheitlich als überwiegend positiv erlebt wurde. Allerdings dienten E-Mails primär der Regelung formaler Angelegenheiten. Entsprechend wurde die internetbasierte Kommunikation, die der Absprache formaler Angelegenheiten dient, etwas positiver bewertet als E-Mails mit behandlungsrelevanten Inhalten.

Knapp zwei Drittel der befragten Psychotherapeuten (63,7 %) gab an, ihre Mobiltelefonnummer ihren Patienten mitzuteilen. Bei den per Handy empfangenen Anrufen werden in 31 % der Fälle behandlungsrelevante Informationen thematisiert und in 24,6 % der Fälle lediglich formale Angelegenheiten besprochen. Rund 24 % der Therapeuten gaben an, sowohl formale als auch behandlungsrelevante Anrufe zu erhalten. Als Hauptgrund für die Herausgabe der Mobilfunknummer gilt die Kontaktmöglichkeit für Patienten in besonders schwierigen Situationen. Gut die Hälfte der Therapeuten (52 %) berichtete, ihren Patienten die Möglichkeit einer SMS-basierten Kommunikation anzubieten.

Allerdings kommt es nach Angaben der befragten Therapeuten im Durchschnitt nur bei jedem 13. Patienten (*SD*=27,8) zu einem Austausch von Kurzmitteilungen. Insgesamt konnten bezüglich der Einstellungen der Therapeuten gegenüber des Einsatzes neuer Medien in der Psychotherapie keine Zusammenhänge mit der therapeutischen Ausrichtung festgestellt werden. Die insgesamt indifferente Haltung zeigte sich bei Psychotherapeuten aller therapeutischer Schulen.

3.6.3 Einstellungen von Patienten zu Online-Konsultationen

Positive Bewertung

Stationäre Patienten (*N*=289) in psychotherapeutischer/psychiatrischer Behandlung (Eichenberg & Molitor, 2011) bewerteten den Einsatz neuer Medien in therapeutischen Behandlungen in den meisten Anwendungsbereichen als positiv und wünschten sich diesen auch.

Besonders aufschlussreich – auch für die Gestaltung von zukünftigen E-Mental-Health-Angeboten – ist eine repräsentative Befragung in Deutschland zu den Einstellungen bzgl. therapeutischer Online-Angebote (Eichenberg & Brähler, 2013). Es zeigte sich, dass über ein Drittel (37,3 %) der deutschen Bevölkerung und knapp zwei Drittel (63,5 %) der deutschen Internetnutzer im Internet nach Gesundheitsinformationen suchen. Dennoch haben Ärzte, Psychologen, Apotheker, Familienmitglieder und Freunde einen größeren Einfluss auf das Gesundheitsverhalten als das Internet. Zudem sind 54,1 % der deutschen Internetnutzer noch nicht über die Möglichkeiten psychologischer Onlineberatung informiert. Nichtsdestotrotz würden sie das Internet „vielleicht“ in Zukunft zu diesem Zweck konsultieren. Die 2,2 %, die eine Onlineberatung im Falle psychosozialer Probleme bereits genutzt haben, sind nach eigenen Angaben mit diesem Dienst „zufrieden“. So offen die deutschen Internetnutzer im Bedarfsfall bei psychischem Stress dem Internet als Hilfemedium gegenüberstehen: Bei manifesten psychischen Störungen würden sie das klassische psychotherapeutische Setting medienunterstützten Behandlungsformen vorziehen.

Exkurs: Datenschutz

Es ist zu betonen, dass für jede Kommunikation zwischen Arzt/Behandler und Patient die gesetzlichen Vorschriften des Datenschutzes eingehalten werden müssen (s. **Kap. I.5.2**, technische Rahmenbedingungen). Ein E-Mail-Kontakt über einen unverschlüsselten E-Mail-Client wird bei Angabe der E-Mail-Adresse auf der Homepage des Arztes/Behandlers von den Patienten zur Kontaktaufnahme genutzt werden. Während also die Kontaktaufnahme und die Anbahnung, z. B. zum Zweck der Terminvereinbarung, per E-Mail möglich ist, muss darauf geachtet werden, dass jede weitere (Beratungs-)Kommunikation datensicher (z. B. webbasiert und verschlüsselt) passieren muss (s. **Kap. II.2.3.2**, webbasierte E-Mail-Beratung).

3.7 Zusammenfassung

Insgesamt bietet das Internet günstige Strukturen für die Erweiterung und Ergänzung herkömmlicher psychotherapeutischer Versorgungsangebote. Die Ausschöpfung dieser Optionen hängt stark von der zukünftigen Vernetzung der am Gesundheitssystem Beteiligten ab. Nachdem verschiedenste Formen von E-Mental-Health-Angeboten inzwischen positiv evaluiert sind, steht im nächsten Schritt an, diese in das bestehende Versorgungssystem zu integrieren. Vorbildlich sind hier andere europäische Länder, wie z. B. die Niederlanden oder Großbritannien, in denen Online-Angebote z. T. Bestandteil des Leistungskatalogs der Krankenkassen sind. Damit wird zum einen nötig sein, berufsrechtliche Gegebenheiten (s. **Kap. I.5.1**) entsprechend auch in Deutschland anzupassen.

Zum anderen müssen in der psychotherapeutischen Aus- und Weiterbildung (s. **Kap. IV.1**.) Kompetenzen vermittelt werden, die die Besonderheiten therapeutischer Online-Interventionen berücksichtigen. Dazu gehören neben bestimmten Standardkriterien, die therapeutische Angebote laut Vorschlag verschiedener Fachgesellschaften erfüllen müssen (zum Überblick s. Ross, 2011), auch bestimmte ethische Fragen im Umgang mit Spezifika der therapeutischen Situation: Wie präsent sollte oder darf ein Therapeut im Netz sein, z. B. in sozialen Netzwerken? Kann das Einholen von Internet-Informationen über einen Patienten ethisch gerechtfertigt sein (s. Eichenberg & Tump, 2012; **s. Kap. II.1.3.2**)?

Letztendlich entscheidet über den Erfolg therapeutischer Internet-Interventionen im Rahmen von Beratung oder Psychotherapie die Beziehungsqualität zwischen Behandler und Patient – ein Befund, der aus der allgemeinen Psychotherapieforschung bekannt ist (z. B. Martin, Garske & Davis, 2000). Daher ist unbedingte Voraussetzung, die mediumspezifischen Besonderheiten des Settings zu kennen und zu berücksichtigen.

Bauer, S. & Kordy, H. (Hrsg.). (2008). E-Mental-Health. Berlin: Springer.

Eichenberg, C. (Ed.). (2012). Virtual Reality. Rijeka, Croatia: InTech.

Suler, J. (o. J.). The Psychology of Cyberspace. Hypertext-book: *http://users.rider.edu/~suler/psycyber/psycyber.html*

3.8 Fragen zum Kapitel

Überprüfen Sie Ihr Wissen!

- Welche Vor- aber auch Nachteile haben therapeutische Interventionsangebote im Internet?
- Wo verorten und wie begründen Sie Ihre eigene Position diesbezüglich?
- Was sind kognitiv-behaviorale Interventionsprogramme?
- Welche Bestandteile haben sie typischerweise und bei welchen Störungsbildern ist ihre Effektivität besonders gut belegt?
- Wo sehen Sie die Grenzen entsprechender Programme?
- Welche ethischen Aspekte werden bei der Anwendung virtueller Realitäten in der Behandlung von Posttraumatischen Belastungsstörungen virulent?
- Was sind Serious Games und wie schätzen Sie deren Zukunft für die therapeutische Nutzung ein?
- Welche Probleme, welche Chancen können sich bei der E-Mail-Kommunikation in laufenden Behandlungen ergeben?
- Welche Einstellungen haben Psychotherapeuten hierzu laut Studienlage, welche haben Sie?

III Klinisch relevante Auswirkungen der Internetnutzung

Neben einem Nutzen für die Intervention kann der Mediengebrauch unter bestimmten Umständen auch Effekte und Rückwirkungen auf das Individuum mit extremen Auswirkungen auf das menschliche Verhalten und Erleben haben. Das heißt: je nach Nutzungsweise und -kontext können somit auch moderne Medien zum Ausdrucksfeld psychischer Störungen werden oder bereits bestehende verstärken. So wird im folgenden Kapitel Fragen bzgl. exzessiver, dysfunktionaler, selbstschädigender und devianter Nutzungsweisen nachgegangen.

Insgesamt ist es nötig, in der Praxis dysfunktionale und pathogene Muster der Internetnutzung erkennen zu können, und dementsprechend ist es Aufgabe der Psychotherapieforschung, entsprechende Leitlinien zur Behandlung zur Verfügung zu stellen.

1 Exzessive Nutzungsweisen

Suchtartige Nutzung

Exzessive Nutzungsweisen werden vor allem unter dem Begriff „Internetsucht“ geführt. In der Praxis mehren sich Fälle von Patienten, die aufgrund ihrer suchtartigen Nutzung Hilfe suchen. Dabei können diese Nutzungsweisen sich auf unterschiedlichste Bereiche beziehen, wie z. B. Online-Computerspiele, Glücksspiele, sexuelle Inhalte, Shopping oder kommunikative Anwendungen wie Chatten oder Social Networks (s. u.).

1.1 Internetsucht[1]

„Internetsucht“ wird seit gut 15 Jahren unter verschiedenen Bezeichnungen als psychologisches Problem diskutiert: Net Addiction, Online Addiction, Internet Addiction Disorder (IAD), Pathological Internet Use (PIU), Pathologischer Internetgebrauch (PIG), Cyberdisorder. Dabei hat der New Yorker Psychiater Ivan Goldberg diesen Begriff einst mehr als scherzhafte Scheindiagnose fallen lassen. Doch dieser Gag entwickelte sich zum Selbstläufer in der öffentlichen Berichterstattung und wissenschaftlichen Community. Dabei ist der derzeitige Forschungsstand noch nicht so weit gediehen, dass man bestehende Kontroversen um dieses Phänomen als vollständig überwunden bezeichnen könnte.

1.1.1 Nosologie

Diagnostische Einordnung

Eine der am häufigsten diskutierten Fragen betrifft die der diagnostischen Einordnung: Ist die *„Internetsucht“* eine eigenständige klinische Entität oder vielmehr ein Begleitsymptom anderer psychischer Erkrankungen? In der Fachliteratur finden sich zwei Zugangswege zur Beantwortung dieser Frage – ein theoretischer und ein empirisch fundierter Ansatz. Verschiedene Autoren geben unterschiedliche Vorschläge zur diagnostischen Einordnung.

Impulskontrollstörung

Internetsucht könnte nach einer Reihe von Autoren als Form einer *Impulskontrollstörung* (ICD-10: F63) aufgefasst werden (z. B. Greenfield, 1999; Treuer, Fábián & Füredi, 2001; Young, 1998). Als spezifische Charakteristika, die auf eine Störung der Impulskontrolle schließen lassen, nennen die Vertreter dieses Ansatzes, dass einerseits Wiederholungen der Handlungen durchgeführt werden, die die eigenen Interessen schädigen, andererseits die Personen keine Kontrolle über ihr Verhalten besitzen. Young (1998) hat auf dieser Basis z. B. einen 8-Item-Fragebogen entwickelt. Im Falle von fünf oder mehr zutreffenden Antworten im Jahresverlauf stellt die Autorin die Diagnose „Internetsucht". Die Bewertung dieses diagnostischen Instruments ist durchaus kontrovers (zusammenfassend siehe Beard & Wolf, 2001).

Abhängigkeitsstörung

Unter pathologischer Internetnutzung verstehen andere Autoren hingegen (z. B. Griffiths, 1998; Scherer, 1997) – in Anlehnung an die Kriterien zur *Abhängigkeitsstörung* nach ICD-10 (F1x.2) – einen starken Drang zur Aufrechterhaltung der privaten intensiven Internetnutzung, trotz negativer psychosozialer Folgen, wie sozialem Rückzug, Partnerschaftskonflikten oder finanziellen und beruflichen Problemen. Griffiths (1998) überträgt die folgenden Merkmale stoffgebundener Abhängigkeiten auf das Medium Internet:

1. Toleranzentwicklung (z. B. muss der Nutzer immer mehr Zeit online verbringen, um denselben Grad an Befriedigung zu erreichen)
2. Entzugserscheinungen (z. B. psychomotorische Agitiertheit, Angst)
3. Konflikt (interpersonell, intrapsychisch oder in Bezug auf anderen Aktivitäten, wie Arbeit und Hobbies, wegen der extensiven Internetnutzung)
4. Rückfallneigung (z. B. nach jahrelanger Abstinenz)
5. herausragende Bedeutung (die Internetnutzung wird zur wichtigsten Aktivität im Leben, dominiert das Verhalten, Denken und Fühlen)
6. Stimmungsänderung (z. B. Flow-Erlebnisse während der Internetnutzung)

Kritische Stimmen wenden gegen dieses Konzept ein, dass sich nicht typischerweise die Frequenz des Verhaltens steigert und sich ebenso wenig zwangsläufig Entzugssymptome bei Unterlassung der Internetnutzung einstellen.

Hahn und Jerusalem (2001) verzichten auf die diagnostische Einordnung in bestehende Klassifikationssysteme. Sie schlagen stattdessen vor, pathologischen Internetgebrauch als eine *moderne Verhaltensstörung und eskalierte Normalverhaltensweise* im Sinne eines exzessiven und auf ein Medium ausgerichteten Extremverhaltens zu verstehen. Klassifikatorisch könnte Internetsucht dann als *spezifische Form technologischer Süchte* eingeordnet werden, die sich durch Mensch-Maschine-Interaktion kennzeichnen. Technologische Abhängigkeiten wären in dieser inhaltlichen Klassifikation selbst eine Unterkategorie verhaltensbezogener, stoffungebundener Abhängigkeiten. Die Autoren schlagen fünf abstraktere Suchtkriterien vor (Einengung des Verhaltensraums, Kontrollverlust, Toleranzentwicklung, Entzugserscheinungen, negative soziale und personale Konsequenzen). Obwohl nach wie vor umstritten, mehren sich die Stimmen, die Internetsucht als *Verhaltenssucht* auffassen (vgl. die Diskussion zwischen Wölfling & Müller und Hintenberger in ZPPM, 2, 2013). So existieren bereits umfassende Werke, die verschiedene Verhaltenssüchte in den Blick nehmen (z. B. Batthyány & Pritz, 2009).

Spezifische Form technologischer Süchte

Verhaltenssucht ist ein relativ neuer Begriff für exzessive, belohnende Verhaltensweisen, die Merkmale einer psychischen Abhängigkeit aufweisen (Grüsser & Thalemann, 2006). Die Bezeichnung Verhaltenssucht macht die Handlungen des Nutzers, d. h. die Nutzung, und nicht das Mittel (oder Medium) zum Objekt der Pathologie. Obwohl pathologischer Internetgebrauch in den bekannten Diagnosesystemen (ICD-10, DSM-IV) bislang keine eigenständige klinische Entität ist, ist es ein Fortschritt, dass in der neuesten Auflage des DSM-V Verhaltenssüchte explizit mit aufgenommen wurden, indem das bisherige Kapitel „Substance-related Disorders" eine neue Bezeichnung erhielt, und zwar „Addiction and Related Disorders". Hier wurde auch die Glücksspielsucht als erste Verhaltenssucht integriert (www.dsm5.org/Documents/Substance%20Use%20Disorder%20Fact%20Sheet.pdf). Die Aufnahme von Verhaltenssüchten in die ICD-11 ist ebenso geplant.

Verhaltenssucht

1.1.2 Epidemiologie und Komorbidität

Eine Reihe von Studien widmete sich der Frage, wie häufig pathologische Internetnutzung isoliert bzw. im Rahmen anderer psychischer Störungen auftritt. Es liegen einerseits Studien vor, die versuchen, die *Epidemiologie* von pathologischem Internetnutzungsverhalten zu er-

Epidemiologie

fassen. Dabei konnte die Frage nach der Häufigkeit des Phänomens Internetsucht lange nicht befriedigend beantwortet werden, da zum einen die meisten Studien auf Gelegenheitsstichproben basierten, die keine Repräsentativität gewährleisten. Zum anderen wurden verschiedene, selbstentwickelte Erhebungsinstrumente eingesetzt, bei denen mehr oder weniger willkürliche Kriterien (Cut-Off-Werte) festgelegt wurden, wann die Befragungsteilnehmer als internetsüchtig einzuordnen sind. Objektivität, Reliabilität und Konstruktvalidität der Instrumente wurden bis auf wenige Ausnahmen (Hahn & Jerusalem, 2001; Wölfling, Müller & Beutel, 2010) in den meisten Fällen nicht geprüft. Dies hatte zur Folge, dass die ermittelten Prävalenzraten je nach eingesetztem Instrument und zugrunde liegender Stichprobe einer großen Spannweite unterliegen (von 3 % bei einer Online-Stichprobe, siehe Hahn & Jerusalem, 2001; bis 79,8 % siehe Young, 1998). Zudem erschweren rasche Veränderungen der Nutzungsgewohnheiten die Prävalenzschätzung. Für Deutschland liegen ganz aktuell bevölkerungsrepräsentative Daten vor (Müller, Glaesmer, Brähler, Wölfling & Beutel, im Druck), die die Prävalenz der Internetsucht auf 2,1 % beziffert.

Komorbidität

Andererseits wurde problematisches Internetnutzungsverhalten in Abhängigkeit von verschiedenen *Persönlichkeitsmerkmalen* (bestätigt wurde z. B. ein Zusammenhang zwischen wahrgenommener Selbstwirksamkeit, Selbstvertrauen, psychosozialer Reife und Impulsivität; nicht bestätigt hingegen wurde eine besondere Ausprägung des Merkmals „sensation seeking", vgl. Kratzer, 2006) bzw. im Zusammenhang mit weiteren psychischen Erkrankungen untersucht. Einige Studien konnten zeigen, dass pathologischer Internetgebrauch eine hohe Komorbidität mit anderen psychischen Störungen aufweist, v. a. mit affektiven Erkrankungen (z. B. Kim et al., 2006; Ha et al., 2006) und Angststörungen (z. B. Shapira, Goldsmith, Keck, Khosla & McElroy, 2000). Aber auch Komorbidität mit anderen Suchterkrankungen (z. B. Ya-Mei, Chao-Cheng & Jen-Yeu, 2001) sowie Aufmerksamkeitsdefizits-Hyperaktivitäts-Störungen (ADHS) im Erwachsenenalter (Ko, Yen, Chen, Chen & Yen, 2008) wurden nachgewiesen.

Kratzer und Hegerl (2008) konnten in einer methodisch hochwertigen Studie mit Vergleichsgruppendesign zeigen, dass bei Personen mit pathologischer Internetnutzung ein signifikant häufigeres Auftreten von psychiatrischen Diagnosen verzeichnet werden konnte als bei Personen mit unauffälligem Nutzungsverhalten (90 % vs. 22,6 %).

primäre und sekundäre Internetabhängigkeit

Folglich liegt es nahe, die von Seemann, Köpf, Kratzer und Wöller (2001) vorgeschlagene Unterscheidung zwischen primärer (eine vorab psychisch gesunde Person wird internetsüchtig) und sekundärer Internetabhängigkeit (Internetabhängigkeit entwickelt sich auf dem Boden einer vorbestehenden psychischen Störung) in der Diagnostik wie auch bei der Behandlung zu berücksichtigen.

1.1.3 Spezifische Formen der Internetsucht

Internetsucht kann – wie beschrieben – unterschiedliche Formen annehmen. Abhängig von der hauptsächlichen Nutzung werden z. B. unterschieden: Online-Sexsucht, Online-Kaufsucht, Online-(Glücks-) Spielsucht und die süchtige Nutzung von kommunikativen Diensten wie z. B. Chatrooms oder sozialen Netzwerken. Die Formen mit den höchsten Prävalenzen sind die Online-Sexsucht sowie die Computerspielsucht, die heutzutage sehr häufig über Gaming im Internet ausgetragen wird. Aus diesem Grund werden im Folgenden diese beiden Formen näher vorgestellt.

1.2 Cybersexsucht

Alle Medien wurden in der Vergangenheit sexuell besetzt. So verwundert nicht, dass auch das Internet sexualbezogenen genutzt wird. Mit der Einführungs- und frühen Etablierungsphase des Internets dominierten medienpessimistische Stimmen, die das Internet pathologisierten und ihm destruktive Effekte – so auch im Bereich der Sexualität – zuschrieben (Eichenberg, 2009a).

Nutzungsfacetten

In den letzten Jahren differenzierte sich die Diskussion auf der Basis empirischer Befunde, die nahelegen, dass das Internet für sich genommen zu keiner pathologischen Nutzung führt, sondern vielmehr bestimmte Nutzungsfacetten, dazu zählen v. a. Onlinespiele und Cybersex. Studien konnten zeigen, dass der Konsum pornografischer Inhalte im Internet am besten den zwanghaften Internetgebrauch ein Jahr später voraussagt (Meerkerk, Van Den Eijnden & Garretsen, 2006; vgl. auch Müller et al., 2012).

Cybersex im engeren und weiteren Sinn

Die sexuelle Internetnutzung ist weit verbreitet. Dabei muss zwischen Cybersex im engeren (Nutzung direkter computervermittelter Interaktionen zur sexuellen Erregung und Befriedigung) und im weiteren Sinne (auch verschiedene Nutzungsweisen von Online-Erotika und -Pornografie, s. Döring, 2009) unterschieden werden. Insbesondere die Rezeption von Online-Erotika und -Pornografie gehört für viele

Internetnutzer zu ihrem Nutzungsspektrum. Eine norwegische bevölkerungsrepräsentative Studie ermittelte, dass 63 % Männer und 14 % der Frauen im Netz entsprechendes Material abrufen (Træen, Nilsen, & Stigum, 2006). Für Studierende einer deutschen Universität wurden in einer Stichprobe noch höhere Raten gefunden (88 % der männlichen und 56 % der weiblichen Studierenden, wobei jeweils 19 % bzw. 9 % angaben, Cybersex im engeren Sinne zu betreiben, s. Döring, 2010).

Fördernde Nutzungsaspekte

Als Attraktivität und Sucht fördernde Nutzungsaspekte des Internets im sexuellen Bereich gelten v. a. die niedrige Zugangsschwelle (kostengünstig, anonym), die Mannigfaltigkeit des pornografischen Materials (Fotos, Filme, Texte, Video-Chats etc.), auch zu jeder spezifischsten Vorliebe, der grenzenlose Markt, das Verschwimmen der Grenzen zwischen Rezipient, Produzent und Anbieter, die Möglichkeit zur Interaktion mit gegenseitiger Beeinflussung von Fantasien bzw. realem Verhalten und ein niedriges Risiko bzgl. Entdeckung der Aktivitäten (Hill, 2011; Eichenberg & Malberg, 2012). Befragungsstudien an Sexualtherapeuten zeigen, dass der Hauptmanifestationsort der Sexsucht heutzutage das Internet ist (Briken et al., 2007).

1.2.1 Diagnostische Einordnung der Sexsucht

Skalen

Seit vielen Jahren wird die Kontroverse darüber geführt, zu welcher nosologischen Einheit die Sexsucht zugeordnet werden soll. Entsprechend wurden verschiedene Skalen entwickelt, die die Sexsucht unterschiedlich operationalisieren, so z. B. im Rahmen von Zwangsstörungen (Sexual Compulsivity Scale, Kalichman & Rompa, 1995), Störungen der Impulskontrolle (Sexual Inhibition & Sexual Excitation Scales, Janssen, Vorst, Finn, & Bancroft, 2002), Störungen der Sexualpräferenz (Hypersexual Disorder Screening Inventory, Kafka, 2010) oder im Rahmen von Suchterkrankungen (Sexual Addiction Screening Test, Carnes, 1989). So divergieren auch aufgrund der Anwendung verschiedener Kriterien und Messinstrumenten die Prävalenzschätzungen der Cybersexsucht zwischen 1 und 8,3 % (Eichenberg & Blokus, 2010). Cooper, Delmonico & Burg (2000) ermittelten z. B. in einer internetbasierten Fragebogenstudie mit *N*=9.265 Teilnehmern einen Anteil von 83 % unauffälligen Cybersex-Usern gegenüber 11 % mit problematischem und knapp 6 % mit süchtigem sexuellem Verhalten, von denen 1 % als „Cybersex Compulsive" eingestuft wurden. Somit wird deutlich, dass die Mehrheit der Cybersexnutzerinnen und

-nutzer keine mit ihrem Nutzungsverhalten zusammenhängenden Probleme aufweist.

1.2.2 Verhaltenssüchte in der Revision des DSM-V

DSM-V

In der Revision des DSM-V wurden Verhaltenssüchte explizit mit aufgenommen, indem das bisherige Kapitel „Substance-related Disorders" neu bezeichnet wurde als „Addiction and Related Disorders". Pathologisches Glücksspiel („Gambling Disorder") wurde hier als erste Verhaltenssucht im DSM-V mit einbezogen (s.o.).

neurobiologische Korrelate

Grund dafür ist, dass die Glücksspielsucht-Forschung unter Verwendung bildgebender Verfahren (EEG, fMRT) nachweisen konnte, dass äquivalente neuronale Korrelate für kognitive und affektive Prozesse bei der Suchtentstehung und -aufrechterhaltung anzunehmen sind, die sich so auch bei stoffgebundenen Süchten finden (z.B. Crockford, Goodyear, Edwards, Quickfall & el-Guebaly, 2005; Holden, 2010).

Unter Verwendung des in der Suchtforschung etablierten Reiz-Reaktions-Paradigmas konnten Wölfling et al. (2011) nachweisen, dass bereits die Präsentation von suchtrelevanten Reizen ausreichte, um bei pathologischen Glücksspielern eine vertiefte emotionale Verarbeitung dieser auszulösen. Es zeigte sich eine hohe Korrelation zwischen dem Late Positive Potential (LPP), einer späten EKP-Komponente, die mit der emotionalen Reizbewertung in Zusammenhang steht, und den Selbstberichten der Probanden zum Craving bei pathologischen Glücksspielern im Vergleich zu moderaten (klinisch unauffälligen) Glücksspielern.

Auch wenn es erste Hinweise auf die Zuordnung der Sexsucht zu den Verhaltenssüchten gibt (Goodman, 2008), so fehlt für die Aufnahme in das Kapitel „Addiction and Related Disorders" bislang der experimentell-psychopathologische Äquivalenznachweis von Sexsucht und substanzbezogenen Abhängigkeitserkrankungen. Dafür wird nötig sein, neurobiologische Korrelate entsprechend der Forschung zum pathologischen Glücksspiel nachzuweisen. Insgesamt werden die spezifischen Manifestationsorte der Verhaltenssüchte (wie das Internet: vgl. Internet Gaming Disorder www.dsm5.org/Documents/Internet%20 Gaming%20Disorder%20Fact%20Sheet.pdf) zunächst nur im Anhang des DSM-V aufgeführt, verbunden mit dem Ziel bzw. der Notwendigkeit, weitere Forschung zu stimulieren (APA, 2012). Dies gilt auch für die Internetsexsucht.

1.2.3 Implikationen für die Behandlung der Cybersexsucht

Es herrscht heute weitgehend Einigkeit darüber, dass multimodale Therapieansätze, die sowohl mit verschiedenen Settings arbeiten (Einzel- und Gruppentherapie, familientherapeutische Ansätze, Paartherapie, Selbsthilfegruppen, Psychopharmakotherapie) als auch vor dem Hintergrund verschiedener Modellvorstellungen (psychodynamisch, kognitiv-behavioral, systemisch) entwickelt wurden, indiziert sind (Briken & Basdekis-Jozsa, 2010; Delmonico & Carnes, 1999; Hill, 2011).

Behandlungsziele

Briken et al. (2007) unterscheiden Behandlungsziele erster, zweiter und dritter Ordnung. Zunächst steht die Diagnostik und Behandlung eventuell vorliegender komorbider Störungen im Fokus. Bei noch gering ausgeprägtem Problembewusstsein oder einer ambivalenten Haltung gegenüber der Veränderung des cybersexsüchtigen Verhaltens können Techniken wie z. B. das Motivational Interviewing (Rollnick, Miller & Butler, 2007) hilfreich sein. Diese zu nutzen und für eine Therapie zu motivieren betrifft vor allem Fachkräfte der Primärversorgung, da laut einer Studie nur 10 % der Betroffenen eine Therapie aufnehmen (Landau, Garrett & Webb, 2008).

selektive Abstinenz

Für weitere Therapieschritte ist zunächst der Entzug von Cybersex-Aktivitäten Voraussetzung, mittelfristig wird jedoch keine absolute, sondern eine selektive Abstinenz angestrebt. Dazu hilfreich sind, bezogen auf den Umgang mit dem Internet, verhaltenstherapeutische Techniken zur Selbst- und Stimuluskontrolle (z. B. durch zeitliche Beschränkung der Netznutzung, Filtersoftware, Platzierung des Computers an Orte, die für andere Familienmitglieder einsehbar sind etc.). Psychopharmakotherapie (z. B. mit Natrexon, vgl. Briken & Kafka, 2007 oder SSRI wie Citalopram, vgl. Waiberg et al., 2006) kann ebenso im Einzelfall unterstützen.

Rückfallvermeidung

In einer zweiten Phase stehen Rückfallvermeidung (auch in Form von Selbsthilfegruppen, die nach dem sogenannten 12-Schritte-Programm arbeiten, wie AS – Anonyme Sexaholiker – oder SLAA – Sex and Love Addicts Anonymous), Förderung einer integrativeren und beziehungsreicheren Sexualität und die Einbeziehung von Partnern (evtl. Paartherapie) und anderen Bezugspersonen im Vordergrund.

lebensgeschichtliche Zusammenhänge

Der weitere Behandlungsplan (dritte Phase) variiert mit den bestehenden Komorbiditäten und vor allem der zugrunde liegenden Ätiologie. Erst nach einer intensiven Stabilisierungsphase können jetzt lebensgeschichtliche Zusammenhänge, die sich mit der aktuellen sexsüchtigen Problematik in Verbindung bringen lassen, rekonstruiert und aufgearbeitet werden. Eichenberg und Blokus (2010) beschreiben den entsprechend der vorherrschenden Ätiologie indizierten Behandlungsstil.

So wird z.B. bei einer dominierenden neurotischen Dynamik das Durcharbeiten des zugrunde liegenden Konflikts im übertragungsfokussierten Vorgehen indiziert sein, bei einer Traumadynamik hingegen eine Bearbeitung der traumatischen Erlebnisse. Cybersexsüchtiges Verhalten an der Schwelle zur Delinquenz muss vor allem mit verhaltenstherapeutischen Methoden begegnet werden.

1.3 Computerspielsucht[2]

Prävalenzraten

In der stationären und ambulanten Praxis von Ärzten und Psychotherapeuten häufen sich Kasuistiken von exzessiv computerspielenden Patienten, insbesondere von Jugendlichen und jungen Erwachsenen. Aktuellere epidemiologische Studien aus dem deutschsprachigen Raum berichten von Prävalenzraten um die 3 % für diese Altersgruppe (siehe für Deutschland Rehbein et al., 2010, mit 3,3 % und für Österreich siehe Batthyány et al., 2009, mit 2,7 %).

Berücksichtigt man auch missbräuchliches/problematisches Verhalten, sind die Raten höher (bei 9,6 % der österreichischen Schüler, Batthyány et al., 2009). Dabei gelten insbesondere Jungen mit geringerem Bildungsniveau (Wölfling, Thalemann & Grüsser-Sinopoli, 2008) sowie Nutzer sog. Massen-Mehrspieler-Online-Rollenspiele (MMORPGs) (Beutel, Hoch, Wölfling & Müller, 2011) als gefährdet, wobei Medienerziehung, elterliche Medienkompetenz und Funktionalität der Familie ebenso große Bedeutung haben (Kammerl et al., 2012). Dies führte dazu, dass sich inzwischen schon – wenn auch nur vereinzelt und damit der Versorgungsnachfrage nicht adäquat – spezialisierte Fachabteilungen gegründet haben (siehe z.B. die Ambulanzen für Spielsucht des Kompetenzzentrums Verhaltenssucht an der Uniklinik Mainz, www.unimedizin-mainz.de/psychosomatik/startseite/kompetenzzentrum-verhaltenssucht.html) und erste Manuale zur störungsspezifischen Behandlung publiziert wurden (siehe Wölfling, Jo, Bengesser, Beutel & Müller, 2013).

1.3.1 Symptomatik und diagnostische Kriterien

Symptome Die von den Betroffenen einer „Computerspielsucht" beschriebenen Symptome, Verhaltensweisen und Erlebniswelten weisen auf deutlich psychopathologisch gefärbte Muster hin, die denen einer Suchterkrankung gleichen. Inzwischen liegen auch verschiedene Studien vor, die belegen, dass *ä*quivalente neuronale Korrelate für kognitive und affektive Prozesse bei der Suchtentstehung und -aufrechterhaltung anzunehmen sind, die sich so auch bei stoffgebundenen Süchten finden. So entsprechen auch die von Patienten sowie von ihren Angehörigen beschriebenen Symptomcluster bzw. Folgen des exzessiven Verhaltens oftmals genau denen stoffgebundener Süchte: gedankenbestimmendes Verlangen nach dem Computerspiel, Berichte über den Kontrollverlust der Spielzeit, merkliche Leistungseinbußen im schulischen Bereich oder im Beruf, vegetative Symptome (Nervosität, Unruhe, Verschiebung des Schlaf-Wach-Rhythmus).

Leidensdruck & Komorbidität Klinische Befunde zeigen, dass viele Betroffene unter einem hohen Leidensdruck stehen. So konnte an einer Stichprobe asiatischer computerspiel- und internetabhängiger Jugendlicher gezeigt werden, dass sie im Vergleich zu nicht betroffenen Jugendlichen deutlich psychopathologisch belastet sind (deutlich erhöhte Symptombelastung auf den Skalen Somatisierung, Zwanghaftigkeit, Unsicherheit im Sozialkontakt, Depressivität und Ängstlichkeit, Aggressivität, phobische Angst und Psychotizismus nach SCL-90, Franke, 2002; Yang, Choe, Baity, Lee & Cho, 2005). Wie bei den Befunden zur Internetsucht (s. **Kap. III.1.1**) konnten als häufige Komorbiditäten der Computerspielsucht affektive Störungen und Angsterkrankungen festgestellt werden. Dabei kann ein komplexes Bedingungsgefüge zwischen der Computerspielsucht und den depressiven Verstimmungen bzw. sozialphobischen Zügen angenommen werden. Eine Längsschnittstudie zeigte eine wechselseitige Beeinflussung der jeweiligen Symptomschwere. Interessanterweise wurde jedoch ebenso deutlich, dass mit Abnahme der Computerspielsucht sich auch die depressiven Symptome abmilderten, die parallel mit der Zunahme des süchtigen Verhaltens angestiegen waren (Gentile et al., 2011).

Klassifikationskriterien Computerspielsucht ist nach wie vor noch nicht in die gängigen Klassifikationssysteme als eigenständiges Störungsbild aufgenommen worden. Auch wenn die Glücksspielsucht in DSM-V nun integriert wurde, so wird zunächst noch weitere Forschungsarbeit nötig sein, um die Computerspielsucht ähnlich anerkannt zu sehen. Auch wenn in Fachkreisen noch keine Einigkeit besteht, Computerspielsucht als

Suchterkrankung, d. h. genauer als Verhaltenssucht, zu konzeptionalisieren (siehe die Kontroverse zwischen Wölfling & Müller und Hintenberger in ZPPM 2, 2013), so existieren fundierte Ausarbeitungen, die auf Substanzabhängigkeit ausgerichteten Klassifikationskriterien auf das Störungsbild Computerspielsucht anzupassen (siehe Wölfling et al., 2013).

Fallbeispiel: Computerspielsucht

Die Mutter von F. (14) stellt sich in der psychotherapeutischen Praxis vor. Sie sucht verzweifelt um Hilfe und berichtet, sie wisse nicht mehr, wie sie mit ihrem Sohn umgehen solle. Er habe nur noch ein einziges Interesse bzw. einen Lebensinhalt: Computer zu spielen. Verschiedene Versuche, sein Spielverhalten zu reglementieren, seien gescheitert. An Absprachen, das Computerspiel pro Tag auf eine Stunde zu limitieren, halte er sich nicht. Selbst wenn die Familie zu Abend esse, würde er das Spiel nicht unterbrechen und reagiere selbst auf Ansprache, ob er nicht essen wolle, aggressiv. In der Schule käme er kaum noch mit, die Lehrer hätten bereits um ein Gespräch gebeten, da F. den Schultag nur mehr übermüdet verbringen würde. Die Mutter berichtet, nachts gar den Strom abgeschaltet zu haben, damit F. dann nicht spielt, aber dann laufe er wutentbrannt aus dem Haus zu Freunden. Sie selbst könnte dann abends nicht einmal lesen, wenn sie den Strom abschalte. Die gesamte Familie leide unter F.s Spielsucht, es gäbe nur noch Streit. Zu seinem Fußballtraining würde er auch nicht mehr gehen, Taschengeldreduktion habe als Strafmaßnahme ebenso wenig genutzt wie Angebote, einen schönen Urlaub zu verbringen, wenn er das Spielen aufgibt. Im Grunde würde alles immer schlimmer und F.s Verhalten immer exzessiver.

1.3.2 Präventionsansätze und Behandlungskonzepte

Integrative Modelle

In Anlehnung an integrative Erklärungsansätze für die Abhängigkeit von psychotropen Substanzen werden auch für die Computerspielsucht komplexe ätiopathogenetische Modelle angenommen (zur Übersicht für integrative Modelle mit dem Schwerpunkt auf lerntheoretische und neurobiologische Mechanismen auf dem Hintergrund von Persönlichkeitsmerkmalen siehe Wölfling et al., 2013; für psychodynamische Überlegungen siehe Essig, 2012; für kultur- und sozialwissenschaftliche Betrachtungen siehe te Wildt, 2012).

Behandlungskonzepte

Dementsprechend sind auch die *Behandlungskonzepte* meist multimethodal angelegt (siehe z. B. Petry, 2010), wobei allerdings die wenigsten bisher evidenzbasiert sind. Aus fundierten klinischen Erfahrungen berichten aus psychodynamischer Perspektive z. B. Lampen-

Imkamp und te Wildt (2009), dass es sich bei den Betroffenen vor allem um Menschen mit frühen Bindungsstörungen handelt, die einer intensiven psychotherapeutischen und bisweilen auch psychopharmakologischen Behandlung bedürfen.

Behandlungsmanual

Wölfling et al.(2013) legen ein erstes Manual zur kognitiv-behavioral orientierten Behandlung der Computerspielsucht vor, das zumindest in Teilen auf seine Wirksamkeit überprüft wurde. Das Programm umfasst 15 Gruppen- und 8 Einzeltherapiesitzungen. Die einzeltherapeutischen Sitzungen dienen der Vertiefung der Gruppensitzungen, sind aber grundsätzlich offen gestaltet. Die verhaltenstherapeutisch orientierten Therapiebausteine des Gruppenprogramms umfassen Motivationsaufbau, Psychoedukation, Erarbeitung eines funktionalen Bedingungsmodells, Strategien im Umgang mit Verlangen, Aufbau alternativer Aktivitäten, Verbesserung von Selbstwert und sozialer Kompetenz, Bezug zum biografischen Hintergrund, Problemlösestrategien, Expositionsübungen sowie Rückfallprophylaxe.

Prävention

Aufgrund des Befundes, dass ein belastetes Familienklima und ungeeignete Erziehungsmethoden dazu beitragen, dass sich Jugendliche hinter den Bildschirm zurückziehen, ist es sinnvoll, die Eltern in die *Präventionsprogramme* miteinzubeziehen. Gleichzeitig sind reine Familieninterventionen möglicherweise nicht effektiv, da im Jugendalter – und besonders bezogen auf Computerspiel- und Internetnutzung – die Peer-Group einen großen Einfluss auf die Jugendlichen (vgl. Eichenberg et al., 2011) hat und elterliche Regulationen häufig missachtet oder ausgetrickst werden. Zusammen mit exzessiver Computerspiel- und Internetnutzung treten Berichte von großer Belastung, Problemen mit Schule und/oder Ausbildung sowie große Konflikte mit Eltern auf (Mücken, 2009; Dreier et al., 2013). Aus der klinischen Erfahrung zeigt sich, dass Jugendliche auf diese Weise mit einer problematischen bzw. exzessiven Nutzung Ressourcen verlieren oder nicht entwickeln, die für ein gesundes Aufwachsen sehr relevant sind. Andererseits zeigt sich, dass ein Großteil der Patienten, die im Erwachsenenalter mit einer Internet- und Computerspielsucht diagnostiziert wurden, schon sehr früh ein problematisches Verhalten gezeigt haben. Insofern ergibt sich ein dringender Bedarf an primär- wie sekundärpräventiven Angeboten zur Computerspiel- und Internetsucht, die sich speziell an Jugendliche richten. Obwohl es eine Vielzahl von Angeboten zur Suchtprävention gibt, fokussiert keines dieser Projekte direkt auf Verhaltenssüchte im Allgemeinen bzw. auf problematischen Computer- und Internetgebrauch im Speziellen. Insgesamt haben sich theaterpädagogische Maßnahmen in der Präventionsarbeit mit Jugendlichen als effektiv und v. a. als die Zielgruppe optimal ansprechend erwiesen (z. B. Bowi & Kruse, 2007).

1.4 Zusammenfassung

Auf der Grundlage der bisher vorliegenden Befunde kann davon ausgegangen werden, dass pathologisches Internetnutzungsverhalten in den meisten Fällen mit anderen psychischen Störungen einhergeht. Da die existierenden Studien jedoch fast ausschließlich Querschnittsuntersuchungen sind, kann über die kausalen Zusammenhänge zwischen Internetsucht und begleitenden psychischen Erkrankungen keine valide Aussage getroffen werden, d. h. pathologische Internetnutzung könnte sowohl Ursache als auch Folge einer weiteren psychischen Störung sein.

Wenn weitere Untersuchungen einen Äquivalenznachweis zwischen stoffgebundenen Süchten und z. B. der Cybersexsucht erbringen, muss das therapeutische Vorgehen diesem Befund entsprechend angepasst werden. Wenn somit, wie bei stoffgebundenen Suchterkrankungen, auch bei der Sexsucht die Suchtentwicklung über das Belohnungssystem als neurobiologische Grundlage verläuft, ist z. B. der therapeutische Versuch, Verhaltensalternativen zum süchtigen Verhalten aufzubauen, kaum erfolgversprechend. Behandlungsansätze, die exzessive Online-Sexualität als Zwangs- oder Impulskontrollstörung verstehen, würden hingegen auf diese Techniken typischerweise zurückgreifen. Auch aus psychodynamischer Perspektive unterliegen Zwangs- und Suchtprozesse sehr verschiedenen Dynamiken und Abwehrkonstellationen.

Insgesamt sind evidenzbasierte Therapieempfehlungen zur Behandlung der Cybersexsucht noch ausstehend; für die Computerspielsucht, die besser erforscht ist, liegen erste Manuale auch im deutschsprachigen Raum vor (Wölfling et al., 2013). Gleichzeitig ist wichtig, die positiven Aspekte von Onlinespielen nicht zu übersehen sowie die vielfältigen Ausdrucks- und Kommunikationsformen von Online-Sexualität nicht unkritisch zu pathologisieren, sondern das Internet auch oder sogar besonders für Jugendliche als wichtigen und ebenso entwicklungsfördernden Raum anzuerkennen. Gleiches gilt für die Chancen, die es zur sexualbezogenen Gesundheitsförderung bietet (Eichenberg, 2009a; Eichenberg & Auersperg, 2013).

2 Dysfunktionale Nutzungsweisen

Dysfunktional wird die **Netznutzung** dann, wenn z. B. konstruktiv nutzbare Anwendungen oder Dienste auf eine Weise eingesetzt werden, dass sie negative Auswirkungen für den Anwender (oder auch andere) haben. So kann die Internetnutzung zu erhöhtem Stress (mit der Folge der Entwicklung entsprechender Stresssymptome oder gar Stressfolgeerkrankungen) führen, z. B. durch fehlende Kompetenzen, die Flut an im Internet verfügbaren Informationen zu selektieren oder z. B. ein beruflich bedingt hohes E-Mail-Aufkommen zu managen.

Dazu gehört auch die Frequentierung von gesundheitsbezogenen Websites bzw. die Partizipation an Gesundheitsforen in der Art, dass hierdurch entweder keine sachlich fundierten Informationen eingeholt werden (weil es dem Nutzer z. B. schwerfällt, zwischen seriösen und unseriösen Angeboten zu unterscheiden) oder Online-Recherchen und -kommunikation so geführt werden, dass Gesundheitsängste unterhalten oder gar verstärkt werden. In beiden Fällen kann es zu ungünstigen Einflüssen auf das eigene Gesundheitserleben und -verhalten kommen. Dabei sind in all diesen Fällen die Grenzen zu exzessiven (s. **Kap. III.1**) und selbstschädigenden Nutzungsweisen (s. **Kap. III.3**) fließend.

2.1 Stress

Stress

Die Zusammenhänge zwischen Stress und Internetnutzung sind bidirektional. Zum einen wird das Internet als Medium zur Stressprävention genutzt, z. B. in Form strukturierter Interventionsprogramme (vgl. **Kap. II.3.3**). Zum anderen kann die Nutzung aber auch auf verschiedene Arten Stress erzeugen, z. B. durch Informationsüberflutung, die von der Person nicht mehr bewältigt wird. Dies kann aber auch mit exzessiven Nutzungsformen assoziiert sein (z. B. bei süchtigem Computerspielen, vgl. **Kap. III.1.3**; zur dysfunktionalen Stressverarbeitung von internetsüchtigen Personen s. Wölfling, Müller, Giralt & Beutel, 2011; Jagla et al., 2011). Gleiches gilt für die Entwicklung von

Stress oder sogar Traumafolgestörungen von Opfern, z. B. im Rahmen von Cybermobbing (vgl. **Kap. III.4.1**).

Onlinetraining

Im Rahmen von *Online-Stressprävention* wurde beispielsweise exploriert, inwiefern herkömmliche Anti-Stress-Trainings in ihrer Wirksamkeit mit entsprechenden Onlinetrainings vergleichbar sind. Fridrici und Lohaus (2009) vergleichen in diesem Sinne ein schulbasiertes Angebot für Schüler mit zwei Onlinevarianten (einmal absolvierten die Schüler das Training online in der Schule, einmal zu Hause) und einer Kontrollgruppe. Obwohl die Akzeptanz des Programms bei den Schülern, die das traditionelle Training im Klassenzimmer absolvierten, am höchsten war, war der Wissenszuwachs bezüglich Stresserleben, -verarbeitung und Copingstrategien im Onlinetraining, an dem in der Schule teilgenommen wurde, am größten. So kann aus diesen Befunden geschlussfolgert werden, dass Online-Stresspräventionstrainings allenfalls eine Ergänzung zu traditionellen Methoden sein können, zumal die Drop-out-Quoten bei Online-Interventionsprogrammen insgesamt recht hoch sind (vgl. Eichenberg & Ott, 2012). Das zeigte auch die Evaluation eines Online-Elterntrainings zur Bewältigung von Familienstress (Hänggi, 2006).

Stresserleben

Computer- und Internetnutzung scheint subjektiv Gedächtnisleistung und Konzentrationsfähigkeit zu verändern (Näsi & Koivusilta, 2013). *Stresserleben* durch alltägliche Netznutzung wurde am häufigsten an der E-Mail-Kommunikation untersucht. Zehn Prozent einer Stichprobe befragter Arbeitnehmer scheinen die Menge an zu bearbeitenden E-Mails als „Informationsflut" zu erleben (Moser, Preising, Göritz & Paul, 2002). Soucek (2009) sieht in einer zunehmenden Menge an E-Mails mit gleichzeitig geringer Qualität sowie in ineffizienten Strategien im Umgang mit einer großen Anzahl an E-Mails die Hauptursachen der daraus resultierenden Informationsüberlastung. Er schlägt verschiedene Strategien vor, die Abhilfe schaffen sollen (z. B. Regeln bei der Gestaltung des Posteingangs, Methoden des Zeitmanagements). Eine umfassendere Heuristik zum Verständnis des E-Mail-Overload legen Vidgen, Sims und Powell (2011) vor, die nicht nur technische Aspekte, sondern vor allem soziale Prozesse berücksichtigt.

Informationsüberflutung & Organisationskultur

Über praktische Vorschläge hinaus gibt es – gerade für die Arbeitsplatzsituation – zum einen standardisierte Skalen zur Erfassung der Informationsüberflutung (z. B. Preising, 2004), zum anderen systematische Studien zum belastungsgünstigen Umgang mit beruflichen E-Mails. Dazu zählen neben der Evaluation der Nutzerfreundlichkeit technischer Kommunikationsmittel, wie E-Mail-Clients, auch die

Analyse des Einflusses der Organisationskultur (Moser et al., 2002). In diesem Sinne erfasste Szóstek (2011) auch die spezifischen Nutzeranforderungen an E-Mail-Programme. Entsprechende Trainings zur E-Mail-Kommunikation wurden bereits entwickelt und evaluiert (Moser & Soucek, 2004).

Neben Überlastung bei der E-Mail-Kommunikation wurde als zweiter Dienst die Informationsüberflutung durch das WWW untersucht. So wird zum einen das Problem von Web-Recherchen problematisiert, die häufig zu einer unüberschaubaren Menge an Treffern führen, mit der damit einhergehenden Schwierigkeit, qualitativ hochwertige Seiten von weniger nützlichen zu selektieren (z. B. Eichenberg, 2003). Es wurden Systeme beschrieben, die typische Verläufe bei Suchanfragen der Nutzer abbilden (Turetken & Sharda, 2004). Auch für klinisch Tätige stellt sich dieses Problem (vgl. Olsan, Bianchi, White, Glessner & Mapstone, 2011). Interessanterweise zeigen Studien, dass medizinisch ungebildete Internetredakteure bei medizinischen Suchanfragen zu valideren Ergebnissen kommen als Fachärzte (Groot, Riet, Khan & Misso, 2001). Somit ist für alle nach Gesundheitsinformationen Suchende – Patienten wie Fachleute – ein gewisses Maß an Internetkompetenz notwendig, um das Netz hierfür konstruktiv nutzen zu können.

2.2 Cyberchondria

Der Begriff der Hypochondrie bezeichnet die andauernde Beschäftigung mit der Möglichkeit, an einer ernsthaften Krankheit zu leiden. Laut ICD-10 (Dilling, Mombour & Schmidt, 2011) geht eine hypochondrische Störung mit der Interpretation körperlicher Wahrnehmungen als abnorm sowie der Manifestation körperlicher Symptome einher.

Rolle des Internet Bei gesundheitlichen Problemen wird heute fast selbstverständlich auch das Internet konsultiert (Eichenberg & Brähler, 2013). Die Möglichkeiten, sich gesundheitsbezogene Informationen zu beschaffen, reichen dabei von Suchmaschinenrecherchen über Internetforen, in denen sich Betroffene untereinander oder mit Experten austauschen können, bis hin zu Gesundheitsportalen, die Gesundheitsinformationen redaktionell aufbereiten. In einer US-amerikanischen Telefonbefragung gaben 86 % der Teilnehmer an, ihren Informationsbedarf bei vergangenen Gesundheitsrecherchen im Internet gedeckt zu haben (Taylor, 2010). Jedoch tauchen auch zunehmend häufiger Patienten in

Arztpraxen auf, die aufgrund der online recherchierten Gesundheitsinformationen verunsichert sind (Murray et al., 2003).

Doch obwohl die Recherche in vielen Fällen hilfreich sein kann, birgt die Suche im Internet die Gefahr einer Intensivierung gesundheitlicher Sorgen. Dieses Phänomen wurde 2001 in der Zeitung „The Independent" erstmals als **Cyberchondrie** bezeichnet (www.independent.ie/unsorted/features/are-you-a-cyberchondriac-349809.html vgl. auch White & Horvitz, 2009) und definiert sich als eine unbegründete Angst oder erhöhte Aufmerksamkeit auf ernste Krankheiten, die auf der Zurkenntnisnahme von Webinhalten basiert.

Forschungsstand

Die erste systematische Untersuchung zur Cyberchondrie wurde 2009 von den amerikanischen Microsoft-Wissenschaftlern Ryen White und Eric Horvitz durchgeführt. Nach Meinung der Autoren wird die gesundheitsbezogene Internetrecherche häufig im Sinne einer diagnostischen Methode genutzt, bei der aus der Reihenfolge und dem Informationsgehalt der Ergebnisse diagnostische Schlussfolgerungen gezogen würden. Selbst allgemein verbreitete Symptome könnten somit in Folge einer Webrecherche als ernsthafte Krankheiten fehlinterpretiert werden mit der Folge von unnötiger Angst, Zeitinvestition und kostenintensiver Konsultation von Ärzten. Einer weiteren US-amerikanischen Onlinestudie zufolge (Eastin & Guinsler, 2006) wächst mit steigender Gesundheitsangst der Zusammenhang zwischen dem Ausmaß an Onlinerecherchen und Terminvereinbarungen bei Ärzten.

Erste Studie in Deutschland

Jüngst liegt eine erste deutsche Studie zum Zusammenhang zwischen gesundheitsbezogener Internetrecherche und Hypochondrie vor (ausführlich siehe Eichenberg, 2012b). Die Stichprobe setzte sich aus N = 471 Nutzern (weiblich: 84,5 %; männlich: 15,5 %; Alter: M = 40 Jahre, SD = 13,3) verschiedener Gesundheitsforen im Internet zusammen. Mit Hilfe eines selbst entwickelten Fragebogens und der Illness Attitudes Scale (IAS) in deutscher Übersetzung (Hiller & Rief, 2004) zur Erfassung klinisch relevanter Gesundheitsängste sollten die Nutzer von Gesundheitsangeboten im Internet charakterisiert werden.

Einige Befunde

1. *Wie stark ist das Ausmaß der Gesundheitsängste von Nutzern gesundheitsbezogener Internetangebote?*

Nach der IAS ließen sich gut 10 % der Befragten als hypochondrisch einstufen und weitere knapp 15 % ließen sich der Gruppe „Verdacht auf Hypochondrie" zuordnen. Auch wenn die vorliegende Online-Stichprobe nicht repräsentativ ist, so zeichnet sich doch deutlich der Trend ab, dass der Anteil gesundheitsängstlicher Personen unter den Nutzern gesundheitsbezogener Onlineangebote deutlich höher zu liegen scheint als in der Allgemeinbevölkerung (Prävalenz von 6,7 % für Hypochondrie, Bleichhardt & Hiller, 2007).

2. *Wie häufig frequentieren hypochondrische und nicht-hypochondrische Nutzer welche gesundheitsbezogenen Internetdienste?*

Gut die Hälfte der Studienteilnehmer gab an, das Internet im letzten Jahr mehr als 10 Mal konsultiert zu haben, um Informationen über akute oder chronische Erkrankungen zu recherchieren. Die als hypochondrisch klassifizierten Nutzer suchen nach eigenen Angaben signifikant häufiger online nach eigenen akuten und chronischen Symptomen und Beschwerden anderer (z. B. von Familienangehörigen) als nicht-hypochondrische Nutzer.

In Bezug auf die verschiedenen Online-Gesundheitsdienste scheinen gesundheitsbezogene Foren insgesamt am beliebtesten. Hypochondrische Nutzer konsultieren dabei nach eigenen Angaben alle der abgefragten Gesundheitsangebote häufiger als Personen mit gering ausgeprägter Gesundheitsangst.

3. *Wie beurteilen hypochondrische und nicht-hypochondrische Nutzer gesundheitsbezogener Internetangebote die Angebote jeweils hinsichtlich ihrer Informationsqualität und ihrem Potenzial Ängste zu lindern?*

Im Allgemeinen wurden professionelle Gesundheitsportale, Online-Beratungen und der Austausch mit anderen betroffenen Laien hinsichtlich ihrer Informationsqualität als verlässlicher bewertet als beispielsweise Online-Diagnosesysteme sowie Internetangebote von Pharmaherstellern. Letzteren wird nicht nur eher misstraut, sondern sie scheinen bei gesundheitlichen Fragen sogar eine beunruhigende Wirkung auf ihre Rezipienten zu haben. Online-Beratungen aber vor allem der Austausch mit anderen Betroffenen in Foren wurden hingegen als Ängste lindernd beschrieben. Als hypochondrisch eingestufte Personen bewerteten die Verlässlichkeit der Informationen der meisten Online-Gesundheitsdienste höher als die wenig gesundheitsängstlichen Nutzer.

2.2.1 Therapeutische Implikationen

Interventionen Insgesamt sollten psychotherapeutische Interventionen ätiologieorientiert (zur Ätiopathogenese der Cyberchondrie siehe Eichenberg & Wolters, 2013b) und in enger *Zusammenarbeit* mit den primär betreuenden *Hausärzten* erfolgen. Je nach zugrunde liegender Ätiologie der Cyberchondrie (z. B. Sozialisationsbedingungen oder traumatische

Ereignisse) wird dann der Therapiestil variiert, d.h. bei z.B. neurotischer Ätiopathogenese wird eher konfliktorientiert, bei traumatischer Genese entsprechend traumatherapeutisch gearbeitet. Ätiologieunabhängig sollte jedoch stets erwogen werden, die gesundheitsbezogene Internetnutzung nach einer ersten Stabilisierungsphase zu begrenzen, z.B. mit Hilfe verhaltenstherapeutischer Techniken der Selbst- und Stimuluskontrolle.

Katalysatorfunktion

Mit der Cyberchondrie wird derzeit die Diskussion über problematische Bereiche des Netzes, wie beispielsweise Internetsucht (s. o.) oder Foren, über die sich vor allem Jugendliche und Adoleszente über Suizid, selbstverletzendes Verhalten oder Essstörungen austauschen (s. u.), erweitert. So ist eine Befürchtung, dass die Internetnutzung zu verschiedensten psychischen Störungen führt, z.B. zu Depression, bzw. generell das Wohlbefinden beeinträchtigt. Metaanalytische Befunde zeigen jedoch, dass die Internetnutzung trotz sehr leichter Zusammenhänge in die vermutete Richtung hier wenig Erklärungskraft hat:

> *„Bei einem durchschnittlichen Zusammenhang von r = -.05 lassen sich nur 0,25 % der Variation in den Depressionswerten durch Internetnutzung erklären, 99,75 % sind auf andere Faktoren zurückzuführen." (Appel & Schreiner, 2014, S. 4)*

Es kann also insgesamt nicht davon ausgegangen werden, dass die Internetnutzung grundsätzlich psychische Störungen, so eben auch Hypochondrie bzw. Cyberchondrie, erzeugt. Vielmehr ist von einer Katalysatorfunktion auszugehen (Eichenberg & Wolters, 2013b).

3 Selbstschädigende Nutzungsweisen

Arten von Nutzungsweisen Internetaktivitäten können nicht nur dysfunktional sein, sondern im Extremfall sogar selbstschädigend. In diesem Kontext werden verschiedene Nutzungsweisen beschrieben: vom expliziten Suchen in Online-Börsen nach Partnern, mit denen ungeschützter Geschlechtsverkehr praktiziert wird, mit dem hohen Risiko der HIV-Ansteckung (auch *Barebacking* genannt, siehe Eichenberg, 2009a), über das Erfinden oder auch Sich-selbst-Hinzufügen körperlicher Krankheiten, die in gesundheitsbezogenen Online-Foren vorgestellt werden, mit dem Motiv, Zuwendung und Aufmerksamkeit zu bekommen (sog. *Münchhausen by Internet*, siehe Pulman & Taylor, 2012), bis hin zur *Selbstdiagnose* von Krankheiten mit anschließender *Selbstmedikation*. Letzteres Problemfeld, ebenso wie die sogenannten *extreme communities*, in denen sich vorwiegend Jugendliche mit autoaggressiven Störungen austauschen, teilweise mit dem Ziel, die Krankheit beizubehalten, werden im Folgenden ausführlicher besprochen.

3.1 Extreme communities

Pro & Contra Bei Jugendlichen und jungen Erwachsenen ist die Nutzung des Internets als Kommunikationsmedium besonders beliebt. So loggen sich beispielsweise drei Viertel aller 12- bis 19-Jährigen mindestens einmal pro Woche in ihrer Onlinecommunity ein (Medienpädagogischer Forschungsverbund Südwest, 2012). Dass solche Communities auch für den Austausch bei psychischen Problemen genutzt werden, ist naheliegend. Insgesamt werden verschiedene Chancen, aber auch Probleme von virtuellen Selbsthilfegruppen in der Literatur diskutiert (s. **Kap. II.1.4**, ausführlich siehe Eichenberg, Roffler & Wutka, 2011). Generell überwiegt die positive Einschätzung des Internets als Selbsthilfemedium. Bei bestimmten Problembereichen und Symptomen ist es jedoch stark umstritten. Dies betrifft insbesondere Foren, in denen sich vorwiegend Jugendliche und Adoleszente bei Suizidalität, mit selbstverletzendem Verhalten oder auch Essstörungen austauschen.

3.1.1 Suizid-Foren

Austausch über Suizidgedanken

Spätestens nach dem ersten bekannt gewordenen, über das Netz verabredeten „Selbsttötungs-Rendezvous" im Jahr 2000 zwischen dem 24-jährigen norwegischen Computerexperten Daniel V. und der Österreicherin Eva D. (17), das mit einem gemeinsamen Sprung von einer Felsenklippe in Südnorwegen endete, wird das Internet in der Öffentlichkeit, aber auch in Fachkreisen als destruktives Medium, insbesondere für Jugendliche, diskutiert. Die sogenannten „Suizid-Foren" sind virtuelle Diskussionsplattformen, in denen sich vorrangig Menschen mit Suizidgedanken austauschen. Eine exakte Angabe über die Anzahl der Foren kann nicht gemacht werden, da eine hohe Fluktuation besteht. Zwischen einzelnen Suizid-Portalen variieren das Klima der Foren und der gegenseitige Umgang mit tiefer Verzweiflung.Beides hängt stark von den Motiven und der Gestaltung ihrer Forenmaster ab. Zum Beispiel können sogenannte „Methodendiskussionen" toleriert oder explizit verboten sein, mit entsprechenden Sanktionen bei Nichtbeachtung.

3.1.2 Foren zu selbstverletzendem Verhalten (SVV)

Das Internet bietet Menschen mit selbstverletzendem Verhalten *Informationsangebote* (z. B. www.neurologen-und-psychiater-im-netz.de, Rubrik „Kinder und Jugendliche", Rubrik „selbstverletzendes Verhalten"), Möglichkeiten zur Onlineberatung (z. B. siehe das Onlineberatungsangebot vom Mädchenzentrum e. V., Gelsenkirchen, erreichbar über die Beratungsplattform www.das-beratungsnetz.de) sowie zur Kommunikation mit ebenso Betroffenen (*Online-Selbsthilfeforen*, z. B. www.rotetraenen.de). SVV-Communities bestehen typischerweise aus einer Homepage u. a. mit Informationen zu SVV inklusive Symptombeschreibungen und Literaturtipps. Diese werden von Laien zusammengestellt, die auch Erfahrungsberichte bzgl. ihrer Erkrankungsgeschichte mitteilen. Meistens integrieren diese Websites Foren. Das Forum von „Rote Tränen" besteht seit 2004. Dort wurden seither knapp 700.000 Beiträge ausgetauscht (Stand: Februar 2013).

3.1.3 Pro-Ana-Foren

Das Internet stellt eine Fülle von Ressourcen für Betroffene von Essstörungen bereit. Diese reichen von komplexen E-Health-Programmen, die von Therapeuten unterstützt werden, bis zu reinen Selbsthilfeplattformen, für die in einzelnen Studien positive Effekte empirisch belegt wurden (z. B. Nedoschill, Leiberich, Popp & Loew, 2005).

Pro-Ana & Pro-Mia

Aus diesem Rahmen scheint ein bestimmter Typ von Onlineplattformen von und für Esssgestörte herauszufallen, die sog. „Pro-Ana"-Foren. Pro-Ana steht für *Pro Anorexia nervosa,* Pro-Mia für *Pro Bulimia nervosa.* Die Pro-Ana- und Pro-Mia-Bewegung wird als ein Zusammenschluss von Betroffenen in Internetforen beschrieben, die ihre Essstörung nicht nur nicht bekämpfen, sondern sich *für* diese aussprechen und aufrechterhalten wollen. Die ersten Foren sind in den 1990er Jahren auf englischsprachigen Internetseiten entstanden. Im Jahr 2000 kamen in US-amerikanischen Medien erste Berichte über Pro-Ana auf, in Deutschland wurden diese Foren mit einer Verzögerung von ca. fünf Jahren bekannt. Als Bewegung, die ihre Krankheit nicht überwinden, sondern kultivieren will, stößt Pro-Ana schnell auf Unverständnis und Empörung.

Ausrichtung & Inhalt

Als Hauptnutzende der Pro-Ana-Foren werden entsprechend der bekannten Risikofaktoren von Essstörungen vor allem Mädchen und junge Frauen beschrieben. Auch Pro-Ana-Seiten können hinsichtlich Ausrichtung und Inhalten stark variieren. Eine „typische" Pro-Ana-Seite ist in Pinktönen gehalten und mit kleinmädchenhaften Motiven gestaltet. Charakteristische Inhalte sind zum einen *Informationen* über verschiedene Essstörungen, deren Symptomatologie und Verlauf sowie Informationen rund um das Thema Ernährung, wie z. B. *Kalorientabellen.* Zum anderen werden häufig *Tipps* und *Tricks* gegeben, die zu einer Aufrechterhaltung des gestörten Essverhaltens beitragen.

Ein weiterer Bestandteil sind sog. *Thinspirations* z. B. in Form von Fotos extrem schlanker Models, die dazu motivieren sollen, dünn zu sein. Thinspirations können auch mittels destruktiver Selbstinstruktionen, Gedichten, Liedern oder Filmen gegeben werden. Als wichtigstes Element aller Pro-Ana-Seiten gelten jedoch ihre *interaktiven Anwendungsbereiche* (Foren, Chats, Instant-Messaging).

Jugendschutz

Insgesamt sind Pro-Ana-Seiten meist so organisiert, dass zum inneren Bereich der Website nur diejenigen Zugang haben, die sich angemeldet und ein „Bewerbungsverfahren" durchlaufen haben. Der deutsche Jugendschutz (2006/2007, siehe http://jugendschutz.net/selbstgefaehrdung/pro_ana/index.html) hat nach eingehender

Recherche 80 % der untersuchten deutschsprachigen Internetseiten als problematisch eingestuft und die Schließung zahlreicher Pro-Ana-Foren veranlasst. Diese Maßnahmen haben die Pro-Ana-Bewegung jedoch nicht eindämmen können, sondern dazu geführt, dass die Administratoren ihre Seiten mit weniger offensichtlichen Namen auf andere Server verlegt haben.

Kontroverse

Wird das generelle Potenzial des Internets zur Selbsthilfe bei verschiedenen Problembereichen im Jugendalter in Fachkreisen gewürdigt (zum Überblick siehe Eichenberg, Roffler & Wutka, 2011), so ist die Beurteilung bezüglich der Gefahren bzw. des Nutzens dieser sogenannten extreme communities (Bell, 2007), sehr heterogen. Die Beurteilungen beruhen jedoch fast ausschließlich auf theoretischen Überlegungen bzw. anekdotischen Berichten. Es überwiegen deutlich alarmierende Stimmen. Jugendliche würden stark gefährdet und fänden in den Foren eine Ideenbörse zur weiteren Forcierung ihrer Erkrankungen: Ratschläge für effiziente Suizidmethoden, Angebote zum Kauf tödlicher Medikamente, Tipps, wie Selbstverletzungen vor den Eltern geheim gehalten werden könnten, und exzessive Diätpläne, die gemeinschaftlich verfolgt würden, seien Hauptinhalte solcher Foren. Insgesamt würde der Austausch die bestehende Symptomatik verschärfen und die Nutzer sich gegenseitig darin bestärken, therapeutische Hilfe abzulehnen. Dies erfordere dringend staatliche Gegenmaßnahmen. Demgegenüber stehen relativierende Positionen, die diesen Foren auch präventive Funktionen zuschreiben, z. B. durch die Enttabuisierung von in der Gesellschaft stark stigmatisierten Themen und der Integration psychisch labiler Menschen in ein soziales Netzwerk.

3.1.4 Empirische Befunde zu extreme communities

Online-Befragungsstudien

Um spekulative Annahmen über destruktive und konstruktive Funktionen von verschiedenen extreme communities empirisch zu fundieren, wurde eine eigene Serie von Online-Befragungsstudien in verschiedenen Foren durchgeführt:

1. *Suizid-Forum:* N=164, rekrutiert aus dem meist frequentierten Forum im deutschsprachigen Internet (Eichenberg, 2008) sowie ein interkultureller Vergleich mit zusätzlich N=137 japanischen Suizid-Foren-Nutzern (Sueki & Eichenberg, 2012)

2. *Pro-Ana-Foren: N*=220; Rekrutierung aus mindestens 64 verschiedenen deutschsprachigen Pro-Ana-Foren (Eichenberg, Flümann & Hensges, 2011)
3. *SVV-Foren: N*=309; Rekrutierung aus 10 verschiedenen deutschsprachigen SVV-Foren (Eichenberg & Schott, under review)

klinisch relevante Stichproben

Die Stichproben setzten sich aus überwiegend adoleszenten Teilnehmern zusammen, die psychisch stark belastet sind, eine chronische Symptomatik aufweisen und die entsprechenden Foren seit einigen Jahren intensiv nutzen. So zeigten in der Stichprobe der SVV-Forennutzer z. B. 62,3 % klare Hinweise auf eine Posttraumatische Belastungsstörung und 26,5 % eine erhöhte Stressreagibilität (gemessen mit der PTSS-10; zur psychotraumatischen Ätiologie von SVV siehe Eichenberg, 2009b; van der Kolk, Perry & Herman, 1991). Der Global Severity Index (GSI) des Brief Symptom Inventory als Maß für die Gesamtbelastung durch verschiedene psychiatrische oder psychosomatische Symptome konnte für die SVV-Forengruppe so interpretiert werden, dass 88 % als „klinisch relevanter Fall“ angesehen werden konnten. In der Stichprobe der Pro-Ana-Mitglieder waren es 79,2 %, und 96,7 % überschritten den Cut-off-Wert des Eating-Attitudes Test-26 und waren demnach als Risikofälle einzustufen (in der Normstichprobe lag der Prozentsatz der Risikofälle lediglich bei 6,4 %).

Motive zur Partizipation an den Foren

Etwa 50 % der Studienteilnehmer hatten Psychotherapieerfahrung, wobei angegeben wurde, dass die Forennutzung die Motivation zur Inanspruchnahme professioneller Hilfe erhöht habe (70 % der Nutzer von SVV-Foren und immerhin 23 % der Pro-Ana-Anhängerinnen; 72 % gaben an, die Motivation sei gleich geblieben). Die Motive zur Partizipation an den Foren waren sehr unterschiedlich: Es überwog einerseits die Suche nach emotionaler Unterstützung und sozialen Kontakten, aber andererseits war der Wunsch nach z. B. destruktiven Tipps zur weiteren Gewichtsreduktion oder nach Methoden zur Selbstverletzung bei einigen Usern ebenso identifizierbar. Insgesamt wurde deutlich, dass die Nutzer entsprechender Foren keine homogene Gruppe sind, sondern die Teilnahme auf der Grundlage unterschiedlichster Motivkonstellationen erfolgt, wobei der Anteil konstruktiver Nutzer bei allen drei Stichproben deutlich überwog.

differenzielle Befunde

Entsprechend ist auch von differenziellen Effekten der Nutzung auszugehen. Z. B. bei den Nutzern von SVV-Foren zeigte sich, dass sie hier einen Ort sozialer Unterstützung finden, an dem sie sich genauso geborgen fühlen wie in ihrem Freundeskreis und geborgener als in ihrer Familie (vgl. Jones et al., 2011). Auch wurde deutlich, dass die Nutzer ihren Austausch nicht auf das Internet beschränken, sondern auf reichhaltigere Kommunikationsarten (Telefon oder auch Face-to-Face-Treffen) ausweiten. Bei den Mitgliedern von Pro-Ana-Foren ist jedoch der Aspekt der sozialen Exklusivität besonders stark ausgeprägt. So gaben zwei Drittel ihrer Nutzerinnen an, dass niemand aus dem „realen" Umfeld von der Pro-Ana-Mitgliedschaft wüsste. Auch in Bezug auf die Symptomatik ergaben sich differenzielle Befunde bzw. Trends, da die Studien nicht im Kontrollgruppendesign angelegt werden konnten. In diesem Sinne zeigte sich z. B. bei den Teilnehmern von Suizid-Foren in der retrospektiven Selbsteinschätzung des Ausmaßes der eigenen Suizidgedanken ein signifikanter Rückgang im Zeitraum „vor der ersten Nutzung" und „aktuell". Dies spricht zumindest gegen die Befürchtung massiver symptomatischer Aufschaukelungs- und Ansteckungseffekte.

entdramatisierende Auswirkungen

Insgesamt konnten Motivlage und Rückgang der suizidalen Gedanken als kulturabhängige Effekte nachgewiesen werden (s. Sueki & Eichenberg, 2012). Entdramatisierende Auswirkungen gelten auch für Betroffene von SVV, die insgesamt angaben, dass die Forumsnutzung nur sehr selten die Durchführung von SVV nach sich ziehe, was gegen die These von Triggerwirkungen spricht. Bei den Teilnehmerinnen der Pro-Ana-Foren zeigte sich im selben Vergleichszeitraum (vor der ersten Forumsnutzung und zum Befragungszeitpunkt) im Mittel eine bedeutsame Gewichtsreduktion, andererseits fühlten sich die Mädchen jedoch auch weniger einsam als zuvor.

3.1.5 Zusammenfassung

Keine Pauschalisierungen

Aufgrund dieser insgesamt differenziellen Effekte und unterschiedlichen Ausrichtungen der Foren ist wichtig, nicht pauschal, sondern vielmehr im konkreten Einzelfall mögliche konstruktive, aber auch destruktive Auswirkungen abzuwägen. Obwohl generell nicht von unidirektionalen und damit universellen Effekten der Foren ausgegangen werden kann, sondern sich diese immer im Wechselspiel mit der individuellen psychischen und sozialen Situation und bestimmten Nutzungsgewohnheiten entfalten, sind Kriterien hilfreich, um das grundsätzliche Klima der Foren einschätzen zu können. Diese wurden von Eichenberg und Brähler (2007) für Pro-Ana-Foren und von Eichenberg (im Druck) für Suizid-Foren entwickelt (s. **Kap. II.1.4**).

Veränderung der Kommunikationsprozesse

Das Internet im Allgemeinen und die Web 2.0-Dienste im Speziellen, zu denen neben Diskussionsanwendungen vor allem soziale Netzwerke wie Facebook oder YouTube zählen, verändern insgesamt die Kommunikationsprozesse über seelisches Leid. Wandlungstendenzen ergeben sich u. a. durch eine Standortverschiebung des Begriffspaars Öffentlichkeit und Privatheit. So zeigen sich Betroffene z. B. nicht mehr nur in ihrer Not durch pseudonyme Postings in Foren, sondern auch direkt in eigenen Videobeiträgen z. B. in YouTube. Präsentiert werden sehr persönliche Narrative über den persönlichen Krankheits- aber auch Genesungsweg. Dabei stehen – sowie bei der Kommunikation in den Foren – unterschiedliche Motive im Vordergrund. Eichenberg, Roffler und Wutka (2011) konnten in einer inhaltsanalytischen Untersuchung von entsprechenden YouTube-Filmen verschiedene Idealtypen identifizieren (Typus des Narzissten, Typus des Aufklärers, Typus des Opfers und Typus des Anklägers).

Insgesamt eröffnet das Internet Menschen mit psychischen Problemen eine Chance, durch die Thematisierung ihrer Probleme neue Interaktionskanäle zu öffnen und bestenfalls auch zu etablieren. Vor allem durchbricht die Onlinekommunikation des seelischen Befindens die individuelle Isolation der Betroffenen, worauf die Teilnehmer der beschriebenen extreme communities überwiegend positive Reaktionen erhalten. Dies wird als enorm sozial unterstützend erlebt und hat in Jugendalter und Adoleszenz besondere Relevanz. Dies wird z. B. auch von Einrichtungen des Jugendschutzes erkannt, die zunehmend weniger ausschließlich Zensusmaßnahmen als Lösung diskutieren, sondern vielmehr Wege suchen, wie auch Jugendliche in Krisen und hier v. a. mit selbstschädigenden Verhaltensweisen aufgefangen werden könnten (vgl. z. B. die NEKE-Initiative, die Betreiber von sozialen Online-Netzwerken und Experten von Beratungsstellen miteinander vernetzen will, www.jugendschutz.net/news/201212/news_12-12-17_12-41-47_kl.html).

3.2 Selbstdiagnostik und -medikation

Tests & Online-Selbstdiagnostika

Internetbasierte Tests können im klinischen Bereich auf unterschiedliche Weisen eingesetzt bzw. genutzt werden. So können Onlinetests z. B. im Rahmen der Forschung verwendet werden oder auch im Zuge von Beratung und Therapie. Allerdings können frei zugängliche Tests im Internet jedoch auch von interessierten Laien genutzt werden (vgl. Dombeck, 2010). Die Nutzer führen die Tests durch und erhalten numerisches oder narratives Feedback. Diese sog. Online-Selbstdiagnostika sind im Internet in großer Zahl zu vielen Störungen und Problembereichen sowie Persönlichkeitsfragen zu finden. Angeboten werden sie vor allem von Gesundheitsportalen (www.netdoktor.de/Service/Test+Quiz/), niedergelassenen Psychotherapeuten (z.B. www.psychotherapiepraxis.at/surveys/), aber auch auf journalistischen Seiten (z.B. www.brigitte.de/liebe/persoenlichkeits-tests/).

3.2.1 Online-Selbstdiagnostik

Diagnostik & Medikation

Die Attraktivitätsfaktoren solcher Selbsttests liegen auf der Hand: Ohne zum Arzt oder Therapeuten zu gehen, können anonym vermeintliche persönliche Problembereiche identifiziert werden und scheinen so benennbar und greifbar zu sein. Dies machen sich sog. Diagnosegeneratoren (z.B. (www.diagnosestellung.de) besonders zunutze: Durch die Eingabe einzelner Symptome werden Vorschläge zu Krankheiten ausgegeben, die von harmlosen Erkältungen bis hin zu Krebsleiden reichen. Die Nachteile bzw. Gefahren von Online-Diagnoseangeboten sind zugleich massiv wie facettenreich: Neben Selbststigmatisierung (die „Diagnose“ kommt überraschend und ohne Rückkopplung mit einem Fachmann verfestigt sich das „psychopathologische Selbstbild“ schlimmstenfalls) können Symptome verschleppt und Störungen damit verschlimmert werden. Dies dadurch, in dem völlig falsche, schlimmstenfalls gefährliche Selbstbehandlungsmaßnahmen erfolgen. Dazu gehören auch selbstgekaufte Medikamente. Dieser Problembereich wird unter dem Stichwort „Selbstmedikation“ ausführlich in Fachkreisen diskutiert und untersucht (zum Konzept der Selbstmedikation siehe z.B. Jain , Malvi & Purviya, 2011; Talevi, 2010). Dazu gehört auch, dass der diesbezügliche Umgang mit frei zugänglichen (sog. Over-the-counter-Präparate, z.B. Beitz, Dören, Knopf & Melchert, 2004) vs. rezeptpflichtigen Medikamenten untersucht wird sowie verschiedene Zielgruppen (z.B. ältere Menschen, Kinder und Jugendliche oder schwangere Frauen) beleuchtet werden.

Internet und Selbstmedikation

Eine neuere Forschungsrichtung beschäftigt sich auch mit der Rolle des Internets im Zusammenhang mit der Selbstmedikation (z.B. Bonfadelli, 2011; Fung et al., 2004).

Online-Selbstmedikation

Eine eigene Studie (Quambusch, 2013; Eichenberg & Hübner, in Vorb.) hatte zum Ziel, die Motive und Hintergründe von Selbstmedikation im Zusammenhang mit dem individuellen Gesundheitszustand und der Internetbestellung von rezeptfreien Medikamenten zu untersuchen (Stichprobe: N=104 Nutzer verschiedener Internetforen). Selbstmedikation wurde dabei definiert als die eigenverantwortliche Anwendung rezeptfreier Medikamente bzw. Over-the-counter-Präparate (OTC) zur Behandlung von Gesundheitsstörungen und zur Gesunderhaltung.

3.2.2 Ergebnisse

Häufigkeit von Selbstmedikation

Selbstmedikation ist in Deutschland ein weit verbreitetes Phänomen. Laut einem Bericht des Bundesverbands der Arzneimittel-Hersteller e. V. (2012) gaben die Deutschen im Jahre 2011 5.61 Milliarden Euro für rezeptfreie Arzneimittel aus, davon 78,3 % im Sinne einer Selbstmedikation bzw. ohne dass ihnen das rezeptfreie Medikament verordnet wurde. Innerhalb der Bevölkerungsbefragung der LIGA.NRW (2011) im Jahre 2008 gaben 773 (38,7 %) der 2006 Interviewten an, in den letzten vier Wochen ein Medikament ohne ärztliche Verordnung eingenommen zu haben.

In der vorliegenden Befragung konnte dieses Bild bestätigt werden: 99 % der Teilnehmer gaben an, innerhalb des letzten Jahres rezeptfreie Medikamente angewendet zu haben. Wie häufig dabei welche OTC-Medikamentengruppen angewendet wurden zeigt **Abbildung III.1**.

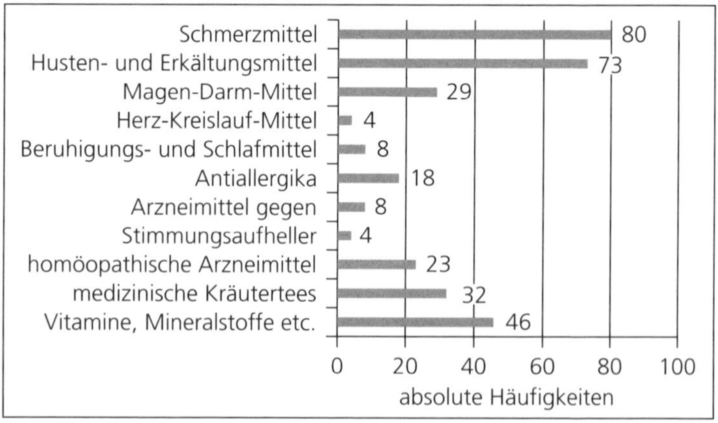

Abb. III.1: Art der angewendeten rezeptfreien Medikamentengruppen

Motive der Selbstmedikation

Bezüglich der Motive für Selbstmedikation (Warum behandelt man selbst, und in welchen Situationen hält man es für angebracht?) wurde zum einen der Wunsch nach (vor allem zeitlicher) Unabhängigkeit von einer ärztlichen Behandlung deutlich sowie die Tendenz, durch Selbstmedikation schneller gesund werden zu wollen und stärkere Beschwerden abzuwenden. Zum anderen betonten die Befragten, sich auf ihre Erfahrungen mit den Medikamenten und ihre guten Kenntnisse über die Indikation und Wirkweise jener zu verlassen. Diese Tendenz war bei Teilnehmern, die ihre rezeptfreien Medikamente im Internet erworben hatten, noch etwas stärker ausgeprägt, genauso wie das Bedürfnis, sich selbst zu behandeln, wenn ein Arzt nicht erreichbar ist.

Patientenautonomie

Diese Studienergebnisse passen zu den in der Literatur bekannten Vorteilen von Selbstmedikation: Hier werden zum einen die Möglichkeiten der Patienten genannt, sich durch Selbstmedikation eigenverantwortlich und unabhängig von anderen zu behandeln sowie über die Art und den Umfang der Behandlung selbst zu entscheiden (König, 2009). Zum anderen wird häufig die Entlastung des Gesundheitssystems betont, denn durch die Selbstbehandlung von geringfügigeren Erkrankungen würden teure und in solchen Fällen unnötige Arztbesuche vermieden, ebenso wie die Verschreibung von Medikamenten zu Lasten der Krankenkassen (*Ärzte Zeitung online, 2009*).

Probleme

Bei der Selbstmedikation mit nicht verschreibungspflichtigen Medikamenten können aber auch Probleme entstehen: In einer Untersuchung der Bundesvereinigung Deutscher Apothekerverbände, die 2007 in 103 Apotheken aus ganz Deutschland durchgeführt wurde, traten am häufigsten die folgenden vier arzneimittelbezogenen Probleme auf (Eickhoff, Griese, Hämmerlein & Schulz, 2009): Eine medikamentöse Selbstbehandlung war ungeeignet (29,7 %), das Präparat war für die Symptome ungeeignet (20,5 %), es lag ein Verdacht auf Missbrauch des Medikaments vor bzw. auf eine zu lange Anwendungsdauer (17,1 %) oder die Dosierung war falsch (6,8 %).

Die OTC-Arzneimittel wurden am häufigsten in einer örtlichen Apotheke gekauft (von 82,7 % der Studienteilnehmer) und 24 % der Teilnehmer bestellten ihre OTC-Medikamente zusätzlich oder alternativ über das Internet bzw. bei einer Online-Apotheke.

Internetbestellung

Als Vorteile bei der Internetbestellung wurden vor allem der niedrigere Preis, organisatorische Aspekte, wie die direkte Lieferung nach Hause, die Zeitersparnis ohne Arztbesuch und die zeitliche Flexibilität genannt sowie die Möglichkeit, sich frei für ein bestimmtes Arzneimittel entscheiden zu können.

Als Nachteile bzgl. des Erwerbs von OTC-Präparaten über das Internet wurden häufig die fehlende Beratung angegeben und die Gefahr von unentdeckten und nicht diagnostizierten Krankheiten.

Insgesamt zeigte sich, dass Personen, die ihre rezeptfreien Medikamente im Internet bestellt hatten, sich weniger Gedanken über Qualitätsmängel von auf diesem Weg erworbenen Medikamenten machten als Teilnehmer, die keine Internetbestellungen tätigten. Sie schenkten dem Beipackzettel rezeptfreier Arzneimittel weniger Beachtung und machten sich weniger Gedanken über mögliche negative Nebenwirkungen. Ihr Umgang mit OTC-Präparaten war demnach weniger risikobewusst.

3.2.3 Zusammenfassung

Standards erforderlich

Bei psychologischen Onlinetests ist aufgrund der oben genannten Gefahren mindestens die Einführung minimaler verbindlicher Standards wünschenswert, um professionelle von rein unterhaltungsorientierten Tests auch für den Laien leicht unterscheidbar zu machen. Auf den wenigsten Websites mit Tests finden sich beispielsweise Hinweise auf Gütekriterien oder andere Test-Informationen.

Ein positives Beispiel ist www.queendom.com. Auf dieser Seite findet sich eine Vielzahl von unterhaltungsorientierten Tests sowie seriöse Skalen zu beispielsweise klinischen Problemen und persönlichkeitsspezifischen Fragen. Zu den meistens Tests werden neben den Angaben zur Durchführungsdauer, Art des Ergebnisfeedbacks auch Hintergrundinformationen zu Herkunft und zu Reliabilitäts-/Validitätsprüfungen gemacht. Zu weiteren Qualitätskriterien gehört die Einhaltung von Maßnahmen zum Datenschutz. Ebenso sollten jedwede Tests stets mit der Information verbunden sein, dass sie keine Diagnose stellen und daher einen Besuch beim Fachmann nicht ersetzen können. Zudem sollten immer Kommunikationskanäle zu Fachpersonen angeboten werden, damit verunsicherte und/oder psychisch belastete Personen das „Ergebnis" besprechen und an geeignete Hilfseinrichtungen verwiesen werden können.

Bezüglich des Problemfeldes „Selbstmedikation" mit seinen potenziell selbstschädigenden Effekten ist das Internet zwar nicht die Hauptbezugsquelle, vereinfacht den Bezug von OTC-Präparaten jedoch und macht die illegale Beschaffung rezeptpflichtiger Medikamente erst möglich (vgl. z. B. www.incb.org/documents/Publications/AnnualReports/AR2010/Supplement-AR10_availability_English.pdf sowie Bate, Hess & Brush, 2009). Insofern müssen hier breite Aufklärungskampagnen über die Risiken – auch außerhalb des Internets – erfolgen (Ciciriello et al., 2013).

4 Deviante Nutzungsweisen

4.1 Cyberstalking

Belästigung/ Verfolgung über das Internet

Gesellschaftliche und soziale Veränderungen äußern sich auch in Veränderungen von Formen der Kriminalität. Eine relativ neue Form der Kriminalität im privaten Bereich stellt das Phänomen Stalking dar, mit dem das obsessive Verfolgen von Personen gepaart mit Belästigung und Bedrohung gemeint ist, das mit einer narzisstischen Bindungsfantasie beginnt (Hoffmann, 2006). Die Bandbreite, in der sich diese Entwicklung äußert, geht von Eingriffen in die Privatsphäre bis zu direkten und versteckten Drohungen und findet im Möglichkeitsbereich Internet neue Ausdrucksformen. Die Sonderform des Stalkings, *Cyberstalking*, bedeutet, dass elektronische Kommunikationswege genutzt werden, um andere Menschen zu belästigen oder gar zu verfolgen (Füllgrabe, 2001; für ein Fallbeispiel siehe www.gegenstalking.net/viewtopic.php?f=14&t=1114&sid=92e9c2ab2459349e0dd1f986bb9). Das Gleiche gilt für weitere bekannte Gewaltphänomene, wie z. B. *Mobbing* und *sexueller Missbrauch*, die im Folgenden in ihren Besonderheiten, das Internet hierfür als Tatort zu benutzen, beschrieben werden.

4.2 Cybermobbing[3]

Kriterien

Das englische Verb „to mob" bedeutet „über jemanden herfallen, anpöbeln". Durch die starke mediale Präsenz ist die Tendenz entstanden, den Begriff Mobbing auch auf gewöhnliche Konflikte und Streitigkeiten im Ausbildungs- und Berufsalltag anzuwenden. Um von Mobbing sprechen zu können, müssen jedoch eine Reihe von Kriterien erfüllt sein, die sich auf die zeitliche Dauer, den Schweregrad und die Häufung der Ereignisse, die Verursachungsbedingungen, die Art der Betroffenheit sowie die Beziehung zwischen Opfer und Täter beziehen (Fischer & Riedesser, 2009).

Insgesamt beschreibt **Mobbing** negative kommunikative Handlungen von einer oder mehreren Personen (Täter), die gegen eine Person (Opfer) gerichtet sind, über einen längeren Zeitraum (mindestens ein halbes Jahr) vorkommen und dadurch die Beziehung zwischen Täter und Opfer kennzeichnen. Die angegriffene Person ist dabei unterlegen (oder wird durch den Prozess des Mobbings unterlegen). Sie wird systematisch, häufig (z. B. mindestens einmal pro Woche) mit dem Ziel oder dem Effekt des Ausstoßes aus einer Gruppe direkt oder indirekt angegriffen (vgl. z. B. Zapf, 1999; Leymann, 2002).

Traditionell wird die Verwendung des Begriffs Mobbing auf den Arbeitsplatz angewendet. Dieses Phänomen ist jedoch auch in anderen sozialen Kontaktfeldern zu beobachten: in der Schule, im Studium (vgl. Eichenberg, Klein & Säfken, in Druck) oder auch in der Freizeit (z. B. in Vereinen).

Methoden des Mobbings

Die Forschung hat bisher keine „typische Opferpersönlichkeit" ergeben, so dass es potenziell jeden betreffen kann. Die Methoden des Mobbings sind sehr heterogen. Dazu zählen die Vorenthaltung von Informationen, die Isolierung des Gemobbten (keiner spricht mit ihm, andere verlassen den Raum, wenn das Opfer zur Tür hereinkommt), ungerechtfertigte Abmahnungen (besonders im Arbeitskontext), Angriffe auf die Person und ihre Privatsphäre (vor anderen lächerlich machen, Witze über das Privatleben), verbalen Drohungen bis hin zur Androhung und Ausübung von körperlicher Gewalt.

4.2.1 Austragungsort Internet

Bei der Vielfältigkeit der beschriebenen Mobbing-Methoden verwundert nicht, dass auch das Internet von Tätern genutzt wird. National wie international nimmt das wissenschaftliche und öffentliche Interesse an Phänomen Mobbing, das über das Internet praktiziert wird, zu. In zahlreichen Medienberichten oder auch in Literatur und Film wird das Problemfeld aufgegriffen. Ein sehr ergreifender Fernsehfilm, der mehrere hochkarätige Preise gewann, schildert das Erleben wie die Folgen für den Betroffene und sein Umfeld eindrücklich.

Fernsehfilm „Homevideo" (2011, gekürzte Beschreibung aus Wikipedia, http://de.wikipedia.org/wiki/Homevideo):

Jakob ist der mitten in der Pubertät stehende Sohn von Irina und Claas und älterer Bruder der kleinen Amelie. Die Eltern haben große Beziehungsprobleme; die Mutter entscheidet sich für die Trennung von ihrem

Mann. Jakobs schulische Leistungen leiden unter dieser Situation, gleichzeitig beginnt für ihn aber eine Liebesbeziehung mit seiner Mitschülerin Hannah. In den Wirren der Trennungsphase verleiht Jakobs Mutter unbedacht dessen Videokamera an seine Mitschüler Henry und Erik. Auf der Speicherkarte der Kamera finden die beiden private Aufnahmen von Jakobs Familie, eine Liebeserklärung von ihm an Hannah und eine Szene, in der er masturbiert.

Henry erpresst Jakob im Beisein von Tom mit den Videos und fordert fünfhundert Euro, da er ansonsten die Szenen im Internet veröffentlichen würde. Jakobs Vater ist Polizist und setzt sich für die Wiederbeschaffung der Karte ein. Jakob erhält die Speicherkarte zurück, stellt aber entsetzt fest, dass Kopien der Liebeserklärung und der Masturbations-Szene im Internet über ein soziales Netzwerk verbreitet werden. Schon kurze Zeit später werden die Videoclips über die Handys von zahlreichen Mitschülern ausgetauscht. Jakob und Hannah werden verspottet und gemobbt, er erhält über das Netzwerk wüste Beschimpfungen. Als Hannah die Masturbations-Szene wahrnimmt, distanziert sie sich von Jakob, ihre Eltern drohen mit Einschaltung der Polizei. Jakob versucht verzweifelt, durch eine Schlägerei auf dem Schulhof die Verbreitung der Clips zu verhindern. Durch seine Verletzungen bei dieser Tat und weil ein Lehrer in dieser Situation angegangen wird, spitzt sich die Situation zu: Die Eltern von Jakob und die Schule erhalten Kenntnis von den Clips und deren Veröffentlichung. An einem Elternabend wird über den Sachverhalt heftig diskutiert. Die Eltern setzen sich gemeinsam bei der Schule für ihn ein, Jakob wird aber vom Unterricht ausgeschlossen.

Mit der Anmeldung an einer anderen Schule und dem Aufeinanderzugehen der Eltern tritt äußerlich Entspannung in Jakobs Leben ein. Allerdings erscheint er so stark traumatisiert, dass er schließlich mit der Pistole seines Vaters Suizid begeht.

Mobbing mithilfe des Internets wird als **Cybermobbing** – im englischsprachigen Raum auch als Cyberbullying – bezeichnet und kann privat (z. B. via E-Mail) oder öffentlich (z. B. in sozialen Netzwerken) erfolgen. Viele Definitionen von Cybermobbing übernehmen naheliegend die Beschreibung des konventionellen Mobbings.

Somit wird Cybermobbing meist definiert als die Nutzung von Informations- und Kommunikationstechnologien, um absichtlich und wiederholt schwächere Individuen oder Gruppen von Individuen zu diffamieren oder zu schikanieren (z. B. Katzer & Fetchenhauer, 2007). In dieser Definition sind neben der Nutzung von Medien drei Kernkriterien enthalten: Schädigungsabsicht, Wiederholung und Machtungleichgewicht.

Forschungsdiskussion

Die Übertragung jedes dieser Kriterien auf Cybermobbing bzw. die Frage, wie diese Kriterien im Internet definiert werden könnten, ist jedoch bis heute umstritten (z. B. Nocentini et al., 2010; Pieschl & Porsch, 2012; ausführlich zur Diskussion siehe Pieschl & Porsch, in Druck). Allerdings gibt es Belege für einen engen Zusammenhang zwischen herkömmlichem Mobbing und Cybermobbing, was sowohl für die Opfer als auch für die Täter gilt (z. B. Katzer, Fetchenhauer & Belschak, 2009), d. h. in beides sind jeweils die gleichen Personen involviert.

4.2.2 Formen und Prävalenz

Auf Seiten der Täter schafft das Internet günstige Strukturen für deviantes Verhalten (s. ausführlich Eichenberg & Auersperg, im Druck; Smith et al., 2008). Zum einen wird durch die Möglichkeit, anonym zu agieren, suggeriert, für seine Handlung nicht bestraft werden zu können, zum anderen fehlt durch die eingeschränkten Sinneskanäle in der Kommunikation das Feedback über die Konsequenzen der Taten.

Formen des Mobbings im Internet

Tätern stehen durch die Komplexität des Mediums, das viele Dienste und Anwendungen integriert, insgesamt viele direkte, aber auch indirekte Formen des Mobbings im Internet „zur Verfügung". Willard (2007) unterscheidet hier v. a. folgende: Schikane (bedrohen und beleidigen), Verunglimpfung (Gerüchte verbreiten), Betrug (z. B. sich für jemand anderes im Internet ausgeben und damit dem Ruf dieser Person schaden), Verrat (Geheimnisse herausfinden und verraten, inklusive peinlicher Fotos und Videos), Ausgrenzung (z. B. aus Gruppen in sozialen Netzwerken oder Computerspielen). Pieschl und Porsch (2012) konnten zeigen, dass Verunglimpfung und Schikane vergleichsweise häufig vorkommen, Betrug, Verrat und Ausgrenzung dagegen deutlich seltener.

Forschungslage Prävalenz

Forschungen zur Prävalenz von Cybermobbing in Deutschland kommen insgesamt – in Abhängigkeit der zugrunde gelegten Definition und Erhebungsmethodik – zu dem (wenig genauen und damit nur sehr eingeschränkt aussagekräftigen) Ergebnis, dass beispielsweise zwischen 3–35 % der Schüler Opfer von Cybermobbing und zwischen 3–55 % Prozent der Schüler Täter von Cybermobbing sind. Für die wissenschaftliche Forschung sind genauere Prävalenzschätzungen absolut notwendig, für die Praxis kann jedoch geschlussfolgert werden, dass ein nicht geringer Teil junger Menschen Erfahrungen mit Cybermobbing hat. Dies macht – nicht nur wegen der massiven Folgen für die Betroffenen, sondern auch für ihr Umfeld sowie für die Täter (vgl. Dambach, 2011) – effektive Präventions- wie Interventionskonzepte notwendig.

4.2.3 Folgen

physische und psychische Symptome

Die Mobbing-Situation stellt für die Betroffenen eine sehr große Belastung dar. Entsprechend vielfältig und schwerwiegend sind die Folgen. Typische physische und psychische Symptome sind Schlafstörungen, depressives Rückzugsverhalten, Reizbarkeit und Wutausbrüche, Versagensangst und Konzentrationsstörungen sowie Kopf-, Rücken- und Nackenschmerzen, die insbesondere in der Anfangsphase des Mobbings auftreten. Eskalieren die Feindseligkeiten weiter, werden die Beschwerden extremer und können sich zu psychischen und somatischen Krankheitsbildern entwickeln.

Durch die lang anhaltenden Angriffe fallen die Opfer im weiteren Verlauf durch eine depressive oder teilweise besonders aggressive Verteidigungshaltung auf (s. Jakob im **Fallbeispiel „Homevideo“**). Ihre „Querulanz“ wird dann als vermeintliche Ursache der Konflikte gesehen und dient den Mobbern als Rechtfertigung für weitere Mobbingattacken. Langfristige Konsequenz kann auch der Verlust des Vertrauens in zwischenmenschliche Beziehungen sein. Fischer und Riedesser (2009) sprechen somit bei Mobbing von einem menschlich verursachten, absichtlich hervorgerufenen Beziehungstrauma. Da sich die im Internet eingestellten Informationen kaum mehr entfernen lassen, besteht für die Betroffene das Problem der ständigen weiteren Bedrohung und damit einhergehend die Schwierigkeit, nach den traumatischen Ereignissen in eine Erholungsphase überzugehen und das Trauma zu verarbeiten. Schlimmstenfalls münden die Folgen im Suizid des Opfers (siehe Hinduja & Patchin, 2010).

Traumafolgestörungen

Insgesamt wird die Schwere der vielfältigen Folgen (ausführlich siehe Pieschl & Porsch, im Druck) über das Ausmaß, die Häufigkeit und die Dauer des Cybermobbings sowie die Schutzfaktoren der Betroffenen bestimmt, wozu auch die Unterstützung durch das soziale Umfeld zählt (z. B. Dooley, Shaw & Cross, 2012). Damit entsprechen die Folgen der relationalen Definition von Traumafolgestörungen nach Fischer und Riedesser (2009), die besagt, dass nicht das Ereignis an sich, sondern das Verhältnis von objektiven, bedrohlichen Situationsfaktoren und individuellen Bewältigungsmöglichkeiten über die konkreten Folgen entscheidet.

4.2.4 Prävention und Intervention

Traumatherapie

Dementsprechend ist bei schwerwiegenden Folgen von Cybermobbing eine Traumatherapie die Behandlung der Wahl. Eine Anzeige der Täter sollte auch im Rahmen der Therapie besprochen werden, damit der Betroffene diesen Weg dann geht, wenn er psychisch ausreichend stabil ist, um die mit dem Verfahren verbundenen Belastungen auch durchzustehen. Hierbei ist wichtig, dass objektivierbar ist, was passiert ist. Daher sollten Cybermobbing-Vorfälle dokumentiert und somit Beweise gesichert werden (Pieschl & Porsch, 2012).

Erste Studien

Bezüglich der Prävention von Cybermobbing gibt es eine Reihe von (guten) Vorschlägen (ausführlich siehe Pieschl & Porsch, in Druck), aber vergleichsweise wenige Studien über die Wirksamkeit dieser Programme. Erste Ergebnisse zu Programmen gegen herkömmliches Mobbing an der Schule, die häufig Themen wie Gewalt und Aggression fokussieren und allgemein soziales Kompetenztraining umfassen, zeigen eine Transferwirkung auf Cybermobbing. Allerdings kommen entsprechende Metaanalysen zur Wirksamkeit von Anti-Mobbing-Programmen auf die Reduktion von Mobbing insgesamt zu sehr gemischten und z.T. wenig positiven Ergebnissen (z.B. Baldry & Farrington, 2007; Smith, Schneider, Smith & Ananiadou, 2004). Allerdings existieren auch Programme, die sich ausschließlich gegen Cybermobbing richten und dabei häufig Medienkompetenz und soziale Gruppenphänomene fokussieren. Für Beispiele siehe das finnische Schulprogramm „KiVa" (Salmivalli, Kärnä & Poskiparta, 2011) oder auch das deutsche Programm „Surf-Fair" gegen Cybermobbing (Pieschl & Porsch, 2012).

4.3 Sexuelle Gewalt

Sexuelle Internetnutzung

Aufgrund der einfachen und anonymen Zugänglichkeit, des facettierten, meist kostenlosen Angebotes, das sowohl hinsichtlich der Darbietungsform als auch des Inhaltes kaum zu überblicken ist, und aufgrund der Möglichkeit zur Auslebung von Fantasien in vergleichsweise sicherem Rahmen, verwundert es nicht, dass sexuelle Internetnutzung weit verbreitet ist (s. **Kap. III.1.1 & Kap. III.1.2**; Eichenberg, 2012a).

Diese eröffnet neben vielen Möglichkeiten und Chancen (Eichenberg & Malberg, 2012) jedoch auch verschiedene Formen unerwünschter Sexualisierung (Eichenberg & Malberg, 2011).

Sexuelle Gewalt

Sexuelle Gewalt im Internet manifestiert sich z.B. durch verbale Belästigungen, Demütigungen, Verleumdungen im Rahmen offener Community-Foren und erstreckt sich von der ungewollten Konfrontation mit sexuellen Inhalten bis hin zu pädophilen Aktivitäten im Netz (ausführlich siehe Eichenberg & Malberg, 2011; Eichenberg & Auersperg, in Druck).

Ein wichtiger Faktor in der Bewertung der Gefahr von sexueller Gewalt im Internet ist sicherlich das Alter der Betroffenen, wobei davon ausgegangen werden kann, dass das Erleben von sexueller Gewalt immer tragisch und potenziell traumatisierend ist, jedoch junge Nutzergruppen besonders trifft. Daher ist es nötig, die Gruppe der jüngeren Betroffenen von sexueller Gewalt gesondert zu betrachten, da nicht nur besondere Auswirkungen zu erwarten sind, sondern es auch spezielle Formen sexueller Gewalt im Internet an Kindern und Jugendlichen gibt.

4.3.1 Systematisierung von sexueller Gewalt im Internet

Demnach ist zentral, sexuelle Gewalt im Internet zu systematisieren, zum einen um die jeweils spezifischen Charakteristika herauszuarbeiten, zum anderen um entsprechend zugeschnittene Präventions- und Interventionsmaßnahmen zu entwickeln. Die *Formen der sexuellen Gewalt*, der Internetuser im Netz begegnen können, sind vielfältig. Es lassen sich drei *Opfergruppen* ausmachen, die mit unterschiedlichen unerwünschten sexuellen Interaktionen konfrontiert werden. Dabei können grundsätzlich alle Gruppen mit allen Formen sexueller Gewalt konfrontiert werden, die vorgestellte Heuristik fokussiert jedoch typische Missbrauchsszenarien.

Opfergruppen

Eine dieser Gruppen ist die der Erwachsenen, die vor allem mit verbaler Belästigung, Beschimpfungen, Demütigungen, Verleumdungen, Diffamierung, Mobbing oder Erpressung zu kämpfen haben. Eine weitere Gruppe stellt die Eingrenzung auf Frauen dar, die beispielsweise zur Cyberprostitution gezwungen werden oder Opfer virtueller Vergewaltigung werden. Die dritte Gruppe setzt sich schließlich aus jugendlichen Nutzern zusammen, die zu Schlepperdiensten aufgefordert werden, im Rahmen von Mutproben mit entsprechenden Inhalten konfrontiert werden, nach dem Austausch von sexualisierten Bildern bloßgestellt oder erpresst werden oder von pädophilen Internetnutzern angesprochen werden.

Im Folgenden werden die häufigsten Formen sexueller Gewalt kurz charakterisiert. Welche Medienmerkmale das Internet als Plattform für sexuelle Gewalt begünstigen, welche sozialpsychologischen Mechanismen die spezifische Täter-Opfer-Dynamik im Onlinesetting bestimmen und welche Präventions- sowie Interventionskonzepte sinnvoll und verfügbar sind, arbeiten Eichenberg und Auersperg (in Druck) auf.

4.3.2 Minderjährige als Opfer sexueller Gewalt im Internet

Wie häufig unerwünschte Sexualisierungen vorkommen, untersuchten Katzer und Fetchenhauer (2007), die *N*=1700 Kinder und Jugendliche im Alter von 10 bis 19 Jahren zum Thema befragten. Fast 50 % der Mädchen und 25 % der Jungen gaben an, dass sie gegen ihren Willen nach sexuellen Themen in Chatrooms befragt wurden. Rund 10 % der Mädchen und 5 % der Jungen führten an, dass sie zu sexuellen Handlungen vor der Webcam aufgefordert worden waren.

Genderspezifische Unterschiede

Untersuchungen deuten generell auf einen Trend dahingehend hin, dass Mädchen eher von sexueller Belästigung im Internet betroffen sind als Jungen (z. B. Wolak, Mitchell & Finkelhor, 2006). Die Gründe für diese genderspezifischen Unterschiede sind sicherlich vielseitig und müssen ihre Ursache nicht unbedingt in einer vermehrten Viktimisierung weiblicher Kinder und Jugendlicher haben, sondern kann auch Ausdruck dessen sein, wie unterschiedlich die beiden Geschlechter verschiedene Informationen verwerten und interpretieren.

Allerdings scheinen von bestimmten schweren Formen sexueller Gewalt in Chatrooms Jungen deutlich stärker betroffen zu sein als Mädchen (Katzer & Fetchenhauer, 2007). Auf die Frage hin, ob jemand dem an der Studie teilnehmenden Kind gegen seinen Willen Fotos von nackten Personen geschickt hätte, antworteten 13 % der Buben und 9,8 % der Mädchen mit „Ja, alle paar Monate bis mehr als zehnmal im letzten Monat".

Kommunikation unter Gleichaltrigen

Diese alarmierenden Zahlen werden etwas relativiert, wenn ähnliche Befunde wie z. B. die von Wolak et al. (2006) eingehender betrachtet werden: Ein großer Teil der im Internet stattfindenden Kommunikation mit sexuellem Inhalt findet zwischen Gleichaltrigen statt (Eichenberg & Malberg, 2011). Mit dieser Überlegung im Hintergrund könnten auch die oben genannten Ergebnisse zu unerwünscht verschickten Nacktfotos nicht nur als Bedrohung durch Pädophile im Internet, sondern auch als Ausdruck einer neuen, unter anderem durch Smartphones begünstigten Entwicklung unter Jugendlichen interpretiert werden – dem sogenannten *Sexting*.

4.3.3 Sexting

Der Begriff „**Sexting**" wird als der Austausch sexueller Nachrichten oder Bilder und als das Kreieren, Teilen und Weiterleiten von Bildern mit sexuellem Inhalt oder von Bildern, die Nacktheit abbilden, über Handys und das Internet definiert.

Forschungslage

Quantitative Untersuchungen ergeben, dass 15 bis 40 % aller Jugendlichen Sexting praktizieren (Ringrose, Gill, Livingstone & Harvey, 2012). Eine Umfrage der Organisation „Rat auf Draht" (ORF Rat auf Draht, 2013) ergab, dass 45 % der befragten Jugendlichen schon einmal erotische Bilder von sich selbst angefertigt haben, 32 % ein solches Bild verschickt haben und 75 % der Befragten jemanden kannten, der erotische Bilder von sich per Handy oder Internet in Umlauf gebracht hat.

Szenarien

Sexting findet üblicherweise in drei verschiedenen Szenarios statt: Einmal als exklusiver Austausch erotischer Bilder zwischen Partnern, einmal als Austausch zwischen Partnern, der auch Dritten gezeigt wird, und einmal als Austausch zwischen Partnern, die sich in keiner Beziehung befinden, aber von denen zumindest einer der Beteiligten auf die Entstehung einer Paarbeziehung hofft (Lenhart, 2009).

Häufig werden im Eifer des Gefechts Gefahren vergessen oder unterschätzt, die ein Austausch von intimen Fotos mit sich bringt. So werden Abbildungen Minderjähriger, die eigentlich für den privaten Gebrauch gedacht waren, häufig erst an Mitglieder der Peer-Group verschickt, dann werden sie ins Netz gestellt und damit sind sie für jeden, der Interesse an Bildern mit solchem Inhalt hat, zugänglich.

Die Abgebildeten können Opfer von Mobbing, sexuell belästigt und in der Öffentlichkeit bloßgestellt werden.

„Sexting"

Lisa (15 Jahre) führt seit einiger Zeit eine lockere Beziehung zu Daniel (16 Jahre) über Facebook. An einem Sonntag-Nachmittag ist beiden langweilig und sie tauschen erotische Fotos über das Soziale Netzwerk aus.

Wobei, eigentlich hat Lisa die Bilder gemacht und geschickt. Daniel hat sich da stark zurückgehalten. Wenige Tage später hört Lisa, dass Daniel die Bilder in Facebook an alle seine Bekannten verbreitet hat. Lisa hat die Bilder im Netz noch nicht gesehen, aber dafür alle anderen. Lisa ist das jetzt unendlich peinlich" (Quelle des Fallbeispiels: www.saferinternet.at/uploads/tx_simaterials/Sex_und_Gewalt_in_digitalen_Medien.pdf).

Trotz diverser Aufklärungskampagnen (z. B. http://schau-hin.info; http://dialog-internet.de/web/initiativen_internet-kinderschutz-zentrum) bleibt das Phänomen „Sexting" bestehen. Qualitative Untersuchungen haben ergeben, dass die Motive dafür nicht nur in dem Wunsch nach freiem sexuellem Austausch liegen, sondern auch Aspekte wie Zugehörigkeitsgefühl, das Empfinden der eigenen Attraktivität und der Druck, einem bestimmten Körperbild zu entsprechen, eine wichtige Rolle spielen (Ringrose et al., 2012). Konformitätszwänge, die in der Peer-Group festgelegt werden, aber auch bestimmte Machtkonstellationen bringen Kinder und Jugendliche – auch möglicherweise unter Anwendung offener oder subtilerer Formen von Gewalt – dazu, erotische Bilder von sich zu teilen, selbst, wenn sie sich damit unwohl fühlen.

Internetkompetenz

Hilfreicher als die – insbesondere in Medien – häufig zelebrierte Hysterie bezüglich solcher Phänomene wie Sexting wäre es, Kindern und Jugendlichen notwendige Internetkompetenzen zu vermitteln, die den Umgang mit sexuellen Inhalten, mit denen sie konfrontiert werden, zu erleichtern. Portale wie www.klicksafe.de und www.saferinternet.at haben es sich zum Ziel gesetzt, Kinder und Jugendliche vor sexueller Gewalt im Internet zu schützen, aber auch die Informationslage und Sicherheit Erwachsener zu verbessern.

Grooming

Dazu gehört auch, über das sog. „Grooming" aufzuklären, mit dem die sexualisierte Kommunikation zwischen Erwachsenem und Kind mit dem Ziel eines realen Treffens gemeint ist. Erwachsene sprechen im Internet Kinder und Jugendliche an, um eine Vertrauensbasis zu bilden, die zu einem Treffen führen soll (Eichenberg & Malberg, 2011). Hierzu wird oftmals die eigene Identität verschleiert und den Opfern vorgegaukelt, dass sie es mit einem Gleichaltrigen zu tun haben.

4.3.4 Mutproben

Da Kinder und Jugendliche im Laufe ihrer Internetnutzung gewollt oder ungewollt mit pornografischen Inhalten konfrontiert werden, wird diese immer alltäglicher werdende Begegnung inzwischen auch in das klassische Konzept der Mutprobe aufgenommen. Es werden Websites mit pornografischen Inhalten aufgerufen, die zum Teil extreme Formen von Gewalt oder bizarre Bilder und Praktiken beinhalten (Matthiesen & Schmidt, 2012). Diese können zur gemeinsamen Belustigung oder zur gemeinsamen Angst- und Schambewältigung dienen, häufig können die zur Mutprobe Überredeten/Gezwungenen die gesehenen Bilder jedoch nicht einordnen und reagieren verstört.

4.3.5 Erstellung und Verbreitung von Kinderpornografie über das Internet

Geschlossene Benutzergruppen

Entgegen früherer Annahmen (z. B. Katzer, 2009) geht man heute davon aus, dass nicht wie bisher angenommen das Internet den Hauptverbreitungsweg für Kinderpornografie darstellt, sondern neue Inhalte eher über geschlossene Benutzergruppen verteilt werden (www.bitkom.org/files/documents/BITKOM_Presseinfo_White_IT.pdf). Die Betreiber kommerzieller Seiten im Internet sind in der Regel nicht die Produzenten des Materials. Im Internet sind hauptsächlich ältere Bilder im Umlauf, die erst nachdem sie durch andere Vertriebskanäle, wie Tauschbörsen, gegangen sind, im Internet verbreitet werden. Die Zahl der aktiven kommerziellen Seiten ist deutlich zurückgegangen und war offenbar von Anfang an geringer als angenommen.

Mittel im Kampf gegen Kinderpornografie

Diese Erkenntnisse des FRA annual reports (2013), der Agentur der Europäischen Union für Grundrechte, weisen auf die dringende Notwendigkeit hin, nach neuen Mitteln im Kampf gegen Kinderpornografie zu suchen, die nicht nur das Internet als Umschlagplatz im Visier haben. Das Internet an sich erzeugt keine pädophilen Aktivitäten, eignet sich aber durch seine Eigenschaften als optimale Plattform für Peer-to-Peer-Tauschbörsen, Newsgroups oder auch private E-Mails mit entsprechenden Inhalten (Eichenberg & Malberg, 2011). Untersuchungen, die sich eingehend mit dem kursierenden Bildmaterial beschäftigen, weisen darauf hin, dass etwa 88 % der hochgeladenen Bilder und Videos Kopien von Material sind, die einmal im Internet aufgetaucht sind. Diese Ergebnisse können nochmals verdeutlichen, wie wichtig es ist, das Bewusstsein hinsichtlich der Beständigkeit einmal im Internet geteilter Inhalte zu stärken, und gerade jugendliche Internetnutzer davor zu warnen, erotische Bilder zu teilen (Smith, 2012).

4.3.6 Erwachsene als Opfer sexueller Gewalt im Internet

Verbale Belästigungen, Demütigungen

Erwachsene können im Internet verbale Verunglimpfungen und Demütigungen erleben, an denen eine unüberschaubar Menge an anderen Internetnutzern teilhaben kann. Die Folgen solcher Darstellungen können sich durch emotionale und psychosomatische Folgen äußern bis hin zu einer manifesten Traumafolgestörung.

Verbale Belästigung

B

Herr S. hat sich vor einigen Monaten von seiner Freundin Frau B. getrennt. Trotzdem markiert Frau B. ihn nach wie vor auf Facebookeinträgen mit anzüglichen Inhalten, in denen sie ihn häufig auch beschimpft. Herr S. fühlt sich vor seinen Freunden gedemütigt, wagt es aber nicht, Frau B. aus seiner Freundesliste zu löschen, da er nur so Überblick über die von ihr verbreiteten Anschuldigungen und Beleidigungen behält. Seit dieser neuen Angewohnheit seiner Exfreundin fühlt sich Herr S. ständig gereizt und wütend. Gleichzeitig frustriert ihn das Gefühl der Hilflosigkeit.

(Fallbeispiel aus der Onlineberatung des Betroffenen durch C.Eichenberg)

Diffamierung, Mobbing, Erpressung

Ebenso wie Kinder und Jugendliche unterschätzen auch Erwachsene, was mit einmal im Internet oder mit anderen Menschen geteilten Fotos passieren kann. So können private Aufnahmen durch Fotobearbeitung verfälscht und beispielsweise für pornografische Produkte benutzt werden. Ein ähnliches Problem wie für Jugendliche, die Sexting betreiben, ergibt sich für Erwachsene: Wissentlich entstandene Bilder, die im privaten Kontext entstanden sind oder auch unwissentlich entstandene Fotos (wie in einer Umkleidekabine aufgenommen), können mit dem Ziel der Bloßstellung im Internet veröffentlicht werden. Mit der Drohung, entsprechende Fotos zu veröffentlichen, werden Erwachsene erpresst und zu Geldgeschenken oder anderen Gefälligkeiten gezwungen (Eichenberg & Malberg, 2011).

4.3.7 Frauen als Opfer sexueller Gewalt im Internet

Virtuelle Vergewaltigung

Der Begriff der sexuellen „Online“-Vergewaltigung ist als solcher umstritten, da es Stimmen gibt, die eine Verharmlosung tatsächlicher körperlicher Übergriffe befürchten. Auf der anderen Seite können auch virtuelle Übergriffe auf die Betroffenen traumatisierend wirken, insbesondere auf Menschen, die bereits „im realen Leben“ solche Erfahrungen machen mussten, so dass der virtuelle Übergriff hier nicht nur neu- sondern auch retraumatisierend wirkt. Austragungsort virtueller sexueller Übergriffe sind zumeist Programme, die auf virtuellen Rollenspielen basieren (beispielsweise Second Life), oder sogenannte „rape games“, die zum Teil verboten sind.

Sextourismus, Cyberprostitution

Das Internet spielt, als Möglichkeit, sich unerkannt zu bewegen, eine große Rolle bei der Vermarktung von Sextourismus, Prostitution, Cyberprostitution und anderen Varianten von kommerziell-sexuellen Tätigkeiten (Döring, 2009).

In diesem Kontext werden Befürchtungen, wie dass das Internet dazu animiere, Sextourismus und Prostitution als Teil der Normalität wahrzunehmen, oder dass die Onlinekommunikation der Prostituierten mit erhöhter Gefahr für sexuelle Übergriffe einhergehe, geäußert (Eichenberg & Malberg, 2011). Außerdem wird das Internet als wichtiger Faktor im Zusammenhang mit Zwangsprostitution und Frauenhandel dargestellt (Surtees, 2008).

Freiwillige Prostitutionsarbeit

Nichtsdestotrotz bietet das Internet auch Chancen und Vorteile im Bereich der freiwilligen Prostitutionsarbeit. Neben der zusätzlichen Promotionsmöglichkeit befähigt das Netz Prostituierte dazu, ein größeres Netzwerk aufzubauen, potenzielle Kunden zu verifizieren und ermöglicht außerdem ein höheres Maß an Selbstständigkeit für Frauen im Erotik-Gewerbe (Ray, 2007). Abgesehen davon wird die Option auf virtuelle sexuelle Kontakte ohne jeglichen Körperkontakt von vielen Prostituierten im Vergleich zu Face-to-Face-Tätigkeiten als angenehmer und sicherer empfunden (Bernstein, 2007).

5 Zusammenfassung

Die Existenz klinisch relevanter Probleme im Zusammenhang mit der Nutzung von Medien ist evident. In psychotherapeutischen Praxen suchen Menschen um Hilfe, die unter ihrem ausgeprägten Pornografiekonsum im Internet leiden, ihre horrenden Handyrechnungen nicht mehr bezahlen können oder Probleme im privaten und beruflichen Umfeld aufgrund von exzessivem Onlinegaming haben. Psychosoziale Helfer sowie Erziehungspersonen stellen sich die Frage, ob sie sich aufgrund der Beteiligung eines 15-jährigen Mädchens an den „Pro-Ana"-Foren Sorgen machen müssen. Kontrastieren wir jedoch die vor allem in Medienberichten postulierten destruktiven Effekte mit empirischen Evidenzen, so können einige der vorherrschenden Gefahrenzuschreibungen entdramatisiert werden.

Die bisher ermittelten Prävalenzraten beispielsweise zur „Internetsucht" respektive der „Cybersexsucht" sind im Vergleich zur Epidemiologie anderer psychischer Störungen eher gering; zudem weisen die Befunde auf hohe Komorbiditäten hin, d. h. dass pathologisches Internetnutzungsverhalten in den meisten Fällen mit anderen psychischen Störungen einhergeht.

Ähnliches kann für die als problematisch eingestuften Selbsthilfeforen konstatiert werden. Die aktuelle Studienlage gibt keinen Anlass dazu, beispielweise Suizid- oder Pro-Ana-Foren gesetzlich verbieten zu müssen. Epidemiologische Daten bieten derzeit keinen Anhaltspunkt für die Vermutung, dass durch Verbreitung und Nutzung des Internets in Deutschland derzeit z. B. ein Anstieg der Suizidrate oder eine Verringerung der Therapiebereitschaft von jungen Betroffenen von Essstörungen zu verzeichnen wäre. Vielmehr deuten sich auch präventive und kurative Auswirkungen dieser als für die Bewältigung psychischer Störungen dysfunktional eingeschätzten medialen Kommunikationsräume an.

Gleiches gilt ebenfalls für die sexualbezogene Internetnutzung: Die Senkung der Zugangsschwellen zu jeglicher Art sexualbezogenen Materials durch das Internet und seine mediumimmanenten Charakteristika eröffnet eine Vielzahl von Chancen, insbesondere für Menschen, die marginalisierten Gruppen angehören. Hierbei sollten jedoch vor allem spektakuläre Einzelfälle (siehe z. B. der „Kannibalenfall von Rotenburg“) nicht zu dem Schluss verführen, dass das Internet etwa ursächlich für kriminelle Sexualität sei.

Forschungsperspektiven

Zum Ausmaß exzessiver Nutzungsformen des Internets liegen erst langsam verlässliche repräsentative epidemiologische Studien vor. Weitere Studien werden nötig sein, damit die Internetsucht in die gängigen Diagnosesysteme aufgenommen werden wird, so z. B. auch Untersuchungen im Längsschnittdesign zur Klärung der Frage bzgl. der häufig beobachteten Komorbiditäten. Ähnliches gilt für weitere klinisch relevante Probleme im Zusammenhang mit der Internetnutzung: Untersuchungen zu den Auswirkungen von als problematisch eingestuften Selbsthilfeforen sind Querschnittsstudien, die damit Antworten auf die Frage nach kausalen Effekten offen lassen. Ebenso könnte nur in prospektiven Studiendesigns z. B. die Bedeutung der Foren für den Krankheitsverlauf ermittelt werden; vergleichende Einzelfallstudien würden ergänzende Informationen über interindividuelle Bedingungen verschiedener (konstruktiver und destruktiver) Nutzungsmuster geben.

Therapie-Implikationen

Psychotherapeuten stehen vor der Aufgabe, sich mit der Mediennutzung ihrer Patienten zu beschäftigen, um dysfunktionale und pathogene Nutzungsmuster im Alltag diagnostizieren und behandeln zu können. Somit wäre es empfehlenswert, Aspekte der Mediennutzung in der Anamnese systematisch und standardmäßig zu erheben. Ebenso sollten Psychotherapeuten mit ihren Patienten im Laufe der Therapie über medienunterstützte Selbsthilfeaktivitäten im Dialog bleiben und günstigenfalls entsprechende Erfahrungen in den therapeutischen Prozess miteinbinden.

Dies setzt grundsätzlich voraus, dass Therapeuten zum einen über die allgemeinen Nutzungsmöglichkeiten und Trends vor allem im Bereich des Internets informiert sind und zum anderen den Nutzungsweisen ihrer Patienten offen gegenüber stehen, um die damit im Zusammenhang stehenden spezifischen Motive, (stabilisierenden) Gratifikationen, aber auch Belastungen sensibel erfassen und dann ggf. bearbeiten zu können.

Becker, S., Hauch, M. & Leiblein, H. (Hrsg.). (2009). Sex, Lügen und Internet: Sexualwissenschaftliche und psychotherapeutische Perspektiven. Gießen: Psychosozial Verlag.

Porsch, T. & Pieschl, S. (Hrsg.). (in Druck). Neue Medien und deren Schatten. Göttingen: Hogrefe.

Wölfling, K., Jo, C., Bengesser, I., Beutel, M. E. & Müller, K. W. (2013). Computerspiel- und Internetsucht. Ein kognitiv-behaviorales Behandlungsmanual. Stuttgart: Kohlhammer.

6 Fragen zum Kapitel

Überprüfen Sie Ihr Wissen!

- Welche Arten von destruktiver Internetnutzung lassen sich unterschieden? Geben Sie jeweils Beispiele!
- Nennen Sie Argumente, warum exzessives Onlinespielen diagnostisch als „Computerspielsucht" bezeichnet werden kann. Welche Präventionsansätze halten Sie für möglich, welche für sinnvoll?
- Erläutern Sie den Begriff der „Cyberchondrie" und fassen Sie die Kernbefunde der ersten deutschen Studie zusammen.
- Welche Gefahren, aber auch Chancen sehen Sie im Zusammenhang mit der adoleszenten Nutzung der sogenannten extreme communities?
- Welche Probleme ergeben sich aus der Online-Selbstmedikation und wie würden Sie mit einem Patienten umgehen, der sich im Erstgespräch mit Selbstdiagnosen aus dem Internet belegt?
- Skizzieren Sie die unterschiedlichen Formen sexueller Gewalt im Internet.

IV Zukunft von Beratung und Therapie im digitalen Zeitalter

Im Folgenden werden Fragestellungen zur Zukunft von Beratung und Therapie im Onlinesetting untersucht. Welche Kompetenzen brauchen Berater? Wie kann Onlinesupervision eingesetzt werden? Welche ethischen Implikationen gibt es? Wie sehen die Weiterentwicklungen aus und welche Fragen ergeben sich daraus für Praxis und Forschung?

1 Aus- und Weiterbildung

Anfänge

Mit dem Aufkommen der Onlineberatung im deutschsprachigen Raum wurde auch der Bedarf nach einer spezifischen Aus- bzw. Weiterbildung in diesem Arbeitsfeld größer. Neben dem „learning-by-doing" gab es in der Phase der „Habitualisation" von 1995–2002 vereinzelt Seminare und Workshops, die sich des Themas „Onlineberatung" annahmen. Es folgten in der Phase der „Objectification" dann erste Curricula, wie z. B. der Lehrgang „Online-Beratung" des Vereins wien-Xtra (2004) und auch die Gründung der Fachzeitschrift „e-beratungsjournal.net" (2005) ist unter dem Gesichtspunkt der „Qualifizierung" zu sehen (zur Entwicklung der einzelnen Phasen seit 1995 siehe **Kap. I.4**).

Nach und nach wurden von den einzelnen Trägern (wie z. B. Telefonseelsorge, Caritas, ProFamilia, KBK-EFL/ Katholische Bundeskonferenz Ehe-, Familien- und Lebensberatung, bk, kids-hotline, Kinderschutzzentren) einzelne Curricula erarbeitet, um die eigenen Mitarbeiter zu qualifizieren (Überblick und Vergleich der Curricula bei Kühne, 2012).

Trägerübergreifendes Curriculum

Eine wichtige Weiterentwicklung stellt die Übereinkunft der großen Träger von Onlineberatungsangeboten im deutschsprachigen Raum dar, die seit 2010 erarbeitet wurde. Diese Übereinkunft wurde auf Initiative der Technischen Hochschule Georg-Simon-Ohm und dem dazugehörigen Institut für E-Counseling in Nürnberg erzielt. Das Curriculum baut auf den bestehenden Ausbildungskonzepten auf und fasst diese zu einem Ganzen zusammen. Vorausgesetzt werden auf Seiten der Berater:

> *„a) beratungsrelevante Grundausbildung (z. B. in Form eines Hochschulabschlusses in Psychologie, Soziale Arbeit, Theologie, o. ä. sowie weitere beratungsspezifische Fort- oder Weiterbildungen. D. h. eine allgemeine Beratungskompetenz wird bei der Qualifizierung vorausgesetzt, ebenso eine*
>
> *b) arbeitsfeldspezifische Kompetenz (z. B. Sexualberatung, Schuldnerberatung etc.)" (Ausbildungs-Curriculum, 2011).*

Damit wird deutlich, dass es sich bei den Kompetenzen für beraterische Tätigkeiten im Netz um Zusatzkompetenzen handelt, die auf einer einschlägigen Beratungsausbildung aufbauen. Diese Zusatzkompetenzen können wie folgt gegliedert werden:

- Kompetenz in Onlinekommunikation
- Kompetenz zur Onlineberatung
- Wissen zu rechtlichen und organisatorischen Rahmenbedingungen

1.1 Kompetenz in Onlinekommunikation

Kommunikation online

Die Erfahrungen mit den ersten E-Learning-Angeboten im universitären Kontext Mitte der 1990er Jahre haben gezeigt, dass Lehrende in virtuellen Lernumgebungen vor allem die Kompetenz benötigen, Onlinekommunikation zu gestalten. Dazu gehören die Fähigkeiten, eine Onlinediskussion zu moderieren, didaktische Lernsettings online zu entwickeln und zu begleiten sowie das Wissen um die Besonderheiten einer virtuellen Gruppendynamik.

Da der Bereich der klinisch-psychologischen Online-Interventionen vor allem ein schriftsprachlicher Bereich ist (vgl. **Kapitel II**), wurden in den ersten Konzepten der Aus- und Weiterbildung für Onlineberatung Module aus Teletutoren-Schulungen übernommen (z.B. wienXtra, 2004), da hier große Gemeinsamkeiten in der Entwicklung von Kompetenzen gesehen wurden. Diese Module wurden als Kompetenztraining für Onlinekommunikation eingesetzt, um dann in weiterer Folge die Kompetenzen für den Bereich der Onlineberatung darauf aufbauen zu können.

Im oben erwähnten gemeinsamen Curriculum ist dieser Bereich wie folgt definiert (s. **Tab. IV.1**):

Tab. IV.1: Kompetenzen in Onlinekommunikation

Kompetenzen in Onlinekommunikation	
Ziele	Inhalte
Kenntnis der Formen und Besonderheiten der Onlinekommunikation	Aktuelle Entwicklungen synchroner/asynchroner Kommunikation Internetkultur, Internetsprache - Mediensprache als Parasprache - Emoticons und Akronyme Grundlagen computervermittelter Kommunikation - z. B. Filtertheorie/Kanalreduktionstheorie
Kenntnis der Chancen und Grenzen der Onlinekommunikation	Aktueller Forschungsstand Medientheorie/Theorien der Onlinekommunikation - das Internet als „Massenmedium", Kultur- und Sozialraum - Sozialpsychologie des Internets (virtuelle Identität, soziale Beziehungen im Netz etc.) - Theorien zu Medienmerkmalen, Medienwahl, mediales Kommunikationsverhalten
Fähigkeit zur bedarfsgerechten Onlinekommunikation	Netiquette Virtuelle Gruppendynamik Umgang mit Grenzüberschreitungen

1.2 Kompetenz für Onlineberatung/-therapie

Beratung/ Therapie online

Anschließend an diese Basiskompetenzen können für den Bereich der Beratung und Therapie im Onlinesetting folgende Inhalte (s. **Tab. IV.2**) definiert werden:

Tab. IV.2: Kompetenzen für Onlineberatung

Kompetenzen in Onlineberatung/-therapie	
Ziele	Inhalte
Kenntnis der Übertragbarkeit von Beratungs- und Therapieansätzen in den virtuellen Raum	Zusammenhänge und Ähnlichkeiten anerkannter wissenschaftlicher ambulanter Therapiemethoden und Behandlungskonzepte mit den Konzepten der Internetberatung.

Kompetenzen in Onlineberatung/-therapie	
Kenntnis theoretischer Konzepte von internetbasierter Beratung	Überblick über Arbeitsfelder für Onlineberatung, Interventionsmöglichkeiten, Indikationen und Kontraindikationen, Umgang mit Zeitverzögerung, Methoden kreativen Schreibens, Kriterien für eine gelungene Beratung, Forschungsergebnisse zur Wirksamkeit und Wirkfaktoren der Onlineberatung/-therapie
Lese- und Schreibkompetenz (hermeneutische Kompetenz)	Erfassen und Verstehen der textbezogenen Inhaltsdimensionen (Sachinhalt, Beziehung, Aufforderung etc.), Schreiben als selbstheilender Prozess, Produktion und Rezeption
Fähigkeit zur Gestaltung eines helfenden Prozesses online	Beziehungs- und Prozessgestaltung, Auftragsklärung, Lösungs- und Ressourcenorientierung, Dauer und Frequenz, Settingwechsel, Beendigung
Kenntnis der Grenzen von Online-Interventionen	Umsetzbarkeit von Beratungs- und Therapiekonzepten auf die mediengestützten Beratungsformen
Fähigkeit zur Krisenintervention	Kenntnis über Regelungsbedarf besonderer Situationen, Umgang mit Krisen
Fähigkeit zur Weitervermittlung in adäquates fachliches Setting	org. und fachl. Zuständigkeiten, Überblick über die derzeitige Situation in den Beratungsorganisationen und deren Präsenz im Netz
Aufbau persönlicher Kompetenz in Onlineberatung/-therapie	Reflektierte Haltung und Kenntnis der eigenen Stärken und Schwächen, Selbsterfahrung; internetgestützte Supervision und Intervision, Reflexion der eigenen Grundhaltungen,ethische Aspekte

1.3 Kompetenzen zu rechtlichen und organisatorischen Rahmenbedingungen

Recht & Technik Als dritter Bereich sind die Kompetenzen zu rechtlichen und organisatorischen/technischen Rahmenbedingungen in der Aus- und Weiterbildung wichtig (s. **Tab. IV.3**). Da klinisch-psychologische Interventionen im virtuellen Raum stattfinden, gelten hier vor allem die für diesen Raum wichtigen datenschutzrechtlichen Voraussetzungen sowie technischen Bedingungen. Eine Schwierigkeit besteht ohne Zweifel darin, dass noch nicht alle rechtlichen Fragen geklärt sind (z. B. Unmittelbarkeits-Kontroverse in Österreich, Feichtner, 2012; s. dazu Exkurs in **Kap. I.5.1**) und sich die technischen Voraussetzungen für die Arbeit in digitalen Medien sehr schnell verändern.

Tab. IV.3: Rechtliche und organisatorische Rahmenbedingungen

Rechtliche und organisatorische Rahmenbedingungen	
Ziele	Inhalte
Technische Kompetenz im Umgang und Gestaltung einer virtuellen Beratungsstelle/Praxis	Login, Handhabung der Funktionen, des E-Mail- und Chatsystems, Impressumspflicht, Anbietertransparenz, Gestaltung virtueller Räume
Kenntnis der rechtlichen Rahmen zur Onlineberatung/-therapie	Rechtliche Zulässigkeit, Berufsordnungen, Anzeigepflicht, unterlassene Hilfeleistung
Kenntnis der einschlägigen Datenschutzregelungen und Fähigkeit zur technischen und organisatorischen Umsetzung	Bundesdatenschutzgesetz, Telemediengesetz, Sozialdatenschutzregelungen
Kenntnis sicherheitsrelevanter Bereiche im Onlinesetting	Verschlüsselung des Kommunikationsweges (SSL-Verschlüsselung), Verschlüsselung der abgelegten Daten auf dem Server, PC-Sicherheit des Nutzers, Virenschutz, Passwortschutz, Firewall
Fähigkeit zum Ressourcenmanagement	Arbeitsplatz, Verteilung der Anfragen, Zeitmanagement, Umgang mit Fakes, Vermittlung an F-2-F-Beratung/Therapie, Medienwechsel

Es wird empfohlen, dass diese Ausbildung den Umfang von 100 Stunden nicht unterschreiten soll. Zugleich wird darauf hingewiesen, dass es für das Arbeitsfeld erfolgversprechend ist, wenn ein Teil dieser Ausbildung online, z. B. in Form von E-Learning-Einheiten, stattfindet (Kühne, 2005; Geißler, 2008).

Dieses gemeinsame Curriculum wurde durch einen Arbeitskreis der Technischen Hochschule Nürnberg unter der Leitung von Prof. Richard Reindl entwickelt. Dem Arbeitskreis gehörten Experten der großen Träger von Onlineberatungsangeboten im deutschsprachigen

Raum an. Für die hier vorliegende Einführung wurde das Curriculum um Aspekte der Onlinetherapie ergänzt.

1.4 Onlinesupervision

Einen Teilbereich im Rahmen der Arbeit sowie in der Aus- und Weiterbildung von Onlineberatern stellt die Onlinesupervision dar. Wenngleich schon in vielen Beratungsstellen die Supervision online durchgeführt wird, gibt es bislang vergleichsweise wenig Literatur zu diesem Thema.

Klampfer (2009) weist darauf hin, dass es noch keine klare und stringente Definition der Onlinesupervision gibt. Anhand des Gruppenchats zeigt er jedoch schon wesentliche Merkmale und Bedingungen der Onlinesupervision auf. Höllriegl entwirft eine allgemeine Definition:

„Arbeiten SupervisorIn und SupervisandInnen am selben Ort miteinander, wird im Folgenden von Präsenz-, Face-to-Face-Supervision, oder Supervision im Offline-Setting gesprochen. Alle anderen medienbasierten Formen der Supervision werden als **Online-Supervision**, oder **Supervision im Online-Setting** bzw. im virtuellen Raum bezeichnet" (Höllriegl, 2013, S. 2).

Setting Dabei können in der Onlinesupervision verschiedene Settings unterschieden werden:

- Einzelsupervision per E-Mail
- Einzelsupervision per Chat
- Gruppensupervision per Chat
- sowie Mischformen („blended") zwischen Face-to-Face-Supervision und Onlinesupervision

Chancen Gemeinsam ist den Überlegungen, dass es als Vorteil angesehen wird, wenn die eigene Arbeit auch in dem Medium betrachtet und bearbeitet wird, in dem sie auch stattfindet. Daraus folgernd können Onlinetätigkeiten also sehr gut online supervidiert werden. Ähnlich, wie es gegenüber der Onlineberatung/-therapie Vorbehalte der klassischen und etablierten Beratungskonzepte gab und gibt, so befindet sich auch die Onlinesupervision derzeit in einem Konsolidierungsprozess, in dem erste Erfahrungen veröffentlicht werden, konzeptionelle Überlegungen ausformuliert werden und erste Forschungsprojekte sich dem Thema „Supervision online“ widmen. Als Vorteile der Onlinesupervision gelten folgende Aspekte:

- zeit- und ortsunabhängige Supervision (gerade auch bei dezentral arbeitenden Teams)
- hierarchiefreiere Kommunikation im Gruppenchat
- gleichmäßigere Verteilung der „Redezeit“ im Gruppenchat
- Dokumentation der Onlinesupervision; der Ausdruck der Supervision kann hinterher von allen Teilnehmenden zur Reflexion genutzt werden
- oftmals sehr klares Feedback auf schriftliche Beiträge
- die Reduktion auf die schriftliche Falldarstellung fokussiert allein auf den Fall (ohne nonverbale Rückmeldungen der anderen Gruppenteilnehmer oder des Supervisors)

Risiken

Als Risiken bzw. Schwierigkeiten gelten folgende Aspekte:

- Im Gruppenchat ist die Geschwindigkeit des Geschriebenen oft hoch, hier braucht es eine klare und gute Struktur des Moderators, damit alle zu Wort kommen können und ein Fall durchgesprochen werden kann.
- Es besteht die „Gefahr der Verzerrung“, da das schriftlich eingebrachte Thema bereits Stufen der Distanzierung durchlaufen hat („Benennen, Schreiben, Lesen“).
- Ein unstrukturierter Chat-Verlauf kann zu Chaos und Verwirrung führen.
- Grenzüberschreitungen sind im Gruppenchat leicht möglich.

> *„Die Herausforderung für den Supervisor besteht unter anderem darin, ein gutes Maß für den Anteil der Eigenverantwortung der Gruppe, der ihr eigene Resonanzen ermöglicht, zu finden, andererseits aber dort, zu strukturieren und zu bündeln, wo dies methodisch sinnvoll und für den Prozess notwendig ist. Zuletzt geht es auch darum, nicht Gesagtes und noch Offenes zu erspüren und der Gruppe zur Verfügung zu stellen“ (Klampfer, 2009, S. 153).*

Datenschutz Der praktische Nutzen der automatischen Dokumentation beinhaltet allerdings auch einen wichtigen Datenschutzaspekt. Digitale Speicherungen von E-Mails und Chatprotokollen sowie Ausdrucke dieser Protokolle sind mit der gleichen Sorgfalt zu behandeln, wie alle anderen Daten der Ratsuchenden/Patienten.

In die Curricula der Aus- und Weiterbildungsangebote hat die Onlinesupervision bislang erst wenig Einzug gehalten. Hier können in den nächsten Jahren noch weitere Schritte erwartet werden. Exemplarisch soll auf den Einsatz der internetbasierten Ausbildungssupervision hingewiesen werden, wie von Ziemons (2011) beschrieben.

2 Ethische Aspekte

Eine Leitfrage zu ethischen Aspekten lautet: „Sollen Onlineberatung oder -therapie in allen verfügbaren digitalen Medien angeboten werden?“

Diese Frage gründet in den Überlegungen, dass zwar viele Hilfesuchende verschiedene digitale Kommunikationsräume nutzen und sich ebenso an diesen Orten psychosoziale Angebote wünschen (Eichenberg & Brähler, 2013), es aber zu klären ist, ob klinisch-psychologische Interventionen auch auf diesen Kanälen stattfinden sollen.

soziale Netzwerke

So ist z. B. die Frage nach der Verantwortung der Anbieter für den Datenschutz zentral. Wie Thiery (2011) gezeigt hat, scheiden soziale Netzwerke (wie z. B. Facebook und Twitter) für die Umsetzung von Onlineangeboten dahingehend aus, dass eine digitale Beratungskommunikation datensicher stattfinden muss. Da es sich bei den genannten Netzwerken um US-amerikanische Firmen handelt, die Kommunikation damit auch über amerikanische Server läuft, ist eine Datensicherheit hier nicht gegeben. Die Argumente gegen beraterisches Handeln in den sozialen Netzwerken können folgendermaßen zusammengefasst werden (nach Thiery, 2011):

- Öffentlich geförderte Stellen unterliegen den besonderen Bestimmungen des Datenschutzes (z. B. SGB VIII). Kommt es zum Austausch vertraulicher Informationen, wie z. B. in der Beratung üblich und notwendig, so kann der Datenschutz nicht mehr gewährleistet werden.
- In den sozialen Netzwerken gibt es eine eher hierarchiefreie Kommunikation. Virtuelle Räume sind oft durch unstete und unverbindliche Kommunikation geprägt. Dieses Kommunikationshandeln lässt sich mit professioneller (verbindlicher) Beratungskommunikation nicht in Einklang bringen.

Allerdings sollen (und können) die sozialen Netzwerke dahingehend in der Onlineberatung/-therapie berücksichtigt werden, dass entsprechende Berufsgruppen diese digitalen Lebenswelten selbst kennen und die medienimmanenten psychologischen Vorgänge verstehen sollten.

Denn für die Mehrheit der Ratsuchenden sind die digitalen Medien mittlerweile ein fester Bestandteil der eigenen Lebenswelt.

Gleichzeitig sollten soziale Netzwerke zur Werbung und Bekanntmachung des eigenen Beratungsangebotes sowie zur Kontaktaufnahme genutzt werden.

Verantwortung

Ross (2011) nennt weitere Aspekte, die von Beratern und Therapeuten verantwortet werden müssen. Darunter fallen die Verantwortung für die eingesetzte Technik, die Entscheidung, ob sich das Problem des Ratsuchenden überhaupt für das Onlinesetting eignet, sowie die Verantwortung, das auf der Homepage versprochene Hilfsangebot auch einzulösen. Dazu gehören die Gewährleistung z. B. der vereinbarten Erreichbarkeit und Verfügbarkeit des Beraters/des Therapeuten und auch die Gesamtverantwortung für den Hilfeprozess (inklusive Anfang, Dauer und Ende).

Informed Consent

Die American Counseling Association (ACA) hat basierend auf dem „Code of Ethics" (2005) festgestellt, dass der „informed consent" ein zentraler Bestandteil der Beratungsbeziehung ist. Bezogen auf das Onlinesetting bedeutet dies, dass Ratsuchende zu Beginn von dem Berater zu folgenden Punkten informiert werden:

- rechtliche Rahmenbedingungen, darunter Vertraulichkeit und Privacy
- technische Möglichkeiten und Beschränkungen des Angebotes
- Vorgangsweise bei einem Notfall bzw. einem akuten Anliegen
- Information zu Kosten und Abrechnungsmodalitäten des Angebotes
- Information zu möglichen Zeitdifferenzen (Zeitzonen) und zu vereinbarten Terminen

Stimmt der Nutzer diesen Informationen zu („gelesen und verstanden"), kann von einem „informed consent" als Grundlage für die Beratungsbeziehung ausgegangen werden. Durch diesen „informed consent" kann die Erwartungshaltung an den Beratungsprozess sowohl auf Seiten des Ratsuchenden wie auch auf Seiten der Berater definiert werden (vgl. hierzu auch die Ausführungen zum HONcode in **Kapitel II.1.5.1**).

Blickwinkel der Ratsuchenden:

10 Regeln

Aus dem Blickwinkel der Nutzer von Onlineangeboten können zehn Regeln beschrieben werden, die Aussagen zur ethischen Grundhaltung des Beratungsangebotes machen (Kühne, 2006). Diese können ebenso auf explizit psychotherapeutische Angebote übertragen werden.

1. „*Sage mir, wer Du bist*: User haben das Recht zu erfahren, wer der Betreiber einer Seite ist. Ob es notwendig ist, auch die einzelnen Personen eines Beratungsteams vorzustellen, kann je nach Ausrichtung des Angebotes variieren. Auf jeden Fall sollte auf der Eingangseite klar die Einrichtung erkennbar sein, die für das Angebot verantwortlich ist.
2. *Behandle mich als Individuum*: Hinter jeder E-Mail, jedem Posting und jedem Chat-Beitrag steht eine Person. Onlineberater sollten bei ihrer Arbeit nie aus den Augen verlieren, dass hier mit einem Menschen kommuniziert wird und man nicht einfach eine E-Mail beantwortet, die man von irgendwoher bekommen hat. Jede Nachricht hat einen Absender.
3. *Sichere meine Daten*: User müssen darauf vertrauen können, dass mit ihren Daten sorgsam und dem Datenschutz entsprechend umgegangen wird. Onlineberatungseinrichtungen sollten gewährleisten, dass die personen- und fallbezogenen Daten nur den dazu berechtigten Personen zugänglich sind. Unverschlüsselte E-Mails und abgespeicherte Daten auf Festplatten stellen grundsätzlich eine Gefahr dar, sei es, dass Nachrichten im Internet mitgelesen werden können, sei es, dass der Laptop der Beratungseinrichtung gestohlen werden kann und mit ihm alle Daten der User verloren sind.
4. *Antworte mir*: User erwarten sich eine Antwort auf ihre Nachricht oder Frage. Es ist hilfreich, wenn man auf der Website klar darstellt, in welchem Zeitrahmen eine Antwort von der Beratungsstelle erfolgt. Dies schützt User vor Enttäuschungen, die sich eine zu schnelle Antwort erwarten (z. B. mitten in der Nacht, wenn die Beratungsstelle geschlossen hat und trotzdem natürlich für Ratsuchende per E-Mail erreichbar ist).
5. *Beantworte meine Frage(n)*: Onlineberater sollten die formulierte Frage von Usern beantworten und darauf achten, dass die Antwort nicht überfrachtet wird, weil man ohnehin so viel zu diesem

Thema weiß und diese Informationen alle gerne loswerden möchte. Während im direkten Face-to-Face-Kontakt auf mehrere Arten erfahren werden kann, wann das Gegenüber genug Informationen hat, fällt diese Einschätzung in der Onlinekommunikation schwerer.

6. *Kenne Deine Rolle:* Es ist leicht durch die Distanz, die digitale Medien schaffen, zu viel in einen Onlinekontakt hinein zu interpretieren. Onlineberater sollten ihre professionelle Rolle klar definiert haben, und zwar unabhängig davon, ob sie haupt- oder ehrenamtlich arbeiten. Projektionen, Übertragungen und ein „Hineinkippen" in einen Beratungskontakt passieren in der Onlinekommunikation schneller. In diesem Kontext erscheint es auch wichtig, sich an einen zeitlichen Arbeitsrahmen zu halten. Es ist aus professioneller Sicht die Frage, ob nachts oder aus dem Urlaub heraus Anfragen beantwortet werden sollten. Das Medium verleitet dazu.

7. *Sage mir Deine Grenzen:* Es ist wichtig für User, dass Berater ihnen mitteilen, wenn ein Onlineberatungskontakt nicht mehr möglich bzw. nicht mehr sinnvoll erscheint. Auch hier verleitet das Medium manchmal schnell zu der Vorstellung, dass alles über einen Onlinekommunikationskontakt machbar und lösbar ist. Ist es jedoch nicht. Es ist wünschenswert, wenn an entsprechender Stelle auf die Grenzen des Onlineangebotes hingewiesen wird und dies mit dem Aufzeigen von möglichen anderen Wegen ergänzt wird (etwa durch das Angebot einer telefonischen Beratung oder eines Face-to-Face Kontakts).

8. *Nimm Dir Zeit für mich:* Onlineberatung geht nicht einfach so nebenbei. Es ist nicht zielführend und nicht im Interesse der User, wenn Onlineberatung parallel zum Tagesgeschäft der Face-to-Face Beratung durchgeführt wird. Dies führt unweigerlich dazu, dass bei einem vollen Arbeitstag in der realen Beratungsstelle die Onlineanfragen nach hinten gereiht werden und daher mitunter als Anfragen zweiter Klasse behandelt werden. Im schlimmsten Fall müssen Onlineanfragen dann unter Zeitdruck bearbeitet werden, was der Qualität der Beratung nicht zuträglich ist.

9. *Kenne Deine Technik:* Anbieter von Onlineberatung müssen mit dem jeweils eingesetzten Tool vertraut sein und zumindest Basisanfragen von Seiten der User beantworten können. Wenn die Firewall eines Users den Zugang zum vereinbarten Beratungs-

Chattermin blockiert, wäre es gut, wenn die Onlineberater z. B. per E-Mail oder Telefon eine technische Unterstützung anbieten können.

10. *Behandle mich mit Respekt:* Kunden von Onlineberatung sind im Kontakt ebenso zu respektieren und wertzuschätzen wie Kontakte via Telefon oder Face-to-Face Kontakte. Nur weil die Anfragenden nicht sichtbar und hörbar sind, sondern sich „nur" online, digital und virtuell an eine Beratungsstelle wenden, sind diese Anfragen und die Absender dennoch absolut gleichwertig zu behandeln. Onlineberatung ist eine reale Beratung im virtuellen Raum" (Kühne, 2006, S. 3ff.).

3 Weiterentwicklungen

Herausforderungen durch technische Entwicklungen

Die zukünftige Entwicklung der digitalen Medien ist schwer zu prognostizieren. Während sich in den 1990er Jahren die Onlineberatung mithilfe der damals bestehenden Medien E-Mail, Chat, Foren (auch: Newsgroups) entwickelte, kamen inzwischen viele Einsatzformen hinzu, die sich wiederum am aktuellen Stand der technischen Entwicklung orientierte: SMS, Social Media, Serious Games, Mobile-Counseling. Für die psychosoziale Beratung und Klinische Psychologie bedeutet dies die doppelte Herausforderung, dass auf der einen Seite professionelle Arbeit in den digitalen Medien qualitativ hochwertige Konzepte braucht und dass auf der anderen Seite die Konzepte jeweils aktuell auf die digitalen Medien Bezug nehmen sollten. Auch wenn es diese digitalen Medien vielleicht nur vorübergehend gibt und niemand sagen kann, wie lange ein Tool am Markt ist und ob sich damit der Arbeitsaufwand in der Entwicklung eines Konzepts bzw. eine Angebotes lohnt.

Entwicklungstrias

Marc Weinhardt (2013) hat in seinem Ausblick zur Zukunft der Onlineberatung ein Entwicklungsdreieck aufgezeigt (**Abb. IV.1**), das es zu reflektieren gilt.

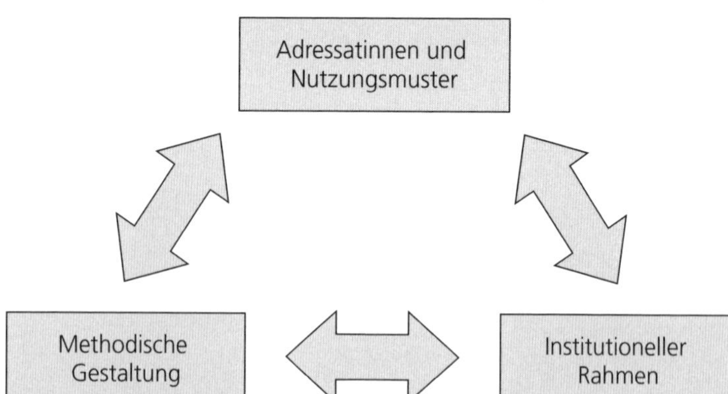

Abb. IV.1: Entwicklungstrias (Weinhardt, 2013)

Typen der E-Mail-Beratung

Bezogen auf die Adressaten und Nutzungsmuster stellt Weinhardt fest, dass es im virtuellen Raum schwierig ist, eindeutige Aussagen über die Nutzergruppen von Online-Interventionsangeboten zu tätigen. Für den Bereich der E-Mail-Beratung konnten vier Typen definiert werden (Weinhardt, 2009): zurückgezogene Dauerklienten, jugendliche Krisenklienten, erwerbstätige Medienpragmatiker und sachorientierte Informationsbeschaffer. Damit zeigt sich eine große Heterogenität der Nutzerklientel, die sich mit unterschiedlichen Bedürfnissen und Nutzungsweisen an Onlineberatungsstellen wenden. So wird eine doppelte Schwierigkeit in der Beschreibung von zukünftigen Nutzer von Onlineangeboten deutlich: Sie bleiben einerseits im virtuellen Raum weitestgehend unsichtbar und sind andererseits sehr heterogen.

Nutzungsweisen

Es kommt hinzu, dass sich die Nutzungsweisen der verschiedenen Bevölkerungsgruppen bezogen auf die digitalen Medien sehr stark verändern Während das Internet vor einigen Jahren noch ein Medium der jüngeren Generationen war, so sind jetzt die Senioren als „Silver Surfer" auch in diesem Medium angekommen. Die Anbieter von psychosozialen Onlineangeboten sind daher im Bereich der Adressaten aufgefordert, „aktuelle Trends hinsichtlich der Nutzung neuer Dienste und Geräteklassen nicht nur nachfolgend mitzutragen (z. B. durch bloße Anpassung bisheriger Dienste an andere Bildschirmformate für Tablets und Smartphones), sondern aktiv in konzeptionelle Weiterentwicklungsprozesse einzubringen" (Weinhardt, 2013, S. 6).

Den zweiten Aspekt des Entwicklungsdreiecks beschreibt Weinhardt als den „Institutionellen Rahmen". Hier weist er auf zwei Ebenen hin, von denen die erste sich auf einen organisationssoziologischen Aspekt bezieht.

Planbarkeit

Onlineberatungsangebote sind in der Nachfrage sowie ihrer Überörtlichkeit schwer planbar, was Frequenzen der Ratsuchenden und auch die sozialräumliche Verortung der Nutzer angeht. In einer vor allem lokal und regional geprägten Förderstruktur sehen sich Beratungsstellen damit konfrontiert, Ressourcen bereit zu halten, ohne dass die konkrete Nachfragestruktur planbar oder bewusst steuerbar wäre. Gleichzeitig müssen die Ressourcen verfügbar sein, um den professionellen Auftrag der Beratungsstelle umsetzen zu können. Die Lösung sieht Weinhardt hier in der Option neuer Netzwerke:

> *„Es wird deshalb eine Schlüsselfrage für die institutionelle Zukunft von Onlineberatung sein, wann und unter welchen Umständen ein neuer Netzwerkdiskurs unter Einzelträgern stattfindet, in dem sich sowohl kleine Nischenangebote als auch große*

Trägerstrukturen in einem sinnvollen Verhältnis ergänzen können" (Weinhardt, 2013, S. 8).

Als zweite Ebene des Aspekts des institutionellen Rahmens sieht Weinhardt die rechtliche Ausgestaltung, die einen wesentlichen Einfluss auf die Art und Weise hat, welcher Dienst von welcher Berufsgruppe überhaupt online angeboten werden kann und darf (s. dazu **Kap. I.5.1**). Solange die nationalen und supranationalen Gesetzgebungen noch nicht einheitlich sind, was die Themen „Datenschutz/Datensicherheit" und „Anonymität" anbelangt, müssen sich die Träger von Onlineberatungsangeboten darüber Gedanken machen, in welchem Umfang sie selbst ihren Ratsuchenden im Internet Anonymität zusichern können bzw. wollen. Zentrale Fragestellungen sind hier die Entwicklungen im Bereich der Vorratsdatenspeicherung sowie die Möglichkeit, IP-Adressen von Klienten zu speichern oder nicht.

Methodische Gestaltung

Als dritten Aspekt des Entwicklungsdreiecks beschreibt Weinhardt schließlich die methodische Gestaltung. Beratungsstellen müssen sich der eigenen Haltung zu den Onlineangeboten bewusst sein:

- Sind diese ein eigenständiges Arbeitsfeld?
- Sollen diese eine Hinführung zu Face-to-Face-Kontakten sein
- Sollen beide Bereiche gemeinsam („blended counseling") methodisch genutzt werden?

Dabei ist es wichtig, die Autonomie der Ratsuchenden einerseits nicht zu beschneiden, da sie sich selbst für einen Kommunikationskanal entschieden haben und es unter Umständen nicht in deren Interesse ist, den Kanal von online zu offline zu wechseln oder beide Varianten zu kombinieren. Andererseits steht in der Verantwortung des professionellen Helfers, auf das Setting hinzuweisen bzw. hinzuarbeiten, das die bestmöglichste Hilfestellung liefern kann.

Blended Counseling

Ähnlich, wie es im Bereich des E-Learning die Entwicklung hin zu Mischformen zwischen Online- und Offline-Lernszenarien gab, so gilt für den Bereich der klinisch-psychologischen Interventionen im Onlinesetting zweierlei: Zum einen können die in diesem Buch beschriebenen Interventionen für sich genommen als eigenständige Interventionsformen betrachtet werden. Zum anderen stellt sich zugleich die Frage, ob es für den beraterischen und therapeutischen Bereich sinnvoll sein kann, die Online-Interventionen mit Offline-Angeboten, wie z. B. Face-to-Face-Beratung zu verbinden. Dies wird in der Literatur als „blended counseling" diskutiert. Der Einsatz von Blended-Counseling-Konzepten ist dabei voraussetzungsreich (z. B. Ressourcen) und muss zudem methodisch professionell umgesetzt werden. Es stellt sich die Frage, ob diese Mischform von Ratsuchenden und Patienten bevorzugt wird bzw. wann es Ratsuchende und Patienten vorziehen, in der Anonymität der digitalen Medien zu bleiben (s. dazu Weiß & Engelhardt, 2012).

Artificial Intelligence

Anschließend an die Frage nach der technischen Entwicklung der digitalen Medien (und deren Tools) muss darüber hinaus nachgedacht werden, ob und wie der rasant zunehmende Fortschritt im Bereich des „semantischen Web" Einfluss auf die klinisch-psychologischen Online-Interventionen haben wird. Wenn die sinnverstehenden Fähigkeiten, wie z. B. Spracherkennung und inhaltliche Texterkennung, zunehmen, muss diskutiert werden, ob es im Bereich der „artificial intelligence" nicht auch weitere und neue Einsatzmöglichkeiten geben wird. Dazu zählen die automatisierte Beratung durch Software ebenso wie die Schnittstellen der „Computer-Human-Interaction", wenn z. B. körperliche Daten zur Diagnostik automatisiert erhoben und verarbeitet werden.

„It may be that we will not process delicate and complex emotions with machines any time soon, but customer care is already provided by computerized voice-recognition systems today. Could similar technology be used in the future to process calls that come to the clinician's office or hospital? Could sophisticated ELIZA-type programs help guide clients toward recovery or behavior change? Most probably, some aspects of computerized programs would be useful to some" (Kraus, 2010, S. 282).

„A Roadmap to Computer-Based Psychotherapy in the United States."

Cartreine, Ahern und Locke haben 2010 eine Roadmap zur Entwicklung von Computer-basierter Psychotherapie in den USA veröffentlicht (s. **Abb. IV.2**). In dieser Roadmap werden vier Entwicklungsfelder beschrieben, die, jeweils mit Milestones versehen, gemeinsam das Ziel erreichen sollen, klinisch-psychologische Online-Interventionen in den USA von jedem Ort und zu jeder Zeit nutzen zu können. **Abb. IV.2** *zeigt die vier identifizierten Entwicklungsfelder mit den notwendigen Maßnahmen.*

Diese umfassende Roadmap kann für den deutschsprachigen Raum wegweisend sein, wenn es darum geht, sowohl webbasierte Programme als auch webbasierte Onlineberatung und Onlinetherapie flächendeckend weiterzuentwickeln.

Roadmap Milestones
Research
- Grants to support process research
- Grants to support comparative effectiveness research
- Establishment of a national center for computer-based interventions
- Development of a public domain library of validated online behavioral-assessment tools

Training
- Training programs to develop and evaluate self-guided interventions
- Clinical training programs for persons wishing to provide distance therapy
- Training in the delivery of EBTs via distance therapy

Policy
- Product liability guidelines for self-guided treatment programs
- Quality control or certification for self-guided treatment programs
- Professional licensure to permit distance therapy across state lines
- Professional certification for distance therapists
- Policies from regulatory agencies (e.g., FDA) that upport innovation and protect the public

Industry
- Demonstration projects on self-guided treatments within a defined patient population
- Launch of a trial set of self-guided treatment programs as a public good
- Self-guided treatments integrated into electronic medical records
- Enforceable national regulations for the practice of distance therapy
- Demonstration project on distance therapy within a defined patient population

Abb. IV.2: Roadmap to Computer-Based Psychotherapy (Cartreine, Ahern & Locke, 2010)

4 Aufgaben für Praxis und Forschung

Wie Kühne (2009) gezeigt hat, befindet sich der ganze Bereich der Onlineberatung und Onlinetherapie in der Phase der „Objectification" bzw. in den Anfängen der „Sedimentation". Gleichzeitig hat sich die Forschung zu Beratung und Therapie in den digitalen Medien umfangreich entwickelt.

Dies wird vor allem durch eine starke Zunahme an wissenschaftlicher Literatur sowie durch die Etablierung standardisierter Aus- und Weiterbildungskonzepte (s. **Kap. IV.1**) deutlich. Klinisch-psychologische Online-Interventionen haben sich zu einem festen Bestandteil im psychosozialen Angebot entwickelt – die Kosten werden allerdings derzeit noch nicht von den Krankenkassen getragen.

offene Fragen

In der Praxis und Forschung sind derzeit noch eine ganze Reihe von Fragen offen. Für den Bereich der Praxis z. B.:

- Berufsbild Onlineberatung/Onlinetherapie: Wie können Mitarbeiter qualifiziert werden?
- Methoden und Konzepte: Welche Methoden sind für die Onlineberatung/Onlinetherapie zielführend?
- Abrechnung: Wann und wie werden Krankenkassen Leistungen der Onlineberatung/Onlinetherapie anerkennen und vergüten?
- Gütesiegel: Braucht es ein eigenes Gütesiegel für Onlineberatung/Onlinetherapie, damit Nutzer qualitativ hochwertige Angebote erkennen und sicher nutzen können?

Finanzierung

In den deutschsprachigen Ländern sind die meisten Angebote im Bereiche der Onlineberatung kostenlos verfügbar. Der Grund dafür ist die breite Finanzierung von Beratungsstellen durch öffentliche oder kirchliche Träger. Daher erscheint es derzeit (noch) schwierig für Psychologen und Psychotherapeuten mit eigener Praxis, für eine E-Mail- oder Chatberatung ein Honorar zu verlangen. Da mit einem Bezahlangebot auch oftmals die Anonymität der Nutzenden verloren geht (z. B. bei einer Banküberweisung), sehen sich die nicht-kostenlosen Beratungsangebote mit einem weiteren Nachteil konfrontiert. Mögliche Abrechnungsmodelle für die E-Mail-Beratung können sein:

- Die erste E-Mail/der erste Chattermin ist kostenlos, danach kostenpflichtig
- Fixpreis pro E-Mail (ohne Limitierung der Anzahl und/oder des Umfangs)
- Fixpreis pro E-Mail (mit Limitierung der Anzahl und/oder des Umfangs)
- Fixpreis für eine vorher festgelegte Anzahl von E-Mails
- Fixpreis für eine unbestimmte Anzahl von E-Mail über einen bestimmten Zeitraum

Bei der Chatberatung ist die Veranschlagung der Kosten einfacher, da durch den quasi-synchronen Charakter der Chatberatung eine Zeitstunde im Chat einer Zeitstunde einer Face-to-Face-Beratung entspricht.

Fragen an die Forschung

Für den Bereich der Forschung stehen u. a. folgende Fragen an:

- Wirkungsforschung: Was wirkt bei den klinisch-psychologischen Online-Interventionen?
- Wie wirken klinisch-psychologische Online-Interventionen?
- Braucht es eine eigene Theorie der Online-Interventionen oder können bestehende Konzepte der Beratung und Therapie für die digitalen Medien adaptiert werden?
- Differenzielle Indikation: Welche digitalen Medien sind in welchen klinisch-psychologischen Tätigkeitsfeldern bei welchen Störungen und Problemen, in welcher Erkrankungsphase und bei welchen Patienten als Interventionsmittel sinnvoll?

Exkurs: „International Society for Mental Health Online (ISMHO)“

Eine weitere Aufgabe besteht darin, die deutschsprachige Entwicklung und Forschung mit der anglo-amerikanischen Tradition in Beziehung zu setzen, da diese beiden Bereiche noch wenig verknüpft sind. Seit 1997 gibt es die „International Society for Mental Health Online (ISMHO)“, und zahlreiche Arbeiten können als wegweisend für den Bereich der klinisch-psychologischen Online-Interventionen gesehen werden. Als Überblick und guter Einstieg:

- International Society for Mental Health Online (ISMHO): *www.ismho.org*
- Michael Fenichel: *www.cyberpsychology.com* (Onlinepublikation)
- John Suler: *http://truecenterpublishing.com/psycyber/psycyber.html* (Onlinepublikation)
- Azy Barak: *http://construct.haifa.ac.il/~azy/refindx.htm* (Linksammlung)
- Kraus, R., Stricker, G. & Speyer, C. (Eds.). (2010). Online Counseling. A Handbook for Mental Health Professionals (2nd Edition). Amsterdam: Elsevier.

Deutschsprachige Gesellschaft für Onlineberatung/Institut für E-Beratung: 2005 wurde die Deutsche Gesellschaft für Onlineberatung gegründet, die sich 2013 in „Deutschsprachige Gesellschaft für psychosoziale Onlineberatung" umbenannt hat. Diese Interessensvertretung ist am 2012 gegründeten Institut für E-Beratung der Technischen Hochschule Nürnberg angesiedelt.

www.dg-onlineberatung.de

www.th-nuernberg.de/institutionen/institut-fuer-e-beratung/page.html

Höllriegel, K. (2013). Online-Supervision. Potentiale und Restriktionen. e-beratungsjournal.net 9(1). Verfügbar unter http://www.e-beratungsjournal.net/ausgabe_0113/hoellriegel.pdf.

Ross, R. (2011). Ethical issues involved in online counseling. Journal of psychological issues in organizational culture, 2(1).

Thiery, H. (2011). Beratung auf Facebook und Twitter? Wie virtuelle Beratungsangebote auf die neuen Leitmedien reagieren können. e-beratungsjournal.net, 7(2). Verfügbar unter http://www.e-beratungsjournal.net/ausgabe_0211/thiery.pdf.

5 Fragen zum Kapitel

Überprüfen Sie Ihr Wissen!

- Welche Kompetenzen werden aus welchen Gründen in der Aus- und Weiterbildung für die Onlineberatung/Onlinetherapie benötigt?
- Wo sehen Sie Chancen der Onlinesupervision und wo Risiken?
- Welche ethischen Probleme ergeben sich bei klinisch-psychologischen Interventionen im Onlinesetting?
- Welche drei Aspekte skizziert Weinhardt bezogen auf die Zukunft der Onlineberatung?
- Wie ist Ihre Haltung zur Idee einer „automatisierten Beratung", die nur durch Software automatisch durchgeführt wird?
- Welche Herausforderungen sehen Sie für die Praxis der Onlineberatung/Onlinetherapie?
- Welche Aufgaben sehen Sie für die zukünftige Forschung im Bereich der klinisch-psychologischen Interventionen im digitalen Zeitalter?
- Denken Sie an die heutigen technischen Möglichkeiten und entwerfen Sie ein Bild der klinisch-psychologischen Angebote in digitalen Settings in zehn Jahren.

Anmerkungen

1 Erstveröffentlichung dieses Kapitels: Eichenberg, C. (in Druck). Internetsucht. In: E. Brähler & H.-W. Hoefert (Hrsg.), Lexikon der Modernen Krankheiten. Mit freundlicher Genehmigung der Medizinisch Wissenschaftlichen Verlagsgesellschaft MWV, Berlin

2 Nachdruck dieses Kapitels in veränderter Fassung aus: Deutsches Ärzteblatt PP, Heft 10, Oktober 2013, S. 466–467. Mit freundlicher Genehmigung des Deutschen Ärzteverlags, Köln

3 Nachdruck dieses Kapitels in veränderter Fassung aus: Deutsches Ärzteblatt PP, Heft 12, Dezember 2013, S. 558–560. Mit freundlicher Genehmigung des Deutschen Ärzteverlags, Köln

Literatur

Ahluwalia, S., Murray, E., Stevenson, F., Kerr, C. &. Burns, J. (2010). „A heartbeat moment": qualitative study of GP views of patients bringing health information from the internet to consultation. *British Journal of General Practice, 66*, 88–94.

Ahmad, F., Hudak, P.L., Bercovitz, K., Hollenberg, E. & Levinson, W. (2006). Are physicians ready for patients with internet-based health information? *Journal of Medical Internet Research, 8*(3), e22.

American Counseling Association (2005). Code of ethics. Zugriff am 09.10.2013 unter http://www.counseling.org/Resources/aca-code-of-ethics.pdf []

Andermatt, O., Eidenbenz, F., Flury, A., Lang, J. & Theunert, M. (2003). Kompetenzprofil der psychologischen Online-BeraterInnen. Zugriff am 07.10.2013 unter http://onlineberatungen.com/Kompetenzprofil-KOB.pdf

Andersson, G. & Cuijpers, P. (2009). Internet-based and other computerized psychological treatments for adult depression: a meta-analysis. *Cognitive Behaviour Therapy, 38*(4), 196–205.

American Psychiatric Association (APA) (2012, May 1). Internet Use Disorder. DSM-V Development. Zugriff am 06.07.2012 http.//www.dsm5.org/ProposedRevision/Pages/proposedrevision.aspx?rid=573#

Appel, M. & Schreiner, C. (2014). Digitale Demenz? Mythen und wissenschaftliche Befundlage zur Auswirkung von Internetnutzung. *Report Psychologie, 65 (1)*, 1–10.

Arbeitskreis für eine trägerübergreifende Ausbildung für Online-Beratung (2011). Ausbildungscurriculum Online-Beratung. Technische Hochschule Nürnberg: unveröffentlicht. (Abdruck in Kühne, 2012)

Ärzte Zeitung online (2009, 09. September). Selbstmedikation. Zugriff am 14.03.2012 unter www.aerztezeitung.de/politik_gesellschaft/gp_specials/abc_gesundheitswesen/article/564728/selbstmedikation.html?sh=143&h=-1400733082

Baker, L., Wagner, T.H., Singer, S. & Bundord, M.K. (2003). Use of the internet and e-mail for health care information. Results from a national survey. *JAMA, 289* (18), 2400–2406.

Baldry, A.C. & Farrington, D. P. (2007). Effectiveness of programs to prevent school bullying. *Victims & Offenders, 2*(2), 183–204. Verfügbar unter doi:10.1080/15564880701263155

Ball, M.J. & Lillis, J. (2001). E-health: transforming the physician/patient relationship. *International Journal of Medical Informatics, 61*, 1–10.

Baños, R. M., Cebolla, A., Oliver, E., Quero Castellano, S. & Botella, C. (2011). An e-health system for treatment of childhood obesity. In A. Smedberg (Eds.), *E-health communities and online self-help groups. Applications and usage* (pp. 24–35). Hershey, PA: Idea Group Inc.

Barak, A., Hen, L., Boniel-Nissim, M. et al. (2008). A comprehensive review and a meta-analysis of the effectiveness of internet-based psychotherapeutic interventions. *Journal of Technology in Human Services, 26*, 109–160.

Barak, A., Klein, B. & Proudfoot, J. G. (2009). Defining internet-supported therapeutic interventions. *Annals of Behavioral Medicine: A publication of the Society of Behavioral Medicine, 38*, 4–17.

Baranowski, T., Buday, R., Thompson, D., Lyons, E.J., Lu, A.S. & Baranowski, J. (2013). Developing games for health behavior change: Getting started. *Games for Health Journal, 2*(4), 183–190. Verfügbar unter doi:10.1089/g4h.2013.0048.

Bastine, R. (1998). *Klinische Psychologie*. Band I (3. Aufl.). Stuttgart: Kohlhammer.

Bate, R., Hess, K. & Brush, R. (2009, August). Pilot study of internet drug availability, pricing, and quality. Africa Fighting Malaria Research Paper. Washington, DC: American Enterprise Institute for Public Policy Research. Zugriff am 03.09.2013 und http://www.aei.org/docLib/20090820-BateHess-Brush.pdf

Batthyány, D. (2012). Internetsucht – Phänomenologie und therapeutische Ansätze. *Psychotherapie – Wissenschaft, 2* (2). Zugriff am 31.08.2013 unter http://www.psychotherapie-wissenschaft.info/index.php/psy-wis/article/view/86/329

Batthyány, D. & Pritz, A. (Hrsg.). (2009). *Rausch ohne Drogen: Substanzungebundene Süchte.* Wien: Springer.

Batthyány, D., Benker, F., Müller, K.W. & Wölfling, K. (2009). Computerspielverhalten - Klinische Merkmale von Abhängigkeit und Missbrauch. *Wiener Klinische Wochenschrift, 121*, 502–509.

Bauer, S. & Kordy, H. (Hrsg.). (2008). *E-Mental-Health. Neue Medien in der psychosozialen Versorgung*. Heidelberg: Springer.

Beard, K.W. & Wolf, E.M. (2001). Modification in the proposed diagnostic criteria for internet addiction. *CyberPsychology & Behavior, 4* (3), 377–383.

Beck, C. (2009). Die Metaphernanalyse in der textbasierten Online-Beratung. *e-beratungsjournal.net, 3*(2). Zugriff am 07.10.2013 unter http://www.e-beratungsjournal.net/ausgabe_0207/beck.pdf

Becker, S. Hauch, M. & Leiblein, H. (Hrsg.). (2009). *Sex, Lügen und Internet: Sexualwissenschaftliche und psychotherapeutische Perspektiven*. Gießen: Psychosozial Verlag.

Beißwenger, M. (2005). Interaktionsmanagement in Chat und Diskurs. Technologiebedingte Besonderheiten bei der Aushandlung und Realisierung kommunikativer Züge in Chat-Umgebungen. In M. Beißwenger & A. Storrer (Hrsg.), *Chat-Kommunikation in Beruf, Bildung und Medien: Konzepte – Werkzeuge – Anwendungsfelder* (S. 63–87). Stuttgart: ibidem.

Beitz, R., Dören, M., Knopf, H. & Melchert, H.-U. (2004). Selbstmedikation mit OTC-Präparaten in Deutschland. *Bundesgesundheitsblatt, 47*, 1043–1050.

Bell, V. (2007). Online information, extreme communities and internet therapy: Is the Internet good for our mental health? *Journal of Mental Health, 16*(4), 445–457.

Berger, T. (2009). "Meet the e-patient": Chancen und Risiken des Internets für das Verhältnis von Gesundheitsfachleuten und ihren Klienten. In B.U. Stetina, & I. Kryspin-Exner (Hrsg.), *Gesundheit und Neue Medien. Psychologische Aspekte der Interaktion mit Informations- und Kommunikationstechnologie* (S. 73–83). Wien: Springer.

Berns, I., Stellpflug, M. H. (2008). *Musterberufsordnung für die Psychologischen Psychotherapeuten und Kinder- und Jugendlichenpsychotherapeuten.* Heidelberg: medhochzwei Verlag.

Bernstein, E. (2007). Sex work for the middle classes. *Sexualities, 10*(4), 473–488.

Beutel, M.E., Hoch, C., Wölfling, K. & Müller, K.W. (2011). Klinische Merkmale der Computerspiel- und Internetsucht am Beispiel der Inanspruchnehmer einer Spielsuchtambulanz. *Zeitschrift für Psychosomatische Medizin und Psychotherapie, 57*(1), 77–90.

Bleichhardt, G. & Hiller, W. (2007). Hypochondriasis and health anxiety in the German population. *British Journal of Health Psychology, 12*(4), 511–523.

Bollinger, S. (2004). E-Mail-Kontakte und Psychotherapie. *Psychotherapeut, 49*, 126–128.

Bonfadelli (2011). *Bericht zu Angeboten über Gesundheit im Internet.* Zürich: Universität.

Botella, C., Breton-López, J., Quero, S., Baños, R. M., García-Palacios, A., Zaragoza, I. & Alcaniz, M. (2011). Treating cockroach phobia using a serious game on a mobile phone and augmented reality exposure: A single case study. *Computers in Human Behavior, 27*, 217–227.

Bouchard, S., Robillard, G., Larouche S. & Loranger, C. (2012). Description of a treatment manual for in virtuo exposure with specific phobia. In C. Eichenberg (ed.), *Virtual Realities* (Chapter 4). Rijeka: InTech. Zugriff am 08.10.2013 unter http://www.intechopen.com/books/virtual-reality-in-psychological-medical-and-pedagogical-applications

Bowi, U. & Kruse, J. (2007). Evaluation der Präventionsmaßnahme „Mein Körper gehört mir" zur Vorbeugung des sexuellen Missbrauchs an Grundschulen der Landeshauptstadt Düsseldorf. Zugriff am 23.08.2013 unter http://www.tpw-osnabrueck.de/uploads/evaluation.pdf

Braddock, A.E. & Abramowitz, J.S. (2006). Listening to hypochondriasis and hearing health anxiety. *Expert Rev. Neurotherapeutics, 6*(9), 1307–1312.

Braun, C. (2009, 19. Juni). Gruppenheimat im Cyberspace? Digitale Medien, Suchtgefährdung, Online-Therapie. Vortrag am Berliner Institut für Gruppenanalyse BIG.

Brezinka, V. (2009). Computerspiele in der Verhaltenstherapie mit Kindern. In S. Schneider & J. Margraf (Eds.), *Störungen im Kindes- und Jugendalter*

(Lehrbuch der Verhaltenstherapie, Band 3, S. 234–240). Heidelberg: Springer.

Briken, P. & Basdekis-Jozsa, R. (2010). Sexuelle Sucht? Wenn sexuelles Verhalten außer Kontrolle gerät. *Bundesgesundheitsblatt, 53*, 313–318.

Briken, P., Habermann, N., Berner, W. et al. (2007). Diagnosis and treatment of sexual addiction: a survey among German sex therapists. *Sexual Addiction & Compulsivity, 14*, 131–143.

Briken, P. & Kafka, M.P. (2007). Pharmacological treatments for paraphilic patients and sexual offenders. *Current Opinion in Psychiatry, 20*, 609–613.

Bruhn, M. (2007). *Qualitätsmanagement für Dienstleistungen: Grundlagen, Konzepte, Methoden* (7. Aufl.). Heidelberg: Springer.

Brunner, A. (2006). Methoden des digitalen Lesens und Schreibens in der Online-Beratung. *e-beratungsjournal.net, 2*(2). Zugriff am 07.10.2013 unter http://www.e-beratungsjournal.net/ausgabe_0206/brunner.pdf

Brunner, A., Engelhardt, E. & Heider, T. (2009). Foren-Beratung. In S. Kühne & G. Hintenberger (Hrsg.), *Handbuch Online-Beratung* (S. 79–90). Göttingen: Vandenhoeck & Ruprecht.

Brunner, A. & Kühne, S. (2008). Virtuelle Jugendforen als informeller Lern- und Bildungsraum. In C. Schachtner & A. Höber (Hrsg.), *Learning Communities – Der Cyberspace als neuer Lern- und Wissensraum*. Frankfurt: Campus.

Bundesminsiterium der Justiz und für Verbraucherschutz (2009). Bundesdatenschutzgesetz (BDSG) in der Fassung der Bekanntmachung vom 14. Januar 2003 (BGBl. I S. 66), das zuletzt durch Artikel 1 des Gesetzes vom 14. August 2009 (BGBl. I S. 2814) geändert worden ist. http://www.gesetze-im-internet.de/bundesrecht/bdsg_1990/gesamt.pdf (20.01.2014)

Bundesverband der Arzneimittel-Hersteller e.V. (2012). Der Arzneimittelmarkt in Deutschland in Zahlen 2011 – Verordnungsmarkt und Selbstmedikation. Zugriff am 01.09.2012 unter http://www.bah-bonn.de/index.php?id=zahlen

Bundeszentrale für gesundheitliche Aufklärung (2007). Evaluation von Webauftritten im Gesundheitsbereich. Strategien der Qualitätssicherung. Zugriff am 07.10.2013 unter http://publikationen.sexualaufklaerung.de/cgi-sub/fetch.php?id=509

Carnes, P. (1989). *Contrary to love: Helping the sexual addict*. New York: Bantam.

Cartreine, J.A., Ahern, D.K. & Locke, S.E. (2010). A roadmap to computer-based psychotherapy in the United States. *Harvard Review of Psychiatry, 18*(2), 80–95. Verfügbar unter doi:10.3109/10673221003707702.

Ciciriello, S., Johnston, R.V., Osborne, R.H., Wicks, I., deKroo, T., Clerehan, R. et al. (2013). Multimedia educational interventions for consumers about prescribed and over-the-counter medications. Cochrane Database of Systematic Reviews, 4. Verfügbar unter doi:10.1002/14651858.CD008416.pub2.

Clinton, B.K., Silverman, B.C. & Brendel, D.H. (2010). Patient-targeted googling: The ethics of searching online for patient information. *Harvard Review of Psychiatry, 18*(2), 103–112.

Coelho, C.M., Silva, C.F., Santos, J.A., Tichon, J., & Wallis, G. (2008). Contrasting the effectiveness and efficiency of virtual and real environments in the treatment of acrophobia. *PsychNology, 6*(2), 203–216.

Cook, J.E. & Doyle, C. (2002). Working alliance in online therapy as compared to face-to-face therapy: Preliminary results. *CyberPsychology & Behavior, 5*, 95–105.

Cooper, A., Delmonico, D.L. & Burg, R. (2000). Cybersex users, abusers, and compulsives: New findings and implications. *Sexual Addiction & Compulsivity, 7*, 5–29.

Crockford, D.N., Goodyear, B., Edwards, J., Quickfall, J. & el-Guebaly, N. (2005). Cue-induced brain activity in pathological gamblers. *Biological Psychiatry, 58*, 787–795.

Cutter, F. (1996). Virtual psychotherapy? Psychnews International, 1 (3). Zugriff am 12.08.2013 unter http://userpage.fu-berlin.de/~expert/psychnews/1_3/pn3_1_b.htm

Dambach, K.E. (2011). *Wenn Schüler im Internet mobben: Präventions- und Interventionsstrategien gegen Cyber-Bullying*. München: Ernst Reinhardt.

Delmonico, D.L. & Carnes, P.J. (1999). Virtual sex addiction: When cybersex becomes the drug of choice. *CyberPsychology & Behavior, 2* (5), 457–463.

Deutsche Gesellschaft für Beratung (Hrsg.).(2003). Beratungsverständnis. Zugriff am 06.10.2013 unter http://www.dachverband-beratung.de/dokumente/Beratung.pdf

Deutscher Ärztetag (Hrsg.) (2004). (Muster-) Berufsordnung für die deutschen Ärztinnen und Ärzte. http://www.bundesaerztekammer.de/downloads/Mbopdf.pdf

Diaz, J., Sciamanna, C., Evangelou, E., Stamp, M. & Ferguson, T. (2005). Brief Report: What types of internet guidance do patients want from their physicians? *Journal of General Internal Medicine, 20*, 683–685.

Diederich, B., Lerner, T., Lindemann, R.D. & Vehlen, R. (2001). *Mobile Business. Märkte, Techniken, Geschäftsmodelle*. Wiesbaden: Gabler.

Difede, J., Cukor, J., Patt, I, Giosan, C. & Hoffman, H. (2006). The application of virtual reality to the treatment of PTSD following the WTC attack. *Annals of the New York Academy of Sciences, 1071*, 500–501.

Dilling, H., Mombour, W. & Schmidt, M.H. (2011). *Internationale Klassifizierung psychischer Störungen: ICD-10 Kapitel V (F). Klinisch-diagnostische Leitlinien*. Bern: Huber.

Dombeck, M. (2010). The use of online psychological testing for self-help. In K. Anthony, D.A.N. Nagel, & S. Goss (Eds.), *The use of technology in mental health applications ethics and practice* (pp. 178–186). Springfield, IL: Charles C Thomas.

Donabedian, A. (1966). Evaluating the quality of medical care. *Miliband memorial fund quarterly, 44*, 166–203.

Dooley, J.J., Shaw, T., & Cross, D. (2012). The association between the mental health and behavioural problems of students and their reactions to cyber-victimization. *European Journal of Developmental Psychology, 9*(2), 275–289. Verfügbar unter doi:10.1080/17405629.2011.648425

Döring, N. (2000). Selbsthilfe, Beratung und Therapie im Internet. In B. Batinic (Hrsg.), *Internet für Psychologen* (2., überarb. und erw. Aufl.) (S. 509–548). Göttingen: Hogrefe.

Döring, N. (2003). *Sozialpsychologie des Internet. Die Bedeutung des Internet für Kommunikationsprozesse, Identitäten, soziale Beziehungen und Gruppen* (2., vollst. überarb. u. erw. Aufl.). Göttingen: Hogrefe.

Döring, N. (2009). The Internet's impact on sexuality: A criticl review of 15 years research. *Computers in Human Behavior, 25*, 1089–1101.

Döring, N. (2010). Befragungsstudie zur sexualbezogenen Internet-Nutzung Studierende TU Ilmenau. Zugriff am 05.07.2012 unter http://www.mekonet.de/t3/fileadmin/Redaktion/pdf/fachtagungen/mekonet-internetsex-jugendliche-doering.pdf

Döring, N. & Eichenberg, C. (2013). Von der E-Beratung zur M-Beratung. In F. Nestmann, F. Engel & U. Sickendiek (Hrsg.), *Neue Beratungswelten* (Das Handbuch der Beratung, Band 3, S. 1601–1615). Tübingen: dgvt.

Döring, N. & Kleeberg, N. (2006). Mobiles Lernen in der Schule. Entwicklungs- und Forschungsstand. *Unterrichtswissenschaft, 34* (1), 70–92.

Dreier, M., Tzavela, E., Wölfling, K., Mavromati, F., Duven, E., Karakitsou, Ch. et al. (2013). The development of adaptive and maladaptive patterns of internet use among European adolescents at risk for internet addictive behaviours: A grounded theory inquiry. Athens: EU NET ADB, National and Kapodistrian University of Athens (N.K.U.A.). Zugriff am 05.07.2012 unter http://www.eunetadb.eu

Dürscheid, C. (2004). Netzsprache. Ein neuer Mythos. *Osnabrücker Beiträge zur Sprachtheorie (OBST), 68*, 141–157.

Eastin, M.S.& Guinsler, N.M. (2006). Worried and wired: Effects of health anxiety on information-seeking and health care utilization behaviors. *CyberPsychology & Behavior, 9*(4), 494–498.

Eichenberg, C. (2003). Nutzungsmöglichkeiten des Internet für Psychologen und Psychotherapeuten und ihr Klientel: Überblick und Kontroversen am Beispiel WWW-Informationen zu psychischen Störungen. *Psychologie in Österreich, 1*, 8–18.

Eichenberg, C. (2007a). Online-Sexualberatung: Wirksamkeit und Wirkweise. Evaluation eines Pro Familia-Angebots. *Zeitschrift für Sexualforschung, 3*, 247–262.

Eichenberg, C. (2007b). Informationen und Hilfe aus dem Internet. *Psychotherapie im Dialog, 4*, 389–393.

Eichenberg, C. (2008). Internet message boards for suicidal people: A typology of users. *CyberPsychology & Behavior, 11*(1), 98–104.

Eichenberg, C. (2009a). Internetnutzung und Sexualität aus gesundheitspsychologischer Perspektive. In B.U. Stetina & I. Kryspin-Exner (Hrsg.), *Gesundheit und Neue Medien. Psychologische Aspekte der*

Interaktion mit Informations- und Kommunikationstechnologien (S. 85–111). Wien: Springer.

Eichenberg, C. (2009b). Selbstverletzendes Verhalten. Diagnostik, Therapie und Selbsthilfe. *pädiatrische praxis, 4*, 731–740.

Eichenberg, C. (2010a, 14. Mai). Die Bedeutung des Internet für Beratung und Seelsorge. Vortrag auf dem Podium „Vom Telefon zum Internet – Seelsorge in Neuen Medien" im Rahmen des Ökumenischen Kirchentages, München.

Eichenberg, C. (2010b). Zusammen – getrennt: Paarbeziehungen im Internet aus medienpsychologischer und psychodynamischer Perspektive. In H. G. Soeffner (Hrsg.), Unsichere Zeiten. Herausforderungen gesellschaftlicher Transformationen. Verhandlungen des 34. Kongresses der Deutschen Gesellschaft für Soziologie in Jena 2008 [CD-ROM]. Wiesbaden: VS Verlag.

Eichenberg, C. (2011). Psychotherapie und Internet. *Psychotherapeut, 6*, 468–474. Verfügbar unter doi:10.1007/s00278–011–0865–9, Zugriff am 22.01.2014.

Eichenberg, C. (2012a). Cybersexsucht: Evidenzbasierte Empfehlungen zur Therapie stehen noch aus. *Deutsches Ärzteblatt*, PP 11, 471.

Eichenberg, C. (2012b). Gesundheitsängste und Internet. In H.-W. Hoefert & C. Klotter (Hrsg.), *Gesundheitsängste* (S. 239–263). Lengerich: Pabst Science Publishers.

Eichenberg, C. (ed.). (2012c). Virtual reality. Rijeka, Croatia: InTech.Eichenberg, C. (in Druck). Online-Foren für junge Menschen mit selbstschädigenden Problematiken: Pro-Ana-Blogs, Suizid-Boards und Foren zu selbstverletzendem Verhalten. In T. Porsch & S. Pieschl (Hrsg.), *Neue Medien und deren Schatten*. Göttingen: Hogrefe.

Eichenberg, C. (Hrsg.) (2013). Diskussionsforum: Exzessives Computerspielen: (K)eine neue Abhängigkeitserkrankung? *Zeitschrift für Psychotraumatologie, Psychotherapiewissenschaft und Psychosomatische Medizin. Heft 2*, Kröning: Asanger.

Eichenberg, C. (unter Mitarbeit von K. Deis) (2011). Internet und E-Patienten: Potenzielle Auswirkungen auf die Autonomie der Patienten und die Behandler-Patient-Beziehung. In H.-W. Hoefert & C. Klotter (Hrgs.), *Wandel der Patientenrolle – neue Interaktionsformen zwischen Professionellen und Klienten im Gesundheitswesen* (S. 67–100). Göttingen: Hogrefe.

Eichenberg, C. & Auersperg, F. (2013). Auswirkungen von Online-Sexualität auf das sexuelle Verhalten. Schlussfolgerungen aus dem aktuellen Stand der Forschung. *Psychotherapie im Dialog, 2*, 72–76.

Eichenberg, C. & Auersperg (in Druck). Sexuelle Belästigung im Internet. In T. Porsch & S. Pieschl (Hrsg.), *Neue Medien und deren Schatten*. Göttingen: Hogrefe.

Eichenberg, C. & Blokus, G. (2010). Cybersexsucht: Epidemiologie, Diagnostik, Ätiologie und Therapie – Ein Überblick zum Stand der Forschung. *Psychologie in Österreich, 2/3*, 142–154.

Eichenberg, C. & Brähler, E. (2007). Editorial: "Nothing tastes as good as thin feels…" – Einschätzungen zur Pro-Anorexia-Bewegung im Internet. *Psychotherapie Psychosomatik Medizinische Psychologie, 7*, 269–270.

Eichenberg, C., Blokus, G. & Malberg, D. (2013). Evidenzbasierte Patienteninformationen im Internet: Eine Studie zur Qualität von Websites zur Posttraumatische Belastungsstörung. *Zeitschrift für Psychiatrie, Psychologie und Psychotherapie, 4*, 263–271.

Eichenberg, C. & Brähler, E. (2013). Das Internet als Ratgeber bei psychischen Problemen: Eine bevölkerungsrepräsentative Befragung in Deutschland. *Psychotherapeut, 1*, 63–72.

Eichenberg, C. & Ebert, S. (2008). Die Darstellung von Opfern und Tätern von Gewaltverbrechen in öffentlichen Medien - Ergebnisse einer Inhaltsanalyse und einer experimentellen Studie. *Zeitschrift für Psychotraumatologie, Psychotherapiewissenschaft und Psychologische Medizin, 1*, 45–66.

Eichenberg, C., Flümann, A. & Hensges, K. (2011). Pro-Ana-Foren im Internet: Befragungsstudie ihrer Nutzerinnen. *Psychotherapeut, 6*, 492–500. Verfügbar unter doi:10.1007/s00278-011-0861-0, Zugriff am 22.01.2014.

Eichenberg, C. & Kienzle, K. (2011). Psychotherapeuten und Internet: Einstellung zu und Nutzung von therapeutischen Online-Angeboten im Behandlungsalltag. *Psychotherapeut*. Verfügbar unter doi: 10.1007/s00278-011-0833-4, Zugriff am 22.01.2014.

Eichenberg, C., Klein, G. & Säfken, C. (in Druck). Mobbing. In S. Stock, P. Schneider, E. Peper & E. Molitor (Hrsg.), *Erfolgreich promovieren. Ein Ratgeber von Promovierten für Promovierende* (3. vollst. überarb. Aufl). Berlin: Springer.

Eichenberg, C., Klemme, A. & Theimann, T. (2003). Internetsucht: Ein neues Störungsbild? Ein Überblick zu neueren Befunden. *Psychomed, 2*, 100–105.

Eichenberg, C. & Malberg, D. (2011). Internet und sexuelle Gewalt: Zwischen Hilfsangeboten und virtuellen Übergriffen. *Zeitschrift für Psychotraumatologie, Psychotherapiewissenschaft und Psychologische Medizin, 1*, 21–35.

Eichenberg, C. & Malberg, D. (2012). Sexualität und Internet: Relevante Schnittstellen für die psychotherapeutische Praxis. *Psychotherapeut, 2*, 177–190.

Eichenberg, C. & Malberg, D. (2013). Der internetinformierte Patient – ein schwieriger Patient für das Gesundheitswesen? In H.-W. Hoefert & M. Härter (Hrsg.), *Schwierige Patienten* (S. 59–82). Bern: Huber.

Eichenberg, C. & Marx S. (under review). Serious Games: Zum Einsatz und Nutzen in der Psychotherapie.

Eichenberg, C. & Molitor, K. (2011). Stationäre Psychotherapie und Medien: Ergebnisse einer Befragungsstudie an Therapeuten und Patienten. *Psychotherapeut, 2*, 162–70.

Eichenberg, C. & Moritz, S. (2010). Bibliotherapie bei Zwangserkrankungen. *Zeitschrift für Psychotraumatologie, Psychotherapiewissenschaft und Psychologische Medizin, 4*, 81–90.

Eichenberg, C. & Ott, R. (2003). *Klinische Psychologie im Internet*. Göttingen: Hogrefe.

Eichenberg, C. & Ott, R. (2012). Klinisch-psychologische Intervention im Internet: Ein Review zu empirischen Befunden störungsspezifischer Angebote. *Psychotherapeut, 1*, 58–69.

Eichenberg, C. & Pennauer, J. (2003). Krisenintervention im und via Internet: Angebote und Möglichkeiten. *Psychotherapie im Dialog, 4*, 411–415.

Eichenberg, C. & Hübner L. (2013). Selbstmedikation und Internet. Manuskript in Vorbereitung.

Eichenberg, C., Roffler, R. & Wutka, B. (2011). Internet und Selbsthilfe im Jugendalter: Potenziale und Gefahren aus psychologischer Perspektive. *Zeitschrift für Psychotraumatologie, Psychotherapiewissenschaft und Psychologische Medizin, 4*, 67–81.

Eichenberg, C. & Schott, M. (under review). Internet message boards for young people who self-harm.

Eichenberg, C. & Tump, S. (2012). Der Therapeut und die Suchmaschine: Wenn Patienten „gegoogelt" werden… *Zeitschrift für Psychotraumatologie, Psychotherapiewissenschaft und Psychologische Medizin, 4*, 83–96.

Eichenberg, C. & Wolters, C. (2012). Virtual realities in the treatment of mental disorders: A review of the current state of research. In C. Eichenberg (ed.), *Virtual reality* (pp. 35–64). Rijeka, Croatia: InTech.

Eichenberg, C. & Wolters, C. (2013a). Möglichkeiten und Grenzen des Einsatzes moderner Medien in der Traumatherapie: Eine Übersicht. *Zeitschrift für Psychotraumatologie, Psychotherapiewissenschaft und Psychologische Medizin, 2*, 7–19.

Eichenberg, C. & Wolters, C. (2013b). Cyberchrondrie – ein modernes Symptom? *NeuroTransmitter, 7/8*, 28–32.

Eickhoff, C., Griese, N., Hämmerlein, A. & Schulz, M. (2009). ABP in der Selbstmedikation – Chance und Auftrag für die Apotheke. *Pharmazeutische Zeitung online*. Zugriff am 10.09.2013 unter http://www.pharmazeutische-zeitung.de/index.php?id=31004

Eidenbenz, F. (2009). Standards in der Onlineberatung. In S. Kühne & G. Hintenberger (Hrsg.), *Handbuch Online-Beratung* (S. 213–227). Göttingen: Vandenhoeck & Ruprecht.

Emmelkamp, P., Krijn, M., Hulsbosch, L., de Vries, S., Schuemie, M.J. & van der Mast, C. (2002). Virtual reality treatment versus exposure in vivo: a comparative evaluation in acrophobia. *Behavior Research and Therapie, 4*, 509–516.

Erdem, A.S. & Harrison-Walker, J.L. (2006). The role of the internet in physician-patient relationship: The issue of trust. *Business Horizons, 49*, 387–393.

Esch, F. R. & Bartscher, T. (2013). *Gabler Wirtschaftslexikon. Definition Edutainment*. (Online) http://wirtschaftslexikon.gabler.de/Archiv/85285/edutainment-v6.html (20.05.2013).

Essig, T. (2012). The addiction concept and technology: Diagnosis, metaphor, or something else? A psychodynamic point of view. *Journal of Clinical Psychology, 68*(11), 1175–1184.

Eysenbach, G. (2001). What is e-health? *Journal of Medical Internet Research, 3*(2), e20. Zugriff am 12.10.2013 unter http://www.jmir.org/2001/2/e20/

Eysenbach, G.J. & Demeris, G. (2002). Internet use in disease management for home care patients: a call for papers. *Journal of Medical Internet Research, 4*(2). http://www.ncbi.nlm.nih.gov/pmc/articles/PMC1761931/?report=classic (31.01.2014).

Feichtner, A. (2012). Pro und Contra der Indikation von Online-Therapie. Unveröffentlichte Diplomarbeit, Universität Wien. Zugriff am 09.10.2013 unter http://othes.univie.ac.at/18922/1/2012-01-27_0600484.pdf

Ferguson, T. (2000). Online patient-helpers and physicians working together: a new partnership for high quality health care. *British Medical Journal, 321*, 1129–1132.

Fischer, G. (2007). *Kausale Psychotherapie. Ätiologieorientierte Behandlung psychotraumatischer und neurotischer Störungen*. Kröning: Asanger.

Fischer, G. & Becker-Fischer, M. (2008). Stabilisierung vor Konfrontation in der Traumatherapie – Grundregel oder Mythos? Kommentar zum Beitrag von Frank Neuner (2008), in: Verhaltenstherapie, 18 (2), 109–118. *Zeitschrift für Psychotraumatologie, Psychotherapiewissenschaft, Psychologische Medizin*, 6(3), 85–94.

Fischer, G. & Riedesser, P. (2009). *Lehrbuch der Psychotraumatologie* (4. Aufl.). München: Ernst Reinhardt.

Fox, S. (2006). Online Health Search 2006. Zugriff am 12.03.2010 unter http://www.pewinternet.org/~/media//Files/Reports/2006/PIP_Online_Health_2006.pdf.pdf

Fox, S., Rainie, L., Horrigan, J., Lenhart, A., Spooner, T., Burke, M. & Lewis, O. (2000). *Carter the online health care revolution. How the web helps Americans take better care of themselves*. Washington: Pew Internet and American Life Project.

FRA – European Union Agency for Fundamental Rights (2013). The rights of the child and protection of children [annual report]. In FRA (Ed.), Fundamental rights: challenges and achievements in 2012 (Chapter 4). Verfügbar unter http://fra.europa.eu/sites/default/files/annual-report-2012-chapter-4_en.pdf Zugriff am 22.01.2014

Franke, G. H. (2002). *SCL-90-R. Die Symptom-Checkliste von Derogatis – Deutsche Version* [Manual]. Weinheim: Beltz.

Fridrici, M. & Lohaus, A. (2009). Stress-prevention in secondary schools: Online- versus face-to-face-training. *Health Education, 109*(4), 299–313.

Frindte, W. (2001). *Einführung in die Kommunikationspsychologie*. Weinheim: Beltz.

Füllgrabe, U. (2001). Stalking. Eine neue Form des Psychoterrors. *Kriminalistik, 55*(3), 163–167.

Fung, C. H. & Woo, H. E. & S. M. Asch (2004). Controversies and legal issues of prescribing and dispensing medications using the internet. *Mayo Clinic Proceedings, 79*(2), 188–194.

Furmark, T., Carlbring, P., Hedman, E., Sonnenstein, A., Clevberger, P., Bohman, B. et al. (2009). Guided and unguided self-help for social anxiety disorder: randomised controlled trial. *British Journal of Psychiatry, 195*(5), 440–447.

García-Palacios, A., Botella, C., Hoffman, H. & Fabregat, S. (2007). Comparing acceptance and refusal rates of virtual reality exposure vs. in vivo exposure by patients with specific phobias. *CyberPsychology & Behavior 10*(5), 722–724.

Garcia-Palacios, A., Hoffman, H. G., See, S. K., Tsay, A. & Botella, C. (2001). Redefining therapeutic success with virtual reality exposure therapy. *CyberPsychology & Behavior 4*, 341–348.

Geißler, H. (Hrsg.). (2008). *E-Coaching*. Hohengehren: Schneider Verlag.

Gentile, D. A., Choo, H., Liau, A., Sim, T., Li, D., Fung, D. et al.(2011). Pathological video game use among youths: A two-year longitudinal study. *Pediatrics, 127*, 318–330.

Gerardi, M., Rothbaum, B. O., Ressler, K. & Heekin, M. (2008). Virtual reality exposure therapy using a virtual Iraq: Case report. *Journal of Traumatic Stress, 21*(2), 209–213.

Gesellschaft für Konsumforschung – GfK (2011). GfK ermittelt: Jeder Vierte nutzt Arztempfehlungsportale. Zugriff am 07.10.2013 unter http://www.presse-artikel.org/gfk-ermittelt-jeder-vierte-nutzt-arztempfehlungsportale-jameda-de-ist-deutschlands-groesste-arztempfehlung-44991

Gesundheitsstudie der Kommunikationsagentur MSL Germany und des Marktforschungsinstituts SKOPOS (2011). Zugriff am 06.10.2013 unter http://www.virtuelles-wartezimmer.de/category/msl-gesundheitsstudie

Gitlow, S. (2000). The online community as a healtcare ressource. In D. Nash, M. P. Manfredi, B. Bozarth & S. Howell (Hrsg.), *Connecting with the New Health Care Consumer: Defining your Strategy* (S. 113–133). New York: McGraw-Hill.

Goodman, A. (2008). Neurobiology of addiction. An integrative review. *Biochemical pharmacology, 75*, 266–322.

Grawe, K., Donati, R. & Bernauer F. (1994). *Psychotherapie im Wandel. Von der Konfession zur Profession.* Göttingen: Hogrefe.

Greenfield, D. N. (1999). Virtual addiction: Sometimes new technology can create new problems. Zugriff am 01.09.2013 unter http://www.virtual-addiction.com/pdf/nature_internet_addiction.pdf

Griffiths, M. (1998). Internet addiction: Does it really exist? In J. Gackenbach (Ed.), *Psychology and the internet. Intrapersonal, interpersonal, and transpersonal implications* (pp. 61–75). San Diego: Academic Press.

Grohol, A. (2004). Online counseling: A historical perspective. In R. Kraus, J. Zack, & G. Stricker (Hrsg.), *Online counseling. A handbook for mental health professionals* (S. 51–68). San Diego: Elsevier Academic Press.

Groot, D., Riet, G., Khan, K. S. & Misso, K. (2001). Comparison of search strategies and quality of medical information of the internet: a study relating to ankle sprain. *Injury, 32*, 473–476.

Grüsser, S. M. & Thalemann, C. N. (2006). *Verhaltenssucht. Diagnostik, Therapie, Forschung.* Bern: Huber.

Ha, J. H., Yoo, H. J., Cho, I. H., Chin, B., Shin, D. & Kim, J. H. (2006). Psychiatric comorbidity assessed in Korean children and adolescents who screen positive for internet addiction. *Journal of Clinical Psychiatry, 67*(5), 821–826.

Hahn, A. & Jerusalem, M. (2001). Internetsucht – Reliabilität und Validität in der Online-Forschung. In A. Theobald, M. Dreyer & T. Starsetzki (Hrsg.), *Handbuch zur Online-Marktforschung. Beiträge aus Wissenschaft und Praxis* (S. 211–234). Wiesbaden: Gabler.

Harris, L., DeShazo, J. & Pratt, W. (2010). Diabetes and obesity: Can videogames help?. In B. M. Hayes & W. Aspray (Eds.), *Health informatics: A patient-centered approach to diabetes* (pp. 131–150). MA: MIT Press.

Hartel, J. (2008). Wirkfaktoren in der E-Mail-Beratung. Empirische Untersuchung bei der katholischen Online-Beratungseinrichtungen der Bundeskonferenz für Ehe-, Familien- und Lebensberatung. Unveröffentlichte Diplomarbeit, Fachhochschule Düsseldorf. Zugriff am 07.10.2013 unter http://www.e-beratungsjournal.net/ausgabe_0208/hartel_dipl.pdf

Hänggi, Y. (2006). Kann web-basierte Stressprävention erfolgreich sein? Erfahrungen mit dem Online-Elterntraining zur Bewältigung von Familienstress. *Zeitschrift für Klinische Psychologie und Psychotherapie, 35*(3), 169–177.

Health on the Net Foundation (1997). HON Verhaltenskodex (HONcode) für medizinische und gesundheitsbezogene Webseiten. http://www.hon.ch/HONcode/German/ (20.01.2014)

Hecht, M. (2010). Online-Beratung (sozio-)technisch betrachtet. *e-beratungsjournal.net, 6*(2). Zugriff am 09.10.2013 unter http://www.e-beratungsjournal.net/ausgabe_0210/hecht.pdf

Heeren, J. & Grau, A. (2013). Analyseinstrumente zur Prüfung der Konzepttreue einer Online-Beratung. *e-beratungsjournal.net, 9*(2). Zugriff am 10.10.2013 unter http://www.e-beratungsjournal.net/ausgabe_0213/heeren_grau.pdf

Heider, T. (2008). Prozesse in der Chatberatung. *e-beratungsjournal.net, 4*(2). Zugriff am 07.10.2013 unter http://www.e-beratungsjournal.net/ausgabe_0208/heider.pdf

Hill, A. (2011). Sexualität in Zeiten des Internet. *Psychotherapeut, 56*, 475–484.

Hiller, W. & Rief, W. (2004). *Internationale Skalen für Hypochondrie. Deutschsprachige Adaption des Whiteley-Index (WI) und der Illness attitude scales (IAS)* [Manual]. Bern: Huber.

Hinduja, S. & Patchin, J. W. (2010). Bullying, cyberbullying, and suicide. *Archives of Suicide Research, 14*, 206221. Verfügbar unter doi:10.1080/13811118.2010.494133

Hintenberger, G. (2009). Der Chat als neues Beratungsmedium. In S. Kühne & G. Hintenberger (Hrsg.), *Handbuch Online-Beratung* (S. 69–78). Göttingen: Vandenhoeck & Ruprecht.

Hintenberger, G. (2010). Oraliteralität als Interventionsstrategie in der Mail-Beratung mit Jugendlichen. *e-beratungsjournal.net, 6*(2). Zugriff am 07.10.2013 unter http://www.e-beratungsjournal.net/ausgabe_0210/hintenberger.pdf

Hintenberger, G. (2012). Die Internetrichtlinie für Psychotherapeutinnen und Psychotherapeuten in Österreich. Eine kritische Würdigung. *e-beratungsjournal, 8*(1). Zugriff am 09.10.2013 unter http://www.e-beratungsjournal.net/ausgabe_0112/hintenberger.pdf

Hoffman, H. G., Garcia-Palacios, A., Carlin, C., Furness, T. A. III & Botella-Arbona, C. (2003). Interfaces that heal: Coupling real and virtual objects to cure spider phobia. *International Journal of Human-Computer Interaction, 16*, 283–300.

Hoffmann, J. (2006). *Stalking*. Berlin: Springer.

Holden, C. (2010). Behavioral Addictions Debut in Proposed DSM-V. *Science, 5968* (327), 935.

Holland, N. (1996). The internet regression. Zugriff am 07.10.2013 unter http://users.rider.edu/~suler/psycyber/holland.html

Homburg, Ch. & Dietz, B. (2005). Der mündige Patient: eine Standortbestimmung. *Pharma-Marketing-Journal, 5*, 150–153.

Höflich, J. R., Präger, S., Mertten, C., Rossmann, M. & Templin, S. (2009). Wozu braucht man da noch einen Arzt? Die Veränderung der Arzt-Patienten-Beziehung durch das Internet. In N. Klusen, A. Fließgarten & T. Nebling (Hrsg.), *Informiert und selbstbestimmt. Der mündige Bürger als mündiger Patient* (S. 206–220). Baden-Baden: Nomos.

Höllriegl, K. (2013). Online-Supervision. Potenziale und Risiken. *e-beratungsjournal.net, 9*(1). Zugriff am 09.10.2013 unter http://www.e-beratungsjournal.net/ausgabe_0113/hoellriegel.pdf

Huber, J., Ihrig, A., Peters, T., Huber, C. G., Kessler, A., Hadaschik, B. et al. (2011). Decision-making in localized prostate cancer: lessons learned from an online support group. *BJU International, 107*(10), 1570–1575. Verfügbar unter doi:10.1111/j.1464-410X.2010.09859.

Hyler, S. E., Gangure, D. P. & Batchelder, S. T. (2005). Can telepsychiatry replace in-person psychiatric assessments? A review and meta-analysis of comparison studies. *CNS Spectrums, 10* (5), 403–413.

International Narcotics Control Board (2010). Report of the International Narcotics Control Board on the Availability of Internationally Controlled Drugs: Ensuring Adequate Access for Medical and Scientific Purposes. (Online) www.incb.org/documents/Publications/AnnualReports/AR2010/Supplement-AR10_availability_English.pdf (22.01.2014)

Isfort, J., Floer, B. & Butzlaff, M. (2004). Shared decision making – partizipative Entscheidungsfindung auf dem Weg in die Praxis. In J. Böcken, B. Braun & M. Schnee (Hrsg.), *Gesundheitsmonitor* (S. 88–100). Gütersloh: Verlag Bertelsmannstiftung.

Jacobson, P. (2007). Empowering the physician-patient relationship: The effect of the internet. *Canadian Journal of Library and Information Practice and Research, 2*(1), 1–13.

Jagla, M., Lindenburg, T., Eichhorst, W., Petrowski, K., Hampel, P., Jäger, S. et al. (2011). Psychische Belastung, interpersonale Probleme und Stressverarbeitung bei Berufsschülern mit pathologischem PC-/Internet-Gebrauch. In Arbeitskreis Klinische Psychologie in der Rehabilitation (Hrsg.), *Psychologische Betreuung im Krankheitsverlauf.* Beiträge zur 30. Jahrestagung des Arbeitskreises Klinische Psychologie in der Rehabilitation (S. 107–120). Bonn: Deutscher Psychologen Verlag.

Jain, S., Malvi, R. & Purviya, J. K. (2011). Concept of self medication: a review. *International Journal of Pharmaceutical & Biological Archives, 2*(3), 831–836.

Janssen, L. (Hrsg.) (1998). *Auf der virtuellen Couch: Selbsthilfe, Beratung und Therapie im Internet.* Bonn: Psychiatrie-Verlag.

Janssen, E., Vorst, H., Finn, P. & Bancroft, J. (2002). The Sexual Inhibition (SIS) and Sexual Excitation (SES) Scales: I. Measuring sexual inhibition and excitation proneness in men. *The Journal of Sex Research, 39*(2), 114–126.

Johannson, R. & Andersson (2012). Internet-based psychological treatments for depression. *Expert Rev. Neurother. 12*(7), 861–870.

Johansson, R., Sjöberg, E., Sjögren, M., Johnsson, E., Carlbring, P., Anderssen, T. et al. (2012). Tailored vs. standardized internet-based cognitive behavior therapy for depression and comorbid symptoms: A randomized controlled trial. PLOS ONE 7(5), e36905. Verfügbar unter doi:10.1371/journal.pone.0036905

Jones, R., Sharkey, S., Ford, T., Emmens, T., Hewis, E., Smithson, J., Sheaves, B. & Owens, C. (2011). Online discussion forums for young people who self-harm: User views. *The Psychiatrist, 35(*10), 368–370.

Juan, M. C., Alcaniz, M., Monserrat, C., Botella, C., Banos, R. M. & Guerrero, B. (2005), Using augmented reality to treat phobias. *IEEE Computer Graphics and Application, 5*, 31–37.

Kächele, H. (2008). Der Therapeut im Internet: Nur noch ein „human companion"? In S. Bauer & H.

Kordy (Hrsg.), *E-Mental-Health* (S. 303–312). Berlin: Springer.

Kächele, H. & Buchholz, M. (2013). Eine Notfall-SMS-Intervention bei chronischer Suizidalität. Wie die Konversationsanalyse klinische Beobachtung bereichert. *Zeitschrift für Psychotraumatologie, Psychotherapiewissenschaft und Psychologische Medizin, 2*, 49–61.

Kafka, M.P. (2010). Hypersexual Disorder Screening Inventory. Zugriff am 06.07.2012 unter http://www.dsm5.org/proposedrevisions/pages/proposedrevision.aspx?rid=415#

Kalichman, S.C. & Rompa, D. (1995). The Sexual Sensation Seeking and Sexual Compulsivity Scales: Reliability, validity and predicting HIV risk behavior. *Journal of Personality Assessment, 65*(3), 586–601.

Kammerl, R., Hirschhäuser, L., Rosenkranz, M., Schwinge, Ch., Hein, S., Wartberg, L. & Petersen, K.-U. (Hrsg.). (2012). *EXIF – Exzessive Internetnutzung in Familien. Zusammenhänge zwischen der exzessiven Computer- und Internetnutzung Jugendlicher und dem (medien)erzieherischen Handeln in den Familien.* Lengerich: Pabst Science Publishers.

Kassenärztliche Bundesvereinigung – KBV (2010). Versichertenbefragung 2010. Zugriff am 07.10.2013 unter http://www.kbv.de/versichertenbefragung-2010.html

Katzer, C. (2009). Workshop Tatort Internet – sexuelle Gewalt im Netz. Zugriff am 19.07.2013 unter http://www.kinderschutz-zentrum-kiel.de/FT_29.06.09/arbeitsgruppe9_katzer.pdf

Katzer, C. & Fetchenhauer, D. (2007). Cyberbullying: Aggression und sexuelle Viktimisierung in Chatrooms. In M. Gollwitzer, J. Pfetsch, V. Schneider, A. Schulz, T. Steffke, & C. Ulrich (Hrsg.). *Gewaltprävention bei Kindern und Jugendlichen.* (Grundlagen zu Aggression und Gewalt in Kindheit und Jugend, Band I, S. 123–138). Göttingen: Hogrefe.

Katzer, C., Fetchenhauer, D. & Belschak, F. (2009). Cyberbullying: Who are the victims?: A comparison of victimization in internet chatrooms and victimization in school. *Journal of Media Psychology: Theories, Methods, And Applications, 21*(1), 25–36. Verfügbar unter doi:10.1027/1864-1105.21.1.25

Khanna, M.S. & Kendall, P.C. (2010). Computer-assisted cognitive behavioral therapy for child anxiety: Results of a randomized clinical trial. *Journal of Consulting and Clinical Psychology, 78*(5), 737–745.

Kielholz, Annette (2008). *Online-Kommunikation. Die Psychologie der neuen Medien für die Berufspraxis.* Heidelberg: Springer.

Kim, J. & Kim, S. (2009). Physicians' perception of the effects of internet health information on the doctor-patient relationship. *Informatics for Health and Social Care, 34*(3), 136–148.

Kim K., Ryu E., Chon M.-Y., Yeun, E.-J., Choi, S.-Y., Seo, J.-S. et al. (2006). Internet addiction in Korean adolescents and its relation to depression and suicidal ideation: a questionnaire survey. *International journal of nursing studies, 43*(2), 185–192.

Klampfer, F. (2009). Online-Supervision im Gruppenchat – Eine Herausforderung für Supervisor und Supervisanden. In S. Kühne & G. Hintenberger (Hrsg.), *Handbuch Onlineberatung* (S. 143–153). Göttingen: Vandenhoeck & Ruprecht.

Knaevelsrud, C. & Maercker, A. (2006). Does the quality of the working alliance predict treatment outcome in online therapy for trauma patients? *Journal of Medical Internet Research, 8*(4), e31.

Knaevelsrud, C. & Maercker, A. (2007). Internet-based treatment for PTSD reduces distress and facilitates the development of a strong therapeutic alliance: A randomized controlled trial. *BMC Psychiatry, 19*, 7–13.

Knatz, B. (2009a). Das Vier-Folien-Konzept. In Kühne, S. & Hintenberger, G. (Hrsg.), *Handbuch Online-Beratung* (S. 105–115). Göttingen: Vandenhoeck & Ruprecht.

Knatz, B. (2009b). Die webbasierte Mailberatung. In S. Kühne & G. Hintenberger (Hrsg.), *Handbuch Onlineberatung* (S. 59–67). Göttingen: Vandenhoeck & Ruprecht.

Knatz, B. & Dodier, B. (2003). *Hilfe aus dem Netz. Theorie und Praxis der Beratung per E-Mail.* Stuttgart: Klett-Cotta.

Ko, C.H., Yen, J.Y., Chen, C.S., Chen, C.C. & Yen, C.F. (2008). Psychiatric comorbidity of internet addiction in college students: an interview study. *CNS Spectrums, 13* (2), 147–153.

Koch, K. (2003). Informationen über Krebsfrüherkennung: Was wollen die Patienten? *Medizinische Klinik, 7*, 400–403.

Kommission für Online-Beratung (2006). Qualitätskriterien für psychologische Angebote im Internet. Zugriff am 07.10.2013 unter http://www.

psychologie.ch/fileadmin/user_upload/dokumente/berufspolitik/d-qual-krit-inet-06.pdf

König, D. (2009). Selbstmedikation und Internet. In B. U. Stetina & I. Kryspin-Exner (Hrsg.), *Gesundheit und Neue Medien* (S. 207–234). Wien: Springer-Verlag Wien New York.

Kral, G. & Traunmüller, R. (2008). Psychologische Online-Beratung: Was erwarten die (potentiellen) NutzerInnen?. *e-beratungsjournal.net, 4*(2) Zugriff am 10.09.2013 unter http://www.e-beratungsjournal.net/ausgabe_0208/kral.pdf

Kratzer, S. (2006). *Pathologische Internetnutzung. Eine Pilotstudie zum Störungsbild.* Lengerich: Pabst.

Kratzer, S. & Hegerl, U. (2008). Ist „Internetsucht" eine eigenständige Erkrankung? Eine Untersuchung von Menschen mit exzessiver Internetnutzung. *Psychiatrische Praxis, 35* (2), 80–83.

Kraus, R. (2010). The future of health care and online counseling. In R. Kraus, G. Stricker & C. Speyer (Hrsg.), *Online Counseling. A Handbook for Mental Health Professionals*, S. 273–284. San Diego: Elsevier.

Kraus, R., Stricker, G. & C. Speyer (Hrsg.) (2010). *Online counseling. A handbook for mental health professionals.* San Diego: Elsevier Academic Press.

Krijn, M., Emmelkamp, P. M.G., Olafsson, R. P., Bouwman, M., van Gerwen, L. J., Spinhoven, P. et al. (2007). Fear of flying treatment methods: virtual reality exposure vs. cognitive behavioral therapy. *Aviation, Space, and Environmental Medicine, 78*, 121–128.

Kühne, S. (2005, June). Combining e-tutoring skills with online-counselling in modern youth work. Proceedings of the EDEN Annual Conference 2005, Helsinki.

Kühne, S. (2006). Qualität und die Rechte von KlientInnen in der Online-Beratung. *e-beratungsjournal.net, 2*(1). Zugriff am 09.10.2013 unter http://www.e-beratungsjournal.net/ausgabe_0106/kuehne.pdf

Kühne, S. (2009). Institutionalisierung von Online-Beratung – das Ende der Pionierphase. *e-beratungsjournal.net, 5*(2). [Online] Zugriff am 07.10.2013 unter http://www.e-beratungsjournal.net/ausgabe_0209/kuehne.pdf

Kühne, S. (2012). Qualitätsmanagement in der psychosozialen Onlineberatung. Unveröffentlichte Masterthese, Donau-Universität Krems.

Kühne, S. & Hintenberger, G. (Hrsg.) (2009). *Handbuch Online-Beratung.* Göttingen: Vandenhoeck & Ruprecht.

Kühne, S. & Hintenberger, G. (2013). Professionalisierung der Onlineberatung. In F. Nestmann, F. Engel & U. Sickendiek (Hrsg.), *Das Handbuch der Beratung* (Neue Beratungswelten, Band 3, S. 1571–1586). Tübingen: dgvt.

Lampen-Imkamp, S. & te Wildt, B. (2009). Phänomenologie, Diagnostik und Therapie der Internet- und Computerspielabhängigkeit. In J. Hardt, U. Cramer-Düncher & M. Ochs (Hrsg.), *Verloren in virtuellen Welten. Computerspielsucht im Spannungsfeld von Psychotherapie und Pädagogik* (S. 120–131). Göttingen: Vandenhoeck & Ruprecht.

Landau, J., Garrett, J. & Webb, R. (2008). Assisting a concerned person to motivate someone experiencing cybersex into treatment–application of invitational intervention: The ARISE model to cybersex. *Journal of Marriage and Family Therapy, 34*, 498–511.

Lang, H. (2003). *Wirkfaktoren der Psychotherapie* (3. Aufl.). Würzburg: Köningshausen und Neumann.

Lang, J. (2002). Wie nutzt die Psychologie die neuen Medien? Beispiel Online-Beratung. In M. Brüstle (Hrsg.), Kommunikation der Zukunft, Zukunft der Kommunikation. Psychologie und neue Medien. 10. Brixener Tage für Psychologen der Arbeitsgemeinschaft Deutschsprachiger Psychotherapieverbände (ADP) (S. 88–107). Bonn: Deutscher Psychologen Verlag.

Lange, A., Rietdijk, D., Hudcovicova, M., van de Ven, J.-P., Schrieken, B., & Emmelkamp, P. M.G. (2003). Interapy: A controlled randomized trial of the standardized treatment of posttraumatic stress through the internet. *Journal of Consulting and Clinical Psychology, 71*(5), 901–909.

Lange, A., Schoutrop, M., Schrieken, B. & van de Ven, J.-P. (2002). Interapy: a model for therapeutic writing through the internet. In S.J. Lepore & J.M. Smyth (eds.), *The writing cure: How expressive writing promotes emotional health and well-being* (pp. 215–238). Washington: American Psychological Association.

Lehavot, K., Barnett, J.E. & Powers, D. (2010). Psychotherapy, professional relationships, and ethical considerations in the Myspace generation. *Professi-*

onal Psychology: Research and Practice, 41(2), 160–166.

Lenhart, A. (2009, April). Teens and social media. An overview. New York Department of Health & Mental Hygiene. Zugriff am 02.08.2013 unter http://www.isites.harvard.edu/fs/docs/icb.topic786630.files/Teens%20Social%20Media%20and%20Health%20-%20NYPH%20Dept%20Pew%20Internet.pdf

Levold, T. (2007). Psychomedia: Psychotherapie und Psychotherapeuten in den Massenmedien. *Psychotherapie Forum, 15*, 173–178.

Leymann, H. (2002). *Mobbing. Psychoterror am Arbeitsplatz und wie man sich dagegen wehren kann.* Reinbek: Rowohlt.

LIGA.NRW – Landesinstitut für Gesundheit und Arbeit des Landes Nordrhein-Westfalen (2011). Die Bevölkerungsbefragung zur Gesundheit 2009. Eine repräsentative Erhebung für NRW. LIGA.Fokus 9. Zugriff am 10.09.2013 unter http://www.lzg.gc.nrw.de/_media/pdf/liga-fokus/LIGA_Fokus_9.pdf

Lindner, H. & Fiedler, G. (2002). Neue Beziehungsformen im Internet. *Nervenarzt, 73*, 78–84.

Malik, S. H. & Coulson, N. S. (2008). Computer-mediated infertility support groups: an exploratory study of online experiences. *Patient Education and Counseling, 73*(1), 105–113.

Mallen, M. J., Vogel, D. L., Rochlen, A. B. & Day, S. X. (2004). Online counseling: Reviewing the literature from a counseling psychology framework. *The Counseling Psychologist, 33*, 819–871.

Marstedt, G. & Klemperer, D. (2009, Februar). Lesen Sie den Beipackzettel? Patientenwünsche zu Arzneimittelinformation. *gesundheitsmonitor* [Newsletter]. Zugriff am 07.10.2013 unter http://www.hpm.org/Downloads/Newsletter_HPNGemo/0209_Arzneimittelpolitik.pdf

Martin, D. J., Garske, J. P. & Davis, M. K. (2000). Relation of the therapeutic alliance with outcome and other variables: A meta-analytic review. *Journal of Consulting and Clinical Psychology, 68*, 438–450.

Martin, R. (2006, Juli). „Psychotherapie“ im Internet – psychodynamische Aspekte der virtuellen Beziehung. Psychoanalyse Aktuell. Zugriff am 12.08.2013 unter http://www.psychoanalyse-aktuell.de/265+M59bf61a4958.0.html?&tx_ttnews[day]=01&tx_ttnews[month]=07&tx_ttnews[year]=2006

Masters, K. (2008). For what purpose and reasons do doctors use the internet: A systematic review. *International Journal of Medical Informatics, 77*, 4–16.

Mattern, K. & Kühne, S. (2003). eModeration. Rollen zwischen Beratung und Community. In Verein wienXtra in Kooperation mit MA 13 - Landesjugendreferat Wien (Hrsg.). *F1 – Fachtagung zu Jugendforen, eMail-Beratung und Online-Kommunikation* (S. 70–78). Wien: wienXtra; Zugriff am 20.01.2014 unter http://www.stefankuehne.net/F1Bericht.pdf

Matthiesen, S. & Schmidt, G. (2012). Internetpornografie. Jugendsexualität zwischen Fakten und Fiktionen. [Online] www.jugendschutz-niedersachsen.de/wordpress/wp-content/uploads/2012/03/Dr.-Matthiesen-Silja-Vortrag-Jugendsexualit%C3%A4t-zwischen-Fakten-und-Fiktion.pdf (02.08.2013)

Medienpädagogischer Forschungsverbund Südwest (2012). JIM-Studie 2012. Zugriff am 27.01.2013 unter http://www.mpfs.de/?id=527

Meerkerk, G. J., Van Den Eijnden, R. J. J. M. & Garretsen, H. F. L. (2006). Predicting compulsive internet use: It's all about sex! *CyberPsychology & Behavior, 9*, 95–103.

Merry, S. N., Stasiak, K., Shepherd, M., Frampton, C., Fleming, T. & Lucassen, M. F. (2012). The effectiveness of SPARX, a computerised self help intervention for adolescents seeking help for depression: randomised controlled non-inferiority trial. *British Medical Journal, 344*, 1–16.

Michaliszyn, D., Marchand, A., Bouchard, S., Martel, M.-O. & Poirier-Bisson, J. (2010). A randomized controlled clinical trial of in virtuo and in vivo exposure for spider phobia. *Cyberpsychology, Behavior and Social Networking 13*(6), 689–695.

Moos, G. & Peters, A. (2008). *BWL für soziale Berufe.* München: Ernst Reinhardt.

Mora, L., Nevid, J. & Chaplin, W. (2008). Psychologist treatment recommendations for internet-based therapeutic interventions. *Computers in Human Behaviour, 24*, 3052–3062.

Moser, K., Preising, K., Göritz, A. S. & Paul, K. (2002). *Steigende Informationsflut am Arbeitsplatz: belastungsgünstiger Umgang mit elektronischen Medien (E-Mail, Internet).* Bremerhaven : Wirtschaftsverlag NW.

Moser, K. & Soucek, R. (2004). Training zur E-Mail-Kommunikation gegen Informationsüberflutung:

Erfahrungen und Empfehlungen. *Arbeit, 13*(3), 320–322.

Mück, H. (2011). Vor- und Nachteile „internetgestützter Psychotherapie“. Zehn Jahre Erfahrung mit einem therapeutischen „App“. *Psychotherapie im Dialog, 2*, 153–157.

Mück, H., Mück-Weymann, M. & Mück, B. (2005). „Internetgestütze Psychotherapie“ – Erfahrungen von 22 Patienten. www.praxisforschung.de, 3. Zugriff am 12.03.2011 unter http://www.praxisforschung.de/2005/Internettherapie_Einleitung.htm

Mücken, D. (2009). Computerspielsucht – eine qualitative Interviewstudie zu Symptomatik, Verlauf und Peerbeziehung. *Suchttherapie, 10*- PO22. Verfügbar unter doi:10.1055/s-0029–1240454

Mühlberger, A., Weik, A., Pauli, P. & Wiedemann, G. (2006) One-session virtual reality exposure treatment for fear of flying: 1-Year follow-up and graduation flight accompaniment effects. *Psychotherapy Research 16*(1), 26–40.

Müller, K.W., Glaesmer, H., Brähler, E., Wölfling, K.W. & Beutel, M.E. (in Druck). Internet addiction in the general population. Results from a German population-based survey. CNS Spectrums.

Müller, K.W., Koch, A., Beutel, M.E., Dickenhorst, U., Medenwaldt, J. & Wölfling, K. (2012). Komorbide Internetsucht unter Patienten der stationären Suchtrehabilitation: Eine explorative Erhebung zur klinischen Prävalenz. *Psychiatrische Praxis, 39* (6), 286–292. Verfügbar unter http://dx.doi.org/10.1055/s-0032-1305120, Zugriff am 22.01.2014.

Murray, E., Lo, B., Pollack, L., Donelan, K., Catania, J., Lee, K. et al. (2003). The impact of health information on the internet on health care and the physician-patient relationship: National U.S. survey among 1.050 U.S. physicians. *Journal of Medical Internet Research, 5*(3), e17.

Näsi, M. & Koivusilta, L. (2013). Internet and everyday life: The perceived implications of internet use on memory and ability to concentrate. *Cyberpsychology, Behavior, and Social Networking, 16*(2), 88–93.

Nedoschill, J., Leiberich, P., Popp, C. & Loew, T. (2005). www.hungrig-online.de: Einige Ergebnisse einer Online-Befragung Jugendlicher in der größten deutschsprachigen Internet-Selbsthilfegruppe für Menschen mit Essstörungen. *Praxis der Kinderpsychologie und Kinderpsychiatrie, 54*, 728–741.

Neimark, G. (2009). Patients and text messaging: A boundary issue. *American Journal of Psychiatry, 166*(11), 1298–1299.

Nestmann, F., Engel, F. & Sickendiek, U. (Hrsg.). (2013). *Das Handbuch der Beratung* (Neue Beratungswelten, Band 3). Tübingen: dgvt.

Niedersächsisches Ministerium für Inneres und Sport (2011). Unentgeltliche Tauschbörsen größter Markt für kinderpornographische Bilder. (Online) www.bitkom.org/files/documents/BITKOM_Presseinfo_White_IT.pdf (14.01.2014)

Nocentini, A., Calmaestra, J., Schultze-Krumbholz, A., Scheithauer, H., Ortega, R. & Menesini, E. (2010). Cyberbullying: Labels, behaviours and definition in three European countries. *Australian Journal Of Guidance And Counselling, 20*(2), 129–142. Verfügbar unter doi:10.1375/ajgc.20.2.129, Zugriff am 22.01.2014.

Oddone-Paolucci, E., Genuis, M. & Violato, C. (2000). A meta-analysis of the published research on the effects of pornography. *Medicine, Mind and Adolescence, 11*, 23–28.

Olsan, T.H., Bianchi, C., White, P., Glessner, T. & Mapstone, P.L. (2011). Finding electronic information for health policy advocacy: A guide to improving search results. *Journal of the American Academy of Nurse Practitioners, 23*(12), 648–658.

Optale, G., Marin, S., Pastore, M., Nasta, A. & Pianon, C. (2003) Male sexual dysfunctions and multimedia immersion therapy (Follow-Up). *CyberPsychology & Behavior 6*(3), 289–294.

ORF Rat auf Draht (2013). Auswertung – Umfrage Sexting. Zugriff am 02.08.2013 unter http://rataufdraht.orf.at/?story=20982

Ott, R. (2003). Klinisch-Psychologische Intervention und Psychotherapie via Internet: Ein Review zu empirischen Befunden. In R. Ott & C. Eichenberg (Hrsg.), *Klinische Psychologie und Internet. Potenziale für klinische Praxis, Intervention, Psychotherapie und Forschung* (S. 128–147). Göttingen: Hogrefe.

Österreichisches Institut für angewandte Telekommunikation (Hrsg.) (2012). *Sex und Gewalt in digitalen Medien. Prävention, Hilfe & Beratung*. (Online). www.saferinternet.at/uploads/tx_simaterials/Sex_

und_Gewalt_in_digitalen_Medien.pdf (14.01.2014)

Ott, R. & Eichenberg, C. (2002). Das Internet und die Klinische Psychologie: Schnittstellen zwischen einem neuen Medium und einem psychologischen Anwendungsfach. *Psychotraumatologie, 3* (4). Verfügbar unter doi: 10.1055/s-2002–35085

Paik, H. & Comstock, G. (1994). The effects of television violence on antisocial behavior: A Meta-Analysis. *Communication Research, 21*, 516–546.

Parsons, Th.D. & Rizzo, A.A. (2008). Affective outcomes of virtual reality exposure therapy for anxiety and specific phobias: A meta-analysis. *Journal of Behavior Therapy and Experimental Psychiatry, 39* (3), 250–261.

Pennebaker, J.W. (1997). Writing about emotional experiences as a therapeutic process. *Psychological Science, 8*(3), 162–166.

Pennebaker, J.W. (2009). *Heilung durch Schreiben. Ein Arbeitsbuch zur Selbsthilfe*. Bern: Huber.

Pérez-Ara, M.A., Quero, S., Botella, C., Banos, R., Andreu-Mateu, S., García-Palacios, A. etal. (2010). Virtual reality interoceptive exposure for the treatment of panic disorder and agoraphobia. *Annual Review of CyberTherapy and Telemedicine, 8*, 61–64.

Petry, J. (2010). *Dysfunktionaler und pathologischer PC- und Internet-Gebrauch*. Göttingen: Hogrefe.

Pieschl, S. & Porsch, T. (2012). *Schluss mit Cybermobbing! Das Trainings- und Präventionsprogramm „Surf-Fair“*. Weinheim: Beltz.

Pieschl, S. & Porsch, T. (in Druck). Cybermobbing – mehr als Ärger im Internet. In T. Porsch & S. Pieschl (Hrsg.), *Neue Medien und deren Schatten*. Göttingen: Hogrefe.

Plassmann, R. (1999). Virtuelle Objekte und ihre Verwendung. Über die industrielle Produktion von Objektbeziehung. *Forum der Psychoanalyse, 15*, 1–8.

Ploil, E.O. (2009). *Psychosoziale Onlineberatung*. München: Ernst Reinhardt.

Porsch, T. & Pieschl, S. (Hrsg.) (2013). *Neue Medien und deren Schatten*. Göttingen: Hogrefe.

Powers, M.B. & Emmelkamp, P.M.G. (2008). Virtual reality exposure therapy for anxiety disorders: A metaanalysis. *Journal of Anxiety Disorders, 22* (3), 561–569.

Preising, K. (2004). Informationsüberflutung am Arbeitsplatz: Entwicklung und psychometrische Evaluation eines Analyseverfahrens zur Erfassung und Bewertung von Informationsüberflutung am Arbeitsplatz am Beispiel der Neuen Medien (E-Mail, Internet). Unveröffentlichte Dissertation, Wirtschafts- und Sozialwissenschaftliche Fakultät der Universität Erlangen-Nürnberg.

Primus, A. (2007). Kreativität in der Online-Beratung. *e-beratungsjournal.net, 3*(2). Zugriff am 07.10.2013 unter http://www.e-beratungsjournal.net/ausgabe_0207/primus.pdf

Pross, H. (1972). *Medienforschung*. Darmstadt: Wissenschaftliche Buchgesellschaft.

Pulman, A. & Taylor, J. (2012). Munchhausen by internet: Current research and future directions. *Journal of Medical Internet Research, 14*(4), 188–198.

Quambusch, A. (2013). Selbstmedikation im Zusammenhang mit Gesundheit und Internetbestellung. Unveröffentlichte Diplomarbeit, Universität zu Köln.

Radtke, M. (2005). Psychotherapie und Medien. In O. Kernberg, B. Dulz & J. Eckert (Hrsg.), *Wir: Psychotherapeuten über sich und ihren „unmöglichen Beruf“* (S. 353–359). Stuttgart: Schattauer.

Rauchfuß, K. (2007). Abschlussbericht der Recherche zu Pro-Anorexie-Angeboten 2006/2007. (Online) http://jugendschutz.net/pdf/bericht_pro-ana.pdf (22.01.2014).

Ray, A. (2007). Sex on the open market: Sex workers harness the power oft he internet. In K. Jacobs, M. Janssen, & M. Pasquinelli (Hrsg.), *C'lickme. A net porn studies reader* (S. 45–68). Amsterdam, NL: Institute of Network Cultures.

Rehbein, F., Mößle, T., Jukschat, N., & Zenses, E.-M. (2011). Zur psychosozialen Belastung exzessiver und abhängiger Computerspieler im Jugend- und Erwachsenenalter. Suchttherapie. *Prävention, Behandlung, wissenschaftliche Grundlagen 12*(2), 64–71.

Reindl, R. (2009). Onlineberatung - zur digitalen Ausdifferenzierung von Beratung, *Journal für Psychologie 17* (1). http://www.journal-fuer-psychologie.de/index.php/jfp/article/view/150/222 (20.01.2014)

Reischl, G. & Sundt, H. (1999). *Die mobile Revolution. Das Handy der Zukunft und die drahtlose Informationsgesellschaft.* Wien: Ueberreuter.

Ringrose, J., Gill, R., Livingstone, S. & Harvey, L. (2012). *A qualitative study of children, young people and „sexting“*. London: NSPCC.

Risau, P. (2009). Die Wahl der Technik. In S. Kühne & G. Hintenberger (Hrsg.), *Handbuch Online-Beratung* (S. 201–211). Göttingen: Vandenhoeck & Ruprecht.

Robillard, G., Bouchard, S., Dumoulin, S., Guitard, T. & Klinger, E. (2010). Using virtual humans to alleviate social anxiety: Preliminary report from a comparative outcome study. *Annual Review of CyberTherapy and Telemedicine, 8*, 46–48.

Röder, C.H., Overbeck, G. & Müller, T. (1995). Psychoanalytische Theorien zur Hypochondrie. *Psyche, 49*(11), 1068–1098.

Rollnick, S., Miller, W.R., & Butler, C.C. (2007). *Motivational interviewing in health care: Helping patients change behavior*. NY: Guilford Press.

Ross, W. (2011). Ethical issues involved in online counseling. *Journal of Psychological Issues in Organizational Culture, 2*, 1, 54–66.

Rossmann, C. (2010). Gesundheitskommunikation im Internet. Erscheinungsformen, Potenziale, Grenzen. In W. Schweiger & K. Beck (Hrsg.), *Handbuch Online-Kommunikation* (S. 338–363). Wiesbaden: VS Verlag für Sozialwissenschaften.

Rothbaum, B.O., Hodges, L., Ready, D., Graap, K., Alarcon, R. D. (2001). Virtual reality exposure therapy for Vietnam veterans with posttraumatic stress disorder. *Journal of Clinical Psychiatry, 62*, 617–622.

Rothbaum, B.O., Zimand, E., Hodges, L., Lang, D. & Wilson, J. (2006). Virtual reality exposure therapy and standard (in vivo) exposure therapy in the treatment of fear of flying. *Behav Ther, 37*, 80–90.

Salmivalli, C., Kärnä, A. & Poskiparta, E. (2011). Counteracting bullying in Finland: The KiVa program and its effects on different forms of being bullied. *International Journal Of Behavioral Development, 35*(5), 405–411. Verfügbar unter doi:10.1177/0165025411407457

Scherer, K. (1997). College life on-line: Healthy and unhealthy internet use. *Journal of College Student Development, 38*, 655–664.

Schmitt, R. (2003). Methode und Subjektivität in der Systematischen Metaphernanalyse. Forum Qualitative Sozialforschung/Forum: *Qualitative Social Research, 4*(2). Zugriff am 07.10.2013 unter http://www.qualitative-research.net/index.php/fqs/article/view/714/1546

Schorr, A. (1994). Die Psychologie in den Printmedien. Eine Inhaltsanalyse auflagenstarker Tageszeitungen und Zeitschriften. *Medienpsychologie, 6* (3), 199–219.

Schreiber, C. (2003). Selbsthilfe im Internet: Ein Erfahrungsbericht am Beispiel Missbrauch. In R. Ott & C. Eichenberg (Hrsg.), *Klinische Psychologie und Internet. Potenziale für klinische Praxis, Intervention, Psychotherapie und Forschung* (S. 229–246). Göttingen: Hogrefe.

Schubert, I. & Fessler, J. (2009). *Hausärztliche Leitlinien. Herausgeben von der Leitliniengruppe Hessen und der PMV Forschungsgruppe*. Köln: Deutscher Ärzte-Verlag.

Schultze, N.-G. (2007). Erfolgsfaktoren des virtuellen Settings in der psychologischen Internet-Beratung. *e-beratungsjournal.net, 3*(1). Zugriff am 07.10.2013 unter http://www.e-beratungsjournal.net/ausgabe_0107/schultze.pdf

Sciamanna, C.N., Clark, M.A., Diaz, J.A. & Newton, S. (2003). Filling the gaps in physician communication. The role of the Internet among primary care patients. *International Journal of Medical Informatics, 72*, 1–8.

Seemann, O., Köpf, G., Kratzer, S. & Wöller, A. (2001). *Die Internet-Süchtigen*. Laufen: K M.

Segal, R., Bhatia, M. & Drapeau, M. (2011). Therapists‘ perception of benefits and costs of using virtual reality treatments. *Cyberpsychology, Behavior, and Social Networking, 14*(1–2), 29–34.

Shapira, N.A., Goldsmith, T.D., Keck, P.E., Khosla, U.M. & McElroy, S.L. (2000). Psychiatric features of individuals with problematic internet use. *Journal of Affectice Disorders, 57*, 267–272.

Shute, V. J., Ventura, M., Bauer, M. & Zapata-Rivera, D. (2009). Melding the power of Serious Games and embedded assessment to monitor and foster learning. In R. Ratan, M. Cody & P. Vorderer (Eds.), *Serious Games: Mechanisms and effects* (pp. 295–321). New York, NY: Routledge.

Siegrist, J. (2005). Medizinische Soziologie. München: Elsevier Urban & Fischer.

Smith, J., Schneider, B.H., Smith, P.K. & Ananiadou, K. (2004). The effectiveness of whole-school antibullying programs: A synthesis of evaluation research. *School Psychology Review, 33*(4), 547–560.

Smith, P.K., Mahdavi, J., Carvalho, M., Fisher, S., Russell, S. & Tippett, N. (2008). Cyberbullying: Its nature and impact in secondary school pupils. *Journal of Child Psychology and Psychiatry, 49*(4), 376–385. Verfügbar unter doi:10.1111/j.1469-7610.2007.01846.x

Smith, S. (2012, November). Study of self-generated sexual explicit images & videos featuring young people online. Internet Watch Foundation. Zugriff am 03.08.2013 unter http://www.iwf.org.uk/assets/media/resources/IWF%20study%20-%20self%20generated%20content%20online_Sept%202012.pdf

Sommerhalder, K., Abraham, A., Zufferey, M.C., Barth, J. & Abel, T. (2009). Internet information and medical consultations: Experiences from patients' and physicians' perspectives. *Patient Education and Counseling, 77*, 266–271.

Sonnenmoser, M. (2010). Ethik in der Psychotherapie – Patientenrecherche: Die Grenzen sind fließend. *Ärzteblatt, 9*, 459.

Soucek, R. (2009). Informationsüberlastung durch E-Mail-Kommunikation. In B.U. Stetina & I. Kryspin-Exner (Hrsg.), *Gesundheit und Neue Medien. Psychologische Aspekte der Interaktion mit Informations- und Kommunikationstechnologien* (S. 57–70). Wien: Springer.

Spira, J.L., Wiederhold, B.K., Pyne, J. & Wiederhold, M.D. (2006). *Virtual reality treatment manual. In virtuo physiologically-faciliated graded exposure therapy in the treatment of recently developed combat-related PTSD.* San Diego: The Virtual Reality Medical Center.

Stadtler, M., Brommer, R. &. Kettler, S. (2009). Dr. Google – geschätzter Kollege? The role of the internet in doctor-patient-communication. *Zeitschrift für Allgemeinmedizin, 85*(6), 254–259.

Statistisches Bundesamt (2011). Private Haushalte – Einkommen, Ausgaben, Ausstattung. Datenreport 2011. Online: www.destatis.de/DE/Publikationen/Datenreport/Downloads/Datenreport2011Kap6.pdf?__blob=publicationFile (05.05.2013)

Stetina, B.U. & Kryspin-Exner, I. (2009). Gesundheitsrelevante Aspekte neuer Medien. In B.U. Stetina & I. Kryspin-Exner (Hrsg.), *Gesundheit und Neue Medien. Psychologische Aspekte der Interaktion mit Informations- und Kommunikationstechnologien* (S. 1–36). Berlin: Springer.

Stiftung Gesundheit (2009). Ärzte im Zukunftsmarkt Gesundheit 2010. Zugriff am 07.10.2013 unter http://www.stiftung-gesundheit.de/PDF/studien/Studie_AeIZG2009_kurz.pdf.

Storrer, A. (2001). Sprachliche Besonderheiten getippter Gespräche: Sprecherwechsel und sprachliches Zeigen in der Chat-Kommunikation. In M. Beißwenger (Hrsg.), *Chat-Kommunikation. Sprache, Interaktion, Sozialität und Identität in synchroner computervermittelter Kommunikation* (S. 3–24). Stuttgart: ibidem.

Sueki, H. & Eichenberg, C. (2012). Suicide bulletin board systems. Comparison between Japan and Germany. *Death Studies, 36*(6), 565–580.

Suler, J. (2004). The online disinhibition effect. *CyberPsychology and Behavior, 7*, 321–326. (19.01.2014)

Surtees, R. (2008). Traffickers and trafficking in southern and eastern Europe: Considering the other side of human trafficking. *European Journal of Criminology, 5*(1), 39–68.

Susi, T., Johannesson, M. & Backlund, P. (2007). *Serious games – an overview*. Skövde, Sweden: University of Skövde.

Szóstek, A.M. (2011). "Dealing with my emails": Latent user needs in email management. *Computers in Human Behavior, 27*(2), 723–729.

Talevi, A. (2010). The new patient and responsible self-medication practices: a critical review. *Current Drug Safety, 5*(4), 342–353.

Taylor, H. (2010, August 4). "Cyberchondriacs" on the Rise? The Harris Poll® #95. Zugriff am 22.01.2014 unter http://www.harrisinteractive.com/NewsRoom/HarrisPolls/tabid/447/mid/1508/articleId/448/ctl/ReadCustom%20Default/Default.aspx

Taylor, S. & Asmundson, G.J.G. (2004). *Treating health anxiety: a cognitive-behavioral approach.* New York: Guilford.

te Wildt, B. (2012). *Medialisation. Von der Medienabhängigkeit des Menschen.* Göttingen: Vandenhoeck & Ruprecht.

Thiedeke, U. (Hrsg.). (2003). *Virtuelle Gruppen. Charakteristika und Problemdimensionen.* Wiesbaden: VS Verlag für Sozialwissenschaften.

Thiery, H. (2011). Beratung auf Facebook und Twitter? Wie virtuelle Beratungsangebote auf die neuen Leitmedien reagieren können. *e-beratungsjournal.net,*

7(2). Zugriff am 30.09.2013 unter http://www.e-beratungsjournal.net/ausgabe_0211/thiery.pdf

Turetken, O. & Sharda, R. (2004). Development of a Fisheye-Based Information Search Processing Aid (FISPA) For Managing Information Overload in the Web Environment. *Decision Support Systems , 37* (3) , 415–434.

Tolbert, P. S. & Zucker, L. G. (1996). The institutionalisation of institutional theory. In S. Gregg, C. Hardy & W. R. Nord (eds.), *Handbook of organization studies*, (S. 175–190). London and Thousand Oaks: Sage Publications.

Tortella-Feliu, M., Botella, C., Labres, J., Bretón-López, J. M., del Amo, A. R., Baños, R. M., et al. (2011). Virtual reality versus computer-aided exposure treatments for fear of flying. *Behavior Modification 35*(1), 3–30.

Træen, B., Nilsen, T. S., & Stigum, H. (2006). Use of pornography in traditional media and on the internet in Norway. *Journal of Sex Research, 43* (3), 245–254.

Treuer, T., Fábián, Z. & Füredi, J. (2001). Internet addiction associated with features of impulse control disorder: Is it a real psychiatric disorder? *Journal of Addictive Disorders, 66*, 283.

van der Kolk, B. A., Perry, J. C. & Herman, J. L. (1991). Childhood origins of self-destructive behavior. *American Journal of Psychiatry, 148*, 1665–1671.

van Eck, R. (2006). Digital game-based learning: It's not just the digital natives who are restless. *EDUCAUSE review, 41* (2), 16–30.

van Uden-Kraan, C. F., Drossaert, C. H., Taal, E., Shaw, B. R., Seydel, E. R. & van de Laar, M. A. (2008). Empowering processes and outcomes of participation in online support groups for patients with breast cancer, arthritis, or fibromyalgia. *Qualitative Health Research, 18*(3), 405–417.

van Well, F. (2000). *Psychologische Beratung im Internet.* Bergisch-Gladbach: Ferger.

Vidgen, R., Sims, J. & Powell, P. (2011). Understanding e-mail overload. *Journal of Communication Management, 15*(1), 84–98.

Vogel, H. (2007). Qualitätssicherung von Beratung. In F. Nestmann, F. Engel & U. Sickendiek (Hrsg.), *Das Handbuch der Beratung* (Band 2, S. 837–856). Tübingen: dgvt.

Vogt, B. (2007). Schreiben, ein wirksamer Prozess. Acht Thesen zur Wirksamkeit und Effektivität von E-Mail-Beratung. *e-beratungsjournal.net, 3*(2). Zugriff am 07.10.2013 unter http://www.e-beratungsjournal.net/ausgabe_0207/vogt.pdf

von Werder, L.(1998). Erinnern, Wiederholen, Durcharbeiten. Das Konzept der Kartharsis beim autobiographischen Schreiben in Lebenskrisen. In H. H. Koch & N. Kessler (Hrsg.), *Schreiben und Lesen in psychischen Krisen. Gespräche zwischen Wissenschaft und Praxis* (S. 108–135). Bonn: Paranus.

Wagner, B. & Maercker, A. (2009). Neue Medien für die Intervention bei Traumafolgestörungen. In B. U. Stetina & I. Kryspin-Exner (Hrsg.), *Gesundheit und Neue Medien. Psychologische Aspekte der Interaktion mit Informations- und Kommunikationstechnologien* (S. 135–155). Wien: Springer.

Wainberg, M. L., Muench, F, Morgenstern, J., Hollander, E., Irwin, T. W., Parsons, J. T., et al. (2006). A double-blind study of citalopram versus placebo in the treatment of compulsive sexual behaviors in gay and bisexual men. *Journal of Clinical Psychiatry, 67*, 1968–1973.

Wald, H. S., Dube, C. E. & Anthony, D. C. (2007). Untangling the Web – The impact of internet use on health care and the physician-patient relationship. *Patient Education and Counseling, 68*, 218–224.

Wallach, H. S., Safir, M. P. & Bar-Zvi, M. (2009). Virtual reality cognitive behavior therapy for public speaking anxiety: A randomized clinical trial. *Behavior Modification, 33*(3), 314–338.

Walther, J. B. (1996). Computer mediated communication: impersonal, interpersonal, and hyperpersonal interaction. *Communication Research, 23*, 3–43.

Weinhardt, M. (2009). *E-Mail-Beratung: Eine explorative Studie zu einer neuen Hilfeform in der sozialen Arbeit.* Wiesbaden: VS Verlag für Sozialwissenschaften.

Weinhardt, M. (2013). Zur Zukunft der Onlineberatung. e-beratungsjournal.net, 9(1). Zugriff am 07.10.2013 unter http://www.e-beratungsjournal.net/ausgabe_0113/weinhardt.pdf

Weiß, S. & Engelhardt, E. (2012). Blended Counseling – eine Herausforderung für BeraterInnen und Ratsuchende. *e-beratungsjournal, 8*(1). Zugriff am 10.09.2013 unter http://www.e-beratungsjournal.net/ausgabe_0112/weiss_engelhardt.pdf

Weißenböck, S., Ivan, I. & Lachout, S. unter Mitwirkung von Berg, K., Schopp, P. & Wischnewski, R. (2006). Standards in der Onlineberatung. *e-bera-*

tungsjournal.net, 2(1).). Zugriff am 07.10.2013 unter http://www.e-beratungsjournal.net/ausgabe_0106/lachout.pdf

Wells, M., Mitchell, K. J., Finkelhor, D. & Becker-Blease, K.-A. (2007). Online mental health treatment: Concerns an considerations. *Cyberpsychology & Behaviour, 10* (3), 453–459.

Wenzel, J. (2008). Technikentwicklung, Datenschutz und Datensicherheit: Die bewusste Gestaltung medialer Versorgungsangebote. In S. Bauer & H. Kordy (Hrsg.), *E-Mental-Health. Neue Medien in der psychosozialen Versorgung* (S. 20–32). Heidelberg: Springer.

White, R. W. & Horvitz, E. (2009). Cyberchondria: Studies of the escalation of medical concerns in Web search. *ACM Transactions on Information Systems (TOIS), 27*, 1–23.

Willard, N. E. (2007). *Cyberbullying and cyberthreats: Responding to the challenge of online social aggression, threats, and distress.* Champaign, IL US: Research Press.

Wolak, J., Mitchell, K. & Finkelhor, D. (2006). Online victimization of youth: Five years later. National Center for Missing and Exploited Children. Zugriff am 02.08.2013 unter http://www.unh.edu/ccrc/pdf/CV138.pdf

Wolf, M., Maurer, W. J., Dogs, P. & Kordy, H. (2006). E-mail in der Psychotherapie – ein Nachbehandlungsmodell via Electronic Mail für die stationäre Psychotherapie. *Psychotherapie, Psychosomatik, Medizinische Psychologie, 56*, 138–146.

Wölfling, K., Jo, C., Bengesser, I., Beutel, M. E. & Müller, K. W. (2013). *Computerspiel- und Internetsucht. Ein kognitiv-behaviorales Behandlungsmanual.* Stuttgart: Kohlhammer.

Wölfling, K., Mörsen, C. P., Duven, E., Albrecht, U., Grüsser, S. M. & Flor, H. (2011). To gamble or not to gamble: At risk for craving and relapse – learned motivated attention in pathological gambling. *Biological Psychology, 87* (2), 275–281.

Wölfling, K. & Müller, K. W. (2009). Computerspielsucht. In D. Batthyány & A. Pritz (Hrsg.), *Rausch ohne Drogen: Substanzungebundene Süchte* (S. 291–307). Wien: Springer.

Wölfling, K., Müller, K. W. & Beutel, M. E. (2010). Diagnostische Testverfahren: Skala zum Online-Suchtverhalten bei Erwachsenen (OSVe-S). In D. Mücken, A. Teske, F. Rehbein & B. te Wildt (Hrsg.), *Prävention, Diagnostik und Therapie von Computerspielabhängigen* (S. 212–215). Lengerich: Pabst.

Wölfling, K., Müller, K. W., Giralt, S. & Beutel, M. E. (2011). Emotionale Befindlichkeit und dysfunktionale Stressverarbeitung bei Personen mit Internetsucht. Sucht: *Zeitschrift für Wissenschaft und Praxis, 57*(1), 27–37.

Wölfling, K., Thalemann, R. & Grüsser-Sinopoli, S. M. (2008). Computerspielsucht: Ein psychopathologischer Symptomkomplex im Jugendalter. *Psychiatrische Praxis, 35*(5), 226–232.

Wouters, P., van Nimwegen, C., van Oostendorp, H. & van der Spek, E. D. (2013). A meta-analysis of the cognitive and motivational effects of serious games. *Journal of Educational Psychology, 105* (2), 249–265.

Ya-Mei, B., Chao-Cheng, L. & Jen-Yeu, C. (2001). Internet addiction disorder among clients of a virtual mental clinic. *Psychiatric Services, 10* (2), 1397.

Yang, C.-K., Choe, B.-M., Baity, M., Lee, J.-H. & Cho, J.-S. (2005). SCL-90 and 16PF profiles of senior high school students with excessive internet use. *Canadian Journal of Psychiatry, 50*(5), 407–414.

Young, K. S. (1998). Internet addiction: The emergence of a new clinical disorder. *CyberPsychology and Behavior, 1* (3), 237–244.

Zapf, D. (1999). Mobbing in Organisationen. Überblick zum Stand der Forschung. *Zeitschrift für Arbeits- und Organisationspsychologie, 1*, 1–25.

Zeitschrift für Psychotraumatologie, Psychotherapiewissenschaft und Psychosomatische Medizin (2013). Diskussionsforum: Exzessives Computerspielen: (K)eine neue Abhängigkeitserkrankung? Heft 2, Hrsg. C. Eichenberg. Kröning: Asanger.

Zenner, B. & Oswald, G. (2006). Onlineberatung im Bereich der Ehe-, Familien- und Lebensberatung. Eine Erhebung im Rahmen des Modellprojekts Onlineberatung der Katholischen Bundeskonferenz für Ehe-, Familien- und Lebensberatung (KBK). *e-beratungsjournal.net, 1*(1). Zugriff am 10.09.2013 unter http://www.e-beratungsjournal.net/ausgabe_0106/zenner.pdf

Zermatten, A., Khazaal, Y., Coquard, O., Chatton, A. & Bondolfi, G. (2010). Quality of web-based information on depression. *Depression and Anxiety, 27*(9), 852–858.

Ziemons, M. (2011). Zwischen Draufsicht und Aufsicht. Internet gestützte Ausbildungssupervision. *e-beratungsjournal.net, 7*(2). Zugriff am 09.10.2013 unter http://www.e-beratungsjournal.net/ausgabe_0211/ziemons.pdf

Zimmermann, P., Alliger-Horn, C., Willmund, G., Dunker, S. & Kowalski, J. T. (2013). Integration moderner Medien in das psychosoziale Versorgungsangebot deutscher Soldaten. *Zeitschrift für Psychotraumatologie, Psychotherapiewissenschaft und Psychologische Medizin, 2*, 35–47.

Sachregister